KB209141

움직임 습관의 힘
BUILT TO MOVE

100세까지 자유롭게 움직이는 몸 만드는
10가지 필수 훈련

움직임 습관의
힘

켈리 스타렛, 줄리엣 스타렛 지음 | 김영정 옮김

BUILT TO
MOVE

KOREA.COM

평생 쉽게 움직이는 몸을 만드는 것을 목표로

건강은 우리가 공언하든 안 하든 그 모든 꿈을 실현시키는 힘이다.

—모셰 펠든크라이스(Moshé Feldenkrais), 이스라엘 물리학자

2000년, 우리는 칠레 푸탈레우프 강에서 열리는 세계 래프팅 선수권 대회에 참가하기 위해 모였다. 우리 둘은 처음 만난 사이였지만 둘 다 전문 래프팅 선수였다는 공통점이 있었다. 래프팅은 미국에서는 비주류 스포츠이지만, 동유럽이나 호주, 뉴질랜드, 일본에서는 아주 인기가 높다. 어떤 나라에서는 정부에서 래프팅 팀을 지원하기도 한다.

그해 미국 여자팀은 오랫동안 선수권 대회에서 우승해 온, 매우 기량이 뛰어난 선수들로 구성되었는데, 그중 몇몇은 급류 타기의 전설로 불리는 선수들이었다. 그에 비해 남자팀은 약간 별 볼 일 없었는데, 목숨을 걸고 클래스 V(길고 복잡하며 격렬한 급류)를 타면서 돈도 벌 수 있다는 걸 알고 모여든, 아드레날린이 솟구치는 오합지졸이었다.

우리가 처음 만난 것은 남자팀과 여자팀 대원들이 첫 급류 타기 훈련을 하려고 강으로 내려가던 길이었다. 우리는 첫눈에 반했다.

마뿌체 족(스페인의 정복 시기에 칠레 중부와 남부 지방에 살던 원주민-역주)의 고유 언어로 '푸탈레우프'는 '커다란 강'을 의미한다. 그 지역에 사는 원주민들에게는 '파이사혜 핀타도 포르 디오스', 즉 '신이 그린 풍경'으로 불린다. 우리가 만난 순간은, 그러니까 신의 계시였다. 인생이 완전히 바뀌는 순간이었다고나 할까. 두 팀이 래프팅 준비를 하는 동안 우리는 선수들끼리만 알아들을 수 있는 방식으로 수다를 떨며 장난을 쳤는데, 그 장난은 이후에 일어날 일의 전조였다. 서로의 안전 '스타일'을 놀린답시고 줄리엣은 켈리의 느슨한 구명조끼를 꽉 조였고, 반면 켈리는 줄리엣의 꽉 조여진 구명조끼를 느슨하게 했다. 줄리엣은 매우 철저한 선수였기 때문에 구명조끼를 꼭 끼게 입고 있었다.(그녀가 두 번의 세계 대회 우승과 다섯 번의 전국 대회 우승을 거둔 것은 결코 우연이 아니다.) 물에 빠졌는데 구명조끼가 몸에 꼭 맞지 않으면 조끼가 머리 위로 뜨게 된다. 그러면 몸이 물에 뜨지 못해 결국 구조에 아무 도움이 안 된다. 하지만 켈리를 비롯해 함께 물놀이 온 남자들로 말하자면 경솔하게도, 아니 어쩌면 주제넘게도 구명조끼를 느슨하게 입는 습관이 있었다. 안전보다 편안함을 택한 것이 있다. 좋은 생각이 아니었다.

구명조끼를 두고 이러쿵저러쿵하던 것은 급류 타기 훈련이 시작되면서 끝이 났다. 우리는 각자 자기 배에 올라 전설의 문다카(Mundaca) 급류를 향해 강을 내려가기 시작했다. 문다카는 스쿨버스를 세로로 세워 놓은 것만큼 높은 벽들로 둘러싸인 거대한 물줄기다. 경험 많은 래프터들에게도 문다카는 무시무시한 곳이다. 그쪽으로 다가가면서 여자팀은 배를 강둑에 붙이고 시작하기 전에 급류를 신중하게 살펴보았다. 그렇게 해야 가장 좋은, 그리고 가장 안전한 경로를 찾을 수 있다. 남자팀은 어떻게 했냐고? 그들은 곧장 문다카로 향했다. 1km 정도 떨어진 곳에서 이미 모두 정찰했으니 하얗게 부서지는 이 칠레의 급류 장벽을 충분히 살펴봤다고 생각한 것이었다. 하지만 그렇게 살펴본 것은 아무짝에도 쓸모가 없었다. 문다카로 들어간 지 2초 만에 남자팀의 보트가 뒤집어진 것이다.

클래스 V는 높고 빠르게 흐르는 물줄기일 뿐 아니라 바닥에 구멍이 있어 사람들을 물의 지옥으로 빨아들였다. 켈리는 배가 뒤집히자마자 여기저기 쿵쿵 부딪히고 튕기며 이 거대한 강의 바닥으로 빨려 내려갔다. 하지만 이는 그의 400달러짜리 노가 하류로 떠내려가는 것을 보기도 전의 일이었다. 이 모든 일이 벌어지는 동안 그는 몸이 물 위로 뜨는 데 도움이 되길 바라며 구명조끼를 조이려고 애쓰고 있었다. 정말 그랬다. 그러던 중 여자팀이 보트를 타고 올라왔는데, 마치 공격받고 있는 도시에 갑자기 나타난 슈퍼 히어로들 같았다. 그때 줄리엣이 조금 전에 만난 남자에게 손을 내밀면서 한 말은 한 마디로 "살고 싶으면 이리 와"였다.

우리는 이날의 일이 첫 만남이 시작되는 로맨틱한 이야기치고는 꽤 괜찮다고 생각한다. 그리고 여자팀이 뒤에 오다가 남자팀의 목숨을 전부 구했다는 점에 주목해야 한다고 생각한다. 하지만 이 이야기를 들려준 것은 그 때문이 아니다. 그날 우리가 확실히 배운 것은 기본을 잊어서는 안 된다는 것이다. 그동안 아무리 많이 별 탈 없이 지나갔다고 해도, 제대로 준비하지 않으면, 비유적으로 말하자면 (어쩌면 심지어 문자 그대로) 노도 없이 클래스 V 급류를 헤엄치는 것과 같다.

이 책은 우리가 건네는 구명조끼다. 여기에는 노화나 부상, 또는 의자에 앉아 온갖 전자 기기를 옆에 끼고 카페인에 의존해 사는 것이 일상인 세상에 살면서 어떤 일(예를 들면, 통증 등)이 닥쳐도 이겨 낼 수 있도록 몸을 대비시키는 법에 대한 지침이 담겨 있다. 이 책을 가이드로 삼으면 잠자리를 정리하다가 허리를 삐끗하는 일이 없을 것이다. 그리고 책상 앞에 오래 앉아 있다가 일어날 때 더 이상 불편하게 몸이 구부정해져 있지 않게 될 것이다. 어깨도 편안해질 것이고, 살도 빠질 것이며, 당뇨병과 같은 관련 질병에 걸릴 가능성도 줄어들 것이다. 척추가 더 안정되고, 에너지가 회복되고, 정신이 맑아질 것이다. 만약 운동선수나 운동에 진심인 사람이라면 더 빠르고, 더 강해질 테고 어깨나 햄스트링에 부상을 입을 가능성도 줄어들 것이다. 기본적으로 당신은 튼튼한 몸을 갖게 될 것이다. 그리고 그 일을 전혀 생각지도 못한 방법으로 하게 될 것이다.

우리가 무슨 말을 하는지 확인하려면 신발을 벗으라. 그렇다. 신발을 벗어야 한다. 이제 다음 안내를 따르라.

깨끗한 바닥에 한 발을 다른 발 앞에 교차시키고 선다. 아무것도 붙잡지 말고 (균형을 잃지 않는 한) 다리를 교차한 자세로 무릎을 굽혀 몸을 아래로 내려 바닥에 앉는다. 그런 다음 계속 다리를 꼰 자세에서 손을 앞으로 뻗어 균형을 잡고, 가능하다면 손이나 무릎을 바닥에 대거나 어디든 몸을 의지하지 말고 바닥에서 일어난다.

당신은 방금 '바닥에 앉았다 일어서기 테스트(Sit-and-Rise Test)'를 치른 것이다. 어땠는가? 성공하지 못했어도 걱정하지 말라. 어디에서도 바닥에 앉았다 일어서는 연습이 필요하다는 얘기는 안 한다. 의사들도 그런 말은 절대 꺼내지 않으며, 피트니스 트레이너들은 그것 말고도 시킬 것이 많다. 하지만 아무 도움 없이 앉았다 일어설 수 있다는 것은 당신의 몸이 역동적인지, 당신이 몸을 쓰면서 살아 있는 것 같은 느낌이 드는지, 심지어 더 오래 살 수 있는지를 알 수 있는 유일한 방법이다. 이 책에서 앞으로 보게 될, 흔히 간과되는 다른 테스트를 통과하는 것도 마찬가지다. 우리가 이 자리에서 당장 '앉았다 일어서기' 테스트를 한 이유(48쪽에서부터 자세히 살펴보겠다)는 당신에게 바닥에 앉았다 일어설 수 있다는 것이 무엇을 의미하는지에 대해 생각해 볼 기회를 주기 위해서다. 그것은 바로 가동성(mobility)이다.

'가동성'이란 지극히 아름다운 어떤 것을 지칭하는 약간 생소한 용어로, 당신이 힘들이지 않고 자유롭게 움직이고 삶을 영위할 수 있게 해주는 모든 요소가 조화롭게 융합된 것을 말한다. 관절, 근육, 힘줄, 인대, 근막, 신경, 뇌, 그리고 몸을 통과하는 혈관 등 모든 것은 함께 움직인다. 이 책의 프로그램, 그리고 우리가 평생 해온 일은 움직임을 구성하는 요소들의 전반적인 네트워크를 다룬다. 당신이 이 네트워크의 힘을 갖추게 되면 민첩성과 유연성이 생기고, 빨리 걸을 수 있게 되며, 움직이는 데 있어 제한이 줄어들고, 경직된 몸이 풀리고, 통증도 이길 수 있을 것이다.

그런데 예상과는 달리 가동성이 좋아지는 데는 운동이 필요하지 않다. 유산소 운동도, 근력 운동도 필요 없다. 대신 자유롭고 편하게 움직일 수 있게 해주는 능력을 향상시키는 것은 바로 몇 가지 간단한 활동들이다. 그리고 그런 활동들은 모든 신체 체계(소화, 순환, 면역, 림프)의 기능도 향상시켜 준다. 당신은 당신 몸의 인프라를 사용하므로 그것을 잃어버릴 일이 없다. 가동성은 또한 당신이 운동하고 싶을 때 할 수 있게 몸을 준비시킨다. 하지만 더 중요한 사실은, 가동성은 삶을 위해 몸을 준비시킨다는 것이다.

이 책의 전제는 간단하다. '10가지 테스트 + 10가지 신체 훈련 = 몸이 더 잘 작동하게 하는 10가지 방법.' 이 책은 사람들이 대개 한 번도 들어본 적 없는 웰빙 요소들을 소개하면서, 그것들을 누구나 실천할 수 있는 계획으로 엮어낸다. 당신이 방금 했던 앉았다 일어서기 동작처럼 이 테스트들은 당신이 얼마나 잘 움직였는지, 얼마나 많이 움직였는지, 또는 다른 일상생활의 활동들이 많이 움직이는 데 얼마나 도움이 되는지를 나타내는 지표로서, 우리가 '바이털 사인'이라고 부르는 것의 점수를 매기는 것이다.

당신은 이제 곧 자신이 거침없이 팔을 머리 위로 올릴 수 있는지, 한 다리로 서서 균형을 잡을 수 있는지, 미량 영양소를 하루에 얼마나 많이, 혹은 얼마나 적게 섭취하는지, 매일 잠을 몇 시간 자는지와 같은 것들을 알게 될 것이다. 우리는 건강의 이러한 측면에 대한 정보를 수집하는 것도 맥박이나 혈압, 콜레스테롤 수치를 기록하는 것만큼이나 중요하다고 주장해 왔다. 이들 바이털 사인은 당신이 왜 아프고, 왜 통증을 느끼고, 왜 피곤한지에 대한 단서를 제공한다. 그리고 당신이 질병이나 상해에서 잘 회복될 수 있을지도 예측하고, 당신이 나이에 비해 얼마나 활동적인지 미리 알려 주는 역할도 한다.

테스트는 각기 다른 신체 훈련과 병행되기 때문에 이것은 당신이 활용할 수 있는 정보다. 여기서 신체 훈련은 일련의 가동 운동에서부터 수면이나 식생활 전략, 운동 조합에 이르기까지 무엇이든 될 수 있으며, 문제가 되는 바이털 사인을 개선하는 데 도움을 줄 것이다. 우리는 이 모든 것을 누구나 할 수 있는 간결하고 실행 가능한 계획으로 바꾸어 놓았다. 그리고 모든 사람이 반드시 해야 한다고 감히 주장한다. 우리는 당신이 누구든, 어떻게 시간을 보내든 간에 당신에게 이 10가지가 중요하다는 것을 알 만큼 충분히 오랫동안 피트니스라는 참호에 빠져 지냈다. 이 신체 훈련들은 가장 기본적인 것이다. 그리고 당신이 체육관에 가는 것을 죽기보다 싫어하며 하루 대부분을 컴퓨터 앞에서 보내는 30대라면 특히 이것들은 더 중요하다. 당신이 철인 3종 경기 선수라든가 크로스핏 애호가, 은퇴한 골프광, 아니면 주말에만 강아지와 함께 산책할 시간이 나는 중년의 전문직 종사자라면 당신에게도 중요하다.

처음으로 부상을 당한 23세의 올림픽 산악자전거 선수와 관절이 삐걱거리는 베이비붐 세대의 68세 할머니는 공통점이 없는 것처럼 보일지 모르지만, 인간 신체의 태생적인 문제를 다루면서 그 상태를 보존하고 또 향상시키는 방법인 가동성 유지가 기본적으로 필요하다는 점에서는 똑같다. 어쩌면 당신은 네이비실처럼 거친 해협을 헤엄쳐 건너거나 뉴욕 마라톤을 뛰는 게 목표일 수도 있다. 어쩌면 책상에 오래 앉아 있다가 허리에 통증을 느끼는 일 없이 일어나거나, 아이들이나 손주들과 함께 잔디밭에서 뒹굴고 싶을 수도 있다. 어느 쪽이든 이 책이 도움이 될 것이다. 그리고 우리를 믿으라. 몸이 가뿐해질 것이다.

사람들은 건강 상태에 있어서(인생에서처럼) 나이나 활동 수준, 기량, 개별적인 아픔이나 통증 등 세부 사항들에 따라 사일로화(원래는 '부서 이기주의'를 뜻하는 말. 여기서는 건강의 여러 측면들이 하나의 큰 원리 아래 유기적으로 다루어지지 않고 각각 별개로 이해되는 것을 뜻한다-역주)되는 경향이 있다. 이 책은 그렇게 나누어진 것을 이어 주는 다리 역할을 한다. 왜냐하면 몸은 모두 본래 움직이도록 만들어졌기 때문이다! 어떤 활동을 하든지 인간으로서 우리는 모두 중력과 편리한 신기술, 음식에 대한 혼란스러운 정보, 스트레스, 수면 장애, 노화라는 불가피한 과정에 맞서 잘 싸우고 있다.

이 책의 역할은 당신이 이 기나긴 게임을 치를 수 있도록 준비시키는 것이다. 이 책 여러 곳에서 당신은 우리가 높은 성과를 내는 사람들과 일하면서 알아낸 정보 중 일부를 읽게 될 것이다. 하지만 그런 작지만 가치 있는 지혜가 도움이 되고 흥미로울 수 있더라도 사실 우리는 '오래가는' 사람들로부터 무엇을 배워야 하는지에 관심이 더 많다. 어떻게 스타 운동선수를 만드느냐가 아니라, 무엇이 평범한 사람들을 평범한 건강인으로 만드느냐 말이다. 예를 들어 77세의 평범한 노인이 정정하게 외출도 하고, 아침에 일어나 마당에 쌓인 눈도 치우고, 손주들과 썰매도 탈 수 있는 것은 어떤가?

당신은 50~60대로 들어서는 사람들이 이렇게 말하는 것을 들어봤을 것이다. "아이고, 다 끝난 기분이야."

같은 나이지만 다 끝나지 않은 사람들은 어떤가? 무엇이 그들을 이렇게 말하게 하는 걸까? "이봐요, 난 늘 그랬듯이 그냥 기운이 넘치는 것 같아요."

당신은 앞으로 우리가 소개할 10가지 바이털 사인에서 그 질문에 대한 해답을 찾게 될 것이다.

당신이 20대, 30대, 심지어 40대일 때는 이 긴 경기를 평가하기 어려울 수 있다. 당신은 나이가 들어가면서 넘어질 위험은 없을지, 혹은 가동성 부족으로 사랑하는 사람들에게 짐이 되진 않을지, 정확히 그런 생각을 하고 있지는 않다. 하지만 지금 당신이 "무슨 걱정이람?"이라고 말하는 어린 나이든, 아니면 해를 거듭할수록 얼마나 잘 지낼 수 있을지 걱정되기 시작하는 나이든, 좋은 움직임 건강(movement health) 습관을 기르면 보상을 받을 것이다. 그리고 여기서 가장 좋은 점은 나중뿐 아니라 즉시 그 보상이 주어진다는 것이다.

2010년에 우리는 '모빌리티 WOD(Mobility Workout Of the Day)'라는 회사를 만들고, 이름에서 알 수 있듯이 가동성에 초점을 맞춘 동영상을 매일 유튜브에 올리기 시작했다. 이런 활동을 하게 된 것은 자연스러운 과정이었다. 지난 몇 년간 그 모든 일을 해오면서 우리는 자연이 의도한 대로 몸을 쓰는 것이 더 나은 운동 경기력을 가져다줄 뿐만 아니라 더 나은 삶을 위한 열쇠가 된다는 사실을 깨달았기 때문이다. 그리고 우리는 좋은 이점을 얻었다. 우리 둘 다 가정생활과 본업을 위태롭게 오가면서 피트니스 분야에서 일하기 시작한 것이다. 우리는 샌프란시스코의 우리 집 뒷마당에서 크로스핏 스타일의 운동 교실을 열었다가 결국 이 도시에서 크로스핏 지사를 열었다. 체육관에서 아주 열심히 운동했는데 아무 성과가 없는 사람이든 만성 통증이나 부상으로 켈리의 물리치료실을 찾는 사람이든 모두 기본적인 가동성에 대한 관심이 부족할뿐더러 신체가 어떻게 움직이는지에 대한 이해도 부족했다. 이 점이 그들의 발목을 잡고 있다는 것이 분명해졌다. 또한 많은 사람이 빡빡한 일정을 처리하느라 낮에는 카페인에 의지해 깨어 있고 밤에는 술이나 수면제를 먹고 잠이 드는 등 건강하지 못한 방법들을 궁리하고 있었다. 얼마 지나지 않아 우리는 다른 직장을 그만두고 헬스장에서 물러나 피트니스 세계가 간과하고 있는 것, 즉 움직임 건강에 초점을 맞추었다.

2010년으로 거슬러 올라가, 모빌리티 WOD 동영상을 내보내기 시작했을 때 우리는 그것이 혁명의 시작이 될 줄 몰랐다. 하지만 어느새 '가동성'은 스포츠와 피트니스 전문가들 사이에서 유행어가 되었다. 입소문이 나면서 우리는 전 세계에서 더 많은 것을 배우고 싶어 하는 사람들의 연락을 받았다. 곧 모빌리티 WOD는 현재의 회사인 레디 스테이트(Ready State)로 바뀌었고, 우리는 NFL, NBA, MLB, NHL 선수들과 코치, 올림픽 선수들, 대학 스포츠팀, 포춘 500대 기업, 기업 CEO, 그리고 다른 수천 명의 사람과 함께 움직임과 가동성을 위해 일하게 되었다.

거듭 말하건대 가동성의 특징은 단지 피지컬 엘리트(탄탄한 몸과 건강한 이미지를 가진 사람-역주)들이나 운동신경이 좋은 사람들이 최고의 능력을 발휘하게 하는 것이 아니라는 점이다. 마인크래프트(Minecraft)나 포트나이트(Fortnite)처럼 의자에 앉아 거의 꼼짝하지 않고 게임을 한다 할지라도 가동성은 모든 사람이 누구나 최고의 능력을 발휘할 수 있게 한다. 가동성을 극대화하는 방법은 모든 사람에게 동일하다. 엘리트 운동선수를 탁월하게 만들어 주는 요소는, 운동선수가 아닌 사람들도 더 민첩하고 활력 넘치며 통증을 모르는 사람으로 만들어 준다는 것이 밝혀졌다. 무엇보다 좋은 점은 가동성 훈련을 생활화하기 위해 운동선수가 될 필요는 없다는 사실이다.

이는 다시 말해 우리가 지금 이야기하고 있는 것이 운동이 아니기 때문이다. 물론 운동은 심장과 폐, 근육, 체성분, 마음의 평화, 그리고 수백 가지의 다른 것들에 필수적이다. 의심이 갈 수도 있겠지만 우리는 운동 팬이다. 그렇기에 좋아하는 일을 할 때 외에는 무조건 규칙적으로 운동할 것을 당신에게 강력하게 권한다. 필라테스나 노 젓기, 달리기, 수영, 줌바, 자전거 타기, 크로스핏, 걷기, 요가, 파워

리프팅 등 무엇이든 하면 된다. 우리는 전적으로 최상의 신체 활동 유형이 무엇인지는 알 수 없다고 생각하는 사람들이다. 그리고 당면한 주제인 가동성과 관련해서 운동은 과외 활동이다. (369쪽에서 운동에 대해 더 말하겠다.) 위에 나열된 활동 중 어떤 것도, 단순하지만 중요한 움직임에 근육이나 조직, 뼈, 관절을 참여시키는 훈련을 대신할 수 없다. 그리고 또한 그러한 움직임을 지원하는 훈련을 대체할 수도 없다. 예를 들어, 수면 시간은 당신이 얼마나 통증을 많이 느끼는지, 그래서 하루에 얼마나 많이 움직이는지에 영향을 미친다. 앞으로 알게 되겠지만 모든 것이 연결되어 있다.

지금까지 아마 앉아서만 지내다 보면 최악의 경우 돌연사를 포함해 온갖 종류의 문제가 생길 것이라는 메시지를 받아 왔을 것이다. 하지만 이 메시지는 자전거 위에서 한 시간 동안 페달을 밟고 심장을 뛰게 하면 오래 앉아 있어야 하는 어쩔 수 없는 상황의 문제를 극복할 수 있다는 뜻으로 해석되어 왔다. 움직임이란 발을 디디고, 몸을 구부리거나 웅크리고, 체중을 옮기고, 손을 뻗고, 밀고, 당기고, 심지어 가만히 있지 않고 꼼지락거리는 것이다. 모든 것, 즉 관절부터 소화기 계통까지 정상적으로 작동하게 하는 것은 여러 기능적 작용들의 조합이다. 누구나 매일 어떤 식으로든 움직이지만 대부분 필요한 만큼 충분히, 혹은 온갖 방식으로 몸을 쓰지는 않는다.

실제로 우리 몸은 뇌에서부터 발끝까지 움직이도록 설계되었다. 우리가 걸을 수 있다는 것은 모두 알고 있는 사실이다. 걸을 수 있어서 우리 조상들이 사냥을 하고 함께 모여 살 수 있었기 때문이다. 우리의 생존은 움직임에 의존했던 것이다.(그리고 소파에서 일어나 냉장고까지 걸어가는 것을 생각해 보면 지금도 그렇다.) 하지만 생명 유지를 위한 다른 과정들도 움직임에 의존한다. 걷기는 몸의 모든 것을 흐르게 하므로 우리는 걸어야 한다. 걷기를 통해서 우리는 모든 조직에 영양을 공급하고, 몸의 막힌 곳을 뚫고, 몸을 자극해 노폐물을 배출한다. 우리는 또한 정기적으로 땅과 접촉하도록 프로그램되어 있다.

우리는 모두 보존 생물학의 용어를 빌려 신체의 재야생화(rewilding)라는 말을 사용할 수 있다. 일반적으로 재야생화는 '자연적인 과정을 복원하고 보호'하는 것으로 정의한다. 다른 생태계와 마찬가지로 우리의 몸은 최적의 기능을 하기 위한 고유한 설계를 지니고 있다. 이 책의 모든 것은 그 자연의 상태를 회복하는 것, 즉 재야생화에 맞춰져 있다.

우리에게 재야생화가 필요한 것은 분명하다. 이제는 차를 타고 체육관에 가고, 식료품을 배달시키고, 심지어 스티브 잡스와 빌 게이츠가 처음에 꿈을 키우며 상상했던 것보다 더 오랫동안 사람들이 컴퓨터 앞에 앉아 있는 사회가 되었다. 우리는 뼈와 조직을 풍부하게 해줄 식료품을 충분히 섭취하지 않고, 몇 시간 동안 계속해서 척추와 어깨, 엉덩이, 무릎을 부자연스러운 한 가지 자세로 고정하고 있다. 다시 말하지만, 우리의 몸은 특정한 방식들로 움직이게 설계되었다. 그러지 않는 것은 비행기를 고속도로에서 운전하는 것과 같을 것이다.

질병통제예방센터(Centers for Disease Control and Prevention)에 의하면 미국 성인의 73%가 과체중이다. 여기 또 다른 큰 숫자가 있다. 조지타운대학의 건강정책연구소(Health Policy Institute)에 따르면 최근에 6,500만 명의 미국인들이 요통을 겪고 있으며, 약 1,600만 명의 성인들은 만성 요통을 앓고 있다고 한다. 자, 다음과 같다. 글로벌웰니스연구소(Global Wellness Institute)는 피트니스 산업의 규모를 8,680억 달러로 추정하고 있으며, 데이터에 따르면 우리는 그 어느 때보다 운동을 많이 하고 있다. 이는 아주 말이 안 되는 것처럼 보인다. 그렇게 많은 사람들이 체육관이나 요가 및 자전거 스튜디오, 러닝화 제조 회사 등에 돈을 쏟아붓고 있다는데 우리는 왜 과체중에다 통증에 시달리는 상황에 처하게 된 것인가? 우리는 더 뚱뚱해졌고, 더 아프고, 통증도 더 많아졌고, 덜 건강해졌고, 인공관절 수술을 더 많이 받고 있다. 이런 예는 더 많다.

우리는 이런 상황의 일부분은 피트니스 세계에서 보내는 메시지 탓이라고 생각한다. 만약 당신이 신체 활동을 하는 데 무리가 있다거나 신체적인 한계가 있다면 피트니스 세계에서 권고를 따르기 힘겨울 수 있다. 많은 사람들이 힘든 운동에 대한 준비도 없이 반드시 해야 한다고 생각해 일단 뛰어들고 본다. 결국 그 일을 싫어하게 되거나 다치고 그만두기 때문에 결과적으로 아무것도 못하게 된다. 이제 전국의 피트니스 트레이너들이 우리가 대중화시킨 가동성 훈련을 고객들에게 소개해 그들의 몸이 운동할 준비를 갖출 수 있도록 돕고 있다는 것을 알게 되어 기쁘다. 가동성 훈련은 운동을 더 쉽고 더 즐겁게 할 수 있게 해준다. 그렇지만 운동을 진정으로 사랑하는 많은 사람들, 심지어 엘리트 운동선수들마저도 여전히 벌 받는 것처럼 느껴지는 무리한 운동보다 더 건강에 좋은 방법이 있다는 메시지를 듣지 못하고 있다. 만약 당신의 피트니스 프로그램이 얼마나 좋은지 확인하고 싶다면 달리기 선수들은 사이클링 수업을 듣고, 수영 선수들은 필라테스에 뛰어들고, 요가 애호가들은 크로스핏을 시도하고, 그 반대도 해보면서 여러 운동을 넘나들며 얼마나 잘 움직일 수 있는지 확인해 보면 된다. 만약 우리가 당신에게 웨이트를 건네주고 런지를 하라고 했을 때 당신이 너무 한 가지 스포츠에만 전문적이어서 쓰러져 버린다면 당신은 실제로 그렇게 기능적인 게 아니다. 우리 모두가 진정으로 원하는 것은 그런 게 아니라, 원하는 것과 해야 할 것을 모두 할 수 있는 수준의 기능을 갖추는 것이 아닌가?

우리에게 다른 접근법이 필요한 것은 분명하다. 그리고 우리는 이 접근법이 서로 보완되는 다양한 훈련을 통해 당신이 스스로 기본적인 움직임 건강을 유지하는 데 사용할 도구를 제공한다고 생각한다. 이 프로그램은 베이스캠프다. 베이스캠프만 있으면 어떤 봉우리든 오를 수 있다.

마라톤을 뛰기 위한 훈련을 하고 싶은가? 자전거로 외국 여행을 하려는가? 어쩌면 당신의 '최대치'는 규칙적으로 주말에 하이킹을 하거나 아침에 동네를 산책하는 것일 수도 있다. 당신의 목표가 다친 몸에 구애받지 않고 일상적으로 해야 할 일을 해내는 것일 수도 있겠지만 목표가 무엇이든, 여기가 당신이 오늘과 미래를 향해 출발하는 지점이다. 이제 당신이 기르려는 가동성은 노후 연금만큼이나 당신이 노년을 쉽게 보낼 수 있게 해줄 것이다.

지난 10년 동안, 우리는 수만 명을 이 책의 프로그램에 참여시켜 대단한 성과를 목격했다. 그리고 우리가 소개하고 있는 아이디어에 대해 말로만 떠드는 게 아니라, 스스로 10가지 신체 훈련을 실시하고 있다. 우리가 하는 사업 덕분에 온갖 도구와 훈련 계획, 장비, 그리고 당신이 생각할 수 있는 온갖 고급 피트니스 기술에 접근할 수 있었다. 그리고 전 세계의 가장 위대하고, 가장 유명한 운동선수들에게 전화를 걸어 조언을 구할 수도 있다. 훌륭한 조언이 너무 많아서 고르기도 힘들 정도다. 하지만 우리는 가장 먼저 이 책에 나오는 훈련을 실천한다. 그것도 매일. 여기가 우리가 시작하는 지점이다. 그리고 솔직히 말해 두 아이를 키우며 정규직으로 일하는 보통 커플이 흔히 그렇듯 우리가 정신없이 살면서 할 수 있는 거라고는 이런 실천들뿐이다. 때때로 바닥에 앉아 영화를 보고(55쪽에서 이 수동적으로 보이는 활동이 가동성을 향상시키는 이유에 주목하면서 배우라), 세 가지 채소를 먹고, 푹 자는 것 말이다.

이 말은 우리도 완벽하지 않으며, 당신이 완벽할 거라는 기대도 하지 않는다는 의미다. 우리 프로그램에는 기본적으로 이러한 정신이 깃들어 있다. 프로그램은 모두 매우 할 만하고, 체육관까지 갈 필요가 없으며, 다양한 방법으로 실천할 수 있다. 이에 대해서는 '가능한 모든 방법으로 움직일 시간'(361쪽)에서 설명하겠다. 우리는 당신에게 거기에 시간을 들일 필요가 없다고 거짓말하지 않을 것이다.(불행히도, 당신은 책만 읽고 모든 이점을 삼투압처럼 빨아들일 수는 없다!) 건강을 얻는 데 어떠한 노력도 필요하지 않다는 것은 진실이 아니다. 그러려면 노력해야 한다. 그러나 이러한 훈련을 일상적으로 실천하며 바쁘게 사는 두 사람으로서 우리는 시간을 정해 두는 것이 합리적이면서 달성 가능하다고 말할 수 있다. 특히 친구, 가족, 심지어 공동체의 일부까지 참여시켜 책임감과 동지애를 모두 더할 수 있다면 더욱 그렇다.

당신이 무슨 일을 하며 살든 이 책은 불가능한 기준에 부응하기 위해 애쓰는 것이라기보다는 의식하면서 사는 것에 관한 것이다. 우리의 목표는 그저 당신이 의자에서 더 자주 일어나고, 몇 분 동안 한 다리로 서서 균형감을 기르고 (이를 닦으면서 달리 무슨 일을 하겠는가?), 저녁 밥상에 구운 브로콜리를 추가하고, 숙면을 위해 안대를 착용하는 것이다. 그리고 걸어야 한다. 바닥에 앉아 TV를 보라. 골반과 어깨, 척추를 움직이는 게 더 좋다. 이런 습관들과 잠시 담을 쌓았다 해도, 그냥 다시 시작하면 된다. 그것들이 항상 평생 행복하게 살기 위한 기반이자 그 시금석이 되게 하라. 그리고 마치 내 몸이 원래 움직이라고 만들어진 게 아닐까 싶은 느낌이 들 정도로 그런 습관들을 들이라. 당신이 평생 몸을 쉽게 움직일 수 있도록 말이다.

이 책에서 얻어야 할 10가지

1. 몸을 움직일 수 있는 범위와 자세가 건강이나 통증에 어떻게 영향을 주는지에 대해 이해한다.

2. 당신 몸의 현 상태와 당신의 몸은 어디로 나아가야 할지, 어떻게 거기에 도달할 수 있는지를 측정할 수 있는 진단법을 익히고 지속적으로 반복 측정한다.

3. 몸이 굳는 것을 막고 통증을 해결할 수 있는 움직임 기법을 익힌다.

4. 당신이 얼마나 자주 앉고 서고 걷는지에 대한 통찰, 그리고 그 통찰이 왜 중요한가를 알게 된다.

5. 건강한 습관을 들이기 위한 환경 조성 아이디어와 건강을 지키는 간단한 실천법을 얻는다.

6. 수면은 전반적인 건강의 열쇠라는 사실을 이해하고 더 잘 자기 위한 전략을 세운다.

7. 아주 간단한 실천만으로 식생활에서 미량 영양소와 단백질을 쉽게 섭취하는 방법을 익힌다.

8. 가동성 운동에 도움이 되고 수면의 질을 개선하고 통증을 치료하고 스트레스를 완화시키는 호흡 활용법을 배운다.

9. 당신은 다치면 어떻게 하는가? 근육, 인대 등 연조직 부상 시 필요한 응급처치 방법을 익힌다.

10. 몸의 움직임을 구성하는 네트워크를 이해하고 민첩성과 유연성, 가동성 등 몸의 유지를 위한 완벽한 지식으로 무장한다.

ADD : 신체 건강을 향상시켜 주는 훈련 기술 모음

C O N T E N T S

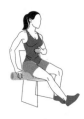

VITAL SIGN 1.

바닥에 앉았다 일어서기

얼마나 오래 살 수 있을지 예상하기

VITAL SIGN 2.

효과적으로 호흡하기

몸을 효율적으로 움직이게 도와주는 호흡법

VITAL SIGN 3.

고관절 확장하기

힘찬 움직임이 가능해지는 훈련

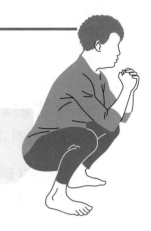

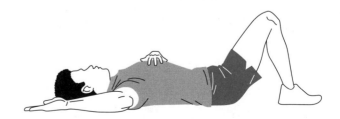

이 책의 사용법

이 책에서 제시하는 프로그램을 '10가지 테스트 + 10가지 신체 훈련 = 신체 기능을 개선하는 10가지 방법'으로 요약했을 때, 우리는 당신이 흥분 반 두려움 반으로 이 구호를 이모저모 생각한다고 해도 뭐라고 하지는 않을 것이다. 어쨌거나 몸이 더 잘 움직이기를 바라지 않는 사람이 어디 있겠는가? 없을 것이다. 모두가 자기 몸이 더 잘 움직이기를 바란다. 그런데도 당신은 또한 "살면서 10가지나 되는 일을 새롭게 시작할 수 있는 여력이 되는 사람이 과연 누가 있겠어요?"라고 물을 수도 있다. 당신에겐 새로운 일 10가지를 삶에 적용할 여력이 있다. 우리가 어떻게 그럴 수 있는지 그 방법을 보여 주겠다.

먼저 이 10가지 중 상당수는 당신이 이미 하고 있는 것들을 조정하는 것일 뿐 완전히 새롭게 추가되는 활동은 아니라는 점을 분명히 해야겠다. 당신은 이미 앉고, 먹고, 자고, 서고, 숨 쉬고, 걷고 있다. 우리는 그것을 어떻게 바꿀지 그 방법을 보여 줄 것이다. 약간 새로운 것도 있는데, 주로 가동 운동들이다. 하지만 바쁜 생활에 부담 없이 쉽게 녹아들 수 있을 것이다. 그리고 앞서 말했듯이 여기서 우리는 완벽을 추구하지 않는다. 그저 할 수 있는 것을, 할 수 있을 때 하는 것이 전부다. 딱 그만큼만 하면 된다.

이 책은 몸에 초점을 맞추고 있지만, 시작은 마음에서부터 한다. 우리는 당신이 자신의 일상적인 습관을 달리 보고, 이전에는 할 수 없다고 생각했을 동작을 해볼 기회를 찾고, 건강하다는 게 무엇을 의미하는지 다시 생각해 보기를 바란다. 당신이 매일 아침 한 시간 동안 미친 듯이 운동함으로써 심장 호흡계가 건강해진다고 해서 나머지 시간은 줄곧 의자에 앉아서 보내도 되는 것은 아니라는 점을 다시 한 번 강조할 가치가 있다. 우리는 대부분 일주일에 몇 번씩 비교적 긴 시간 정말 열심히 땀 흘려 운동하는 것만으로 충분히 몸을 관리할 수 있다는 메시지를 들어왔다. 물론 당신이 운동을 한다면 거기에 쏟은 시간과 노력이 헛된 것은 아니다. 하지만 몸은 또한 온종일 움직여야 한다. 덜 앉아 있고, 더 서 있으면 그것도 도움이 된다.

그리고 균형 감각이 있어야 한다. 넘어지면 큰일 나는 노인들 아니면 누가 균형 감각에 대해 생각이나 하겠는가? 하지만 다음 두 가지 이유로 나이에 상관 없이 균형 감각에 대해 생각해 봐야 한다. 하나는 정상 사고 이론(Normal Accident Theory)이다. 이는 시스템이 복잡해지면 사고가 일어나기 마련이라고 가정하는 이론이다. 우리가 도로는 미끄럽고, 자전거는 언제 달려들지 모르고, 배우자는 신발을 바닥에 아무렇게나 벗어놓는 복잡한 세상에 살고 있다. 이 말인즉 넘어지는 데 나이가 따로 있는 게 아니라는 것이다.

그리고 아직은 특정한 나이가 아니어도 우리는 모두 '특정한 나이의 사람'이 되어 가고 있다. 균형 감각과 가동성의 다른 측면을 높이려고 애쓰는 것은 미래에 무슨 일이 생기든 대처할 수 있도록 은행에 저축하는 것과 같다. 그리고 지금 벌어지고 있는 일부터 해결하라. 통증이 있거나 특별히 못 하는 게 있으면 우리가 이제 소개할 동작들이 여러 가지 문제들을 해결하는 데 도움이 될 수 있다. 그런 동작들이 모든 정형외과적 문제와 연조직의 문제를 다룰 수 있느냐고? 그런 것들은 이 책의 범위를 훨씬 벗어난 백과사전식 자료일 것이다. 하지만 그런 백과사전식 자료가 정말 존재한다! 여기서 문제가 해결되지 않으면 우리의 웹 사이트 thereadystate.com을 찾기 바란다.

마지막으로 이들 테스트에 대해 한마디 해둘 게 있다. **우리 몸은 역동적이라는 사실을 기억해야 한다는 것이다. 매일 어떤 일을 하느냐에 따라 몸을 쓸 수 있는 범위가 달라질 수 있다. 이 책에 나와 있는 모든 테스트는 당신이 주의를 기울여야 할 부분이 무엇인지 측정하고 알려줄 수 있는 진단 도구다.** 그렇다. 좋다 나쁘다를 말하는 게 아니라는 말이다. 살다 보면 정말 많은 일이 일어날 수 있다. 가족이 주는 스트레스나 업무 약속, 운동 선수라면 지나친 훈련 등 변수가 많다. 당신의 움직임 범위, 수면과 식습관, 호흡법 등은 모두 개인 신용 점수와 같다. 그것들은 일정하다가도 어느 틈엔가 변한다. 당신은 오늘은 그것들을 가지고 있을 뿐이지만 내일은 그것들을 조정하려고 무언가 해야 할지도 모른다.

이러한 움직임 바이털 사인을 건강검진을 받는 것처럼, 더 자주, 대기실에 앉아 있는 일 없이 믿을 만한 정보를 얻기 위한 모니터로 사용하면 당신에게 어떤 조정이 필요한지 이해하는 데 도움이 된다. 일단 그런 깨달음의 순간을 경험하면 고치는 것은 쉽다.

이 프로그램을 시작하는 방법은 여러 가지가 있다. 바이털 사인은 중요도에 따라 나열된 것이 아니라, 우리의 경험상 새로운 행동으로 원활하게 진입할 수 있게 해주는 순서대로 배열되어 있다. 하고 싶은 순서대로 해도 되고, 한꺼번에 또는 조금씩 받아들여도 된다. 책을 다 읽고 나서 테스트를 하나하나 다 해본 다음에 신체 훈련을 하나씩 채택하고 싶은 사람들도 있을 것이다. 내일이면 당신은 완전히 새로운 처방을 받을 수 있을 것이다.

할 만하다. 하지만 이것도 유일한 방법은 아니다. 변화를 대하는 방식에 따라 이러한 방법을 생활에 자연스럽게 적용하는 것이 무리가 없을 뿐 아니라 더 실용적일 수도 있다. 이 책의 뒷부분에 신체 훈련을 일상에 녹이는 방법에 대한 몇 가지 예가 제시되지만(361쪽 참조), 자신만의 방법대로 해도 된다. 자신의 필요와 관심사에 따라 먼저 집중할 습관을 정하고, 다른 습관들은 어떤 속도로 집중할지를 결정하라. 그리고 하루 일정에 따라 가동 운동 시간을 어떻게 배분할지 선택해도 된다.

신체 훈련 목록 10가지를 보면 어떤 것은 이미 자신이 실천하고 있을 것이다. 이미 하루에 800g 이상의 과일과 채소를 섭취하고 있거나 매일 밤 8시간 이상 수면을 취하고 있을 수도 있고, 온종일 앉아서 일하지 않으려고 스탠딩 책상을 사용하고 있을 수도 있다. 테스트를 모두 하고 나면 자신의 현재 상태와 앞으로 나가야 할 방향을 알 수 있다. 한 가지 주의할 점은 테스트, 특히 가동성 테스트를 통과했다고 해서 바이털 사인을 완전히 무시할 수 있는 자격이 주어지는 것이 아니라는 점이다. 너무 빡빡하다고 생각할 수 있다는 걸 우리도 안다. 하지만 처음부터 새로 시작하는 사람보다 연습을 덜 해도 될 수는 있지만, 연습이 필요 없는 기술이나 자질은 없다. 예를 들어, 이미 딥스콰트 자세로 호흡을 5회 유지할 수 있으면 딥스쾃 자세에 도달하는 데 도움을 주도록 고안된 앉았다 일어서기(Sit-Stands) 동작을 하지 않아도 되지만, 일주일에 몇 번은 시간을 내 딥스쾃 자세를 해 봐야 한다. 최종 목표는 필요한 모든 신체 훈련을 생활에 접목하는 것이다. 이를 위해 꼭 따라야 하는 규칙은 없다. 그러니 자신에게 가장 적합한 방법을 선택하라.

그렇다면 자신이 성공했는지 어떻게 알 수 있을까? 무엇보다도 여기 소개된 훈련 방법을 시작하기 전에 느꼈던 것보다 눈에 띄게 나아진 기분이 드는 것이다. 그다음으로는 선택한 모든 변화가 일상화되어 별다른 생각 없이 습관으로 굳어지는 단계에 도달하는 것이다. 마지막으로 몇 년후 '나는 몸을 자주 올바르게 움직였기 때문에 여전히 활동적이고 건강하다'라고 말할 수 있는 것이다. 언제든 성공에 이를 수 있다는 점도 주목할 만하다. 시작하기에 너무 늦은 때는 없다. 그리고 필요하면 다시 시작해도 된다.

바이털 사인을 테스트하고 이를 개선하기 위해 세심한 조치를 취하는 과정에서 앞으로 자신에 대해 많은 것을 배우게 될 것이다. 또한 자신에게 몸에 통증이 생기지 않게 하는 힘, 무언가 하려고 노력을 기울일 때마다 성과를 낼 수 있는 힘, 해마다 튼튼한 몸과 건강을 유지하는 힘 등 자기도 몰랐던 많은 힘이 있다는 것을 알게 될 것이다.

몇 가지 알아두어야 할 사항

우리는 피트니스 광들이나 알 만한 용어나 말을 가급적 쓰지 않으려고 노력했다. 하지만 때로는 적절한 용어를 알아둘 필요가 있으며, 그것이 전문용어가 될 수도 있다. 다음은 이 책에서 당신이 보게 될 몇 가지 용어와 그에 대한 우리의 정의다.

● **가동 범위:** 한 손을 들어 손등이 팔뚝 바깥쪽을 향하도록 손목을 꺾는다. 그런 다음 손바닥이 팔뚝 안쪽을 향하도록 손목을 꺾는다. 이런 동작을 해보면 손목의 가동 범위를 알 수 있다. 손목처럼 우리 몸의 관절들은 각기 일정한 범위의 한계치까지 움직일 수 있는 잠재력이 있다. 그리고 또한 각기 다른 방향으로 이완과 수축도 할 수 있다. 어떤 관절은 심지어 여러 방향으로 움직일 수도 있다. 가동 범위가 정상이라는 것은 움직일 수 있는 모든 방향으로 관절을 정상적으로 움직일 수 있는 것을 의미한다. 자연은 당

신에게 아주 넓은 가동 범위를 제공했다. 하지만 현대적 삶의 일상적인 활동이나 운동 대부분이(특히 당신이 주로 한 가지 유형의 운동에만 매진한다면) 당신에게 그런 범위까지 사용할 기회를 주지 못한다. 일상생활에서 우리는 관절을 더 많이 사용할 능력이 되지만, 그리고 그래야 하지만, 대부분 가동 범위의 일부분만 사용한다. 사용하지 않는 근육에 힘이 빠지는 것처럼, 가동될 수 있는 모든 방향으로 사용하지 않은 관절은 정상 가동 범위를 잃는다. 사용하지 않으면 잃는다는 오래된 원칙이 적용되는 것이다.

- **가동 범위 한계치:** 관절의 가동 범위의 가장 끝 지점
- **굴곡(flexion)과 신전(extension):** 신체 부위들은 온갖 방향으로 움직인다. 하지만 우리가 이 책에서 언급하게 될 기본적인 움직임은 두 가지다. 굴곡은 몸을 구부리는 것처럼 신체 부위가 서로 이루는 각도가 좁아지는 움직임이다. 신전은 팔꿈치를 펴거나 다리를 몸 뒤로 뻗는 것처럼 두 부위가 이루는 각도가 넓어지는 것이다.
- **가동 운동:** 당신의 몸은 당신이 매일 취하는 자세에 적응한다. 예를 들어 온종일 의자에 앉아 있거나 오랜 시간 운전을 한다면 엉덩이의 가동 범위는 줄어들고 관절은 뻣뻣해질 것이다. 가동 운동은 이런 식으로 한 가지 자세를 오래 취하거나 운동 부족에서 오는 영향을 상쇄하기 위해 고안

되었다. 이것은 힘을 기르는 운동이 아니다. 오히려 관절을 다른 위치에 놓이게 하고, 눌린 연조직(피부, 신경, 근육, 힘줄)을 펴 주고, 새로운 패턴의 움직임이 몸에 배도록 하는 것이다. 그리고 또한 당신이 특정 방식으로 움직이려 할 때 뇌가 제동을 걸지 않도록, 뇌에게 안전하게 자세를 취할 수 있다는 사실을 알려 주면서 뇌를 길들인다. 호흡과 근육의 수축 및 이완 또한 가동 운동이라고 할 수 있다. 이런 체계적 접근 때문에 가동 운동은 통증을 유발하거나 몸의 유연성을 떨어뜨리는 근육 경직이나 관절 움직임 제한이라는 문제를 해결하는 데 도움을 준다. 가동 운동은 때때로 도구가 필요하지만 (다음을 보면 알겠지만 그리 대단한 것은 아니다), 대개는 등을 바닥에 대고 누워서 다리를 들어 올리는 것만큼이나 단순한 운동이다.

어떤 것이든 정지 상태로 스트레칭(1분 정도 한 자세를 유지하는 것 같은 스트레칭)을 해본 적이 있다면 이 책에 나오는 가동 운동 중 많은 것이 다소 친숙해 보일 것이다. 하지만 가동 운동과 전통적인 스트레칭에는 차이점이 하나 있다. 스트레칭은 대개 근육과 같은 몸의 움직임 체계 중 한 가지에 치우쳐 있다. 그리고 수동적인 긴장을 통해 작용한다. 반대로 가동 운동은 근육 이외에도 연결 조직이나 관절, 신경계를 비롯한 신체의 여러 측면을 대상으로 한다.

그러므로 스트레칭은 가동성 향상이라는 과제의 일부분만 겨우 담당하고 있는 반면, 가동 운동은 훨씬 더 많은 역할을 한다.

● **수축/이완:** 이 책에 소개된 가동 운동 대부분은 '수축과 이완'이라고 불리는 기법을 필요로 한다. 여기에는 근육을 수축시키고 나서(긴장 주기와 조이기는 수축의 또 다른 방식이다) 이완시키는 것(수축을 풀어 주는 것)이 포함된다. 대개 몇 분 정도 수축한 다음 몇 분 정도 이완시키는데, 주어진 시간 동안 이 동작을 계속 반복하면 된다. 이 기법은 '고유수용기성 신경근 촉통법(PNF, proprioceptive neuromuscular facilitation)'라고 하는 물리요법 훈련에서 나온 것으로 뇌가 특정 자세에서 근육을 제어하는 법을 익히도록 한다는 생각을 기반으로 한다.

근육과 관절을 가동 범위 끝까지 움직이는 자세(가동 범위를 회복하기 위해 이들 가동 운동 중 많은 것에서 하게 될 동작)를 취할 때 힘이 덜 든다. 손으로 무거운 것을 든다고 생각해 보라. 팔을 구부렸을 때보다 쭉 뻗었을 때(이것이 한계치다)가 더 힘이 든다. 하지만 때로는 팔을 쭉 뻗은 상태로 물건을 들어야 할 때도 있다. 물이 담긴 무거운 파스타 냄비를 싱크대에서 가스레인지로 옮기는 경우를 생각해 보라. 이때가 바로 수축 및 이완 훈련이 개입하는 때다. 이 훈련은 당신의 뇌에 이 자세를 취해도 괜찮다고 말하고 당신이 자세를 쉽고, 안전하게 취하는 데 필요한 근육을 사용할 수 있게 해준다. 수축과 이완은 또한 자기 진정에도 사용되고 통증 부위를 둔감해지게 할 수도 있다(255쪽 참조).

● **등척성 운동(isometrics):** 관절을 움직이지 않고 근육을 수축하는 운동. 커피숍에서 서서 기다리면서 엉덩이를 조이듯 힘 주는 것 등이 등척성 운동(정적 수축 운동)이다.

● **로딩(loading):** 대개 당신이 생각하는 의미 그대로다. 몸의 힘을 기르기 위해 무게를 싣는 것이다. 일반적으로 근력 운동과 관련해 '로딩'이라는 용어를 듣게 될 것이다. 덤벨을 드는 것, 이것이 로딩이다. 하지만 체육관 바깥에서도 몸에 부하를 주는 데는 다른 여러 가지 방법들이 있다. 장바구니나 수납함을 옮긴다거나 아이를 들어 올리는 행동이 로딩이다. 책이나 캔이 든 백팩을 메고 걷는 것(이 러킹에 대해서는 168쪽에서 자세히 설명할 것이다)도 로딩의 또 다른 좋은 예다. 기술적으로 신체에 무게를 싣지 않는다고 하더라도 보통 한 번 하고 말 일을 반복하게 되면 그것도 로딩이다. 그러니 의자에 10번 앉았다 일어나는 것도 로딩이다. 속도를 싣는 것도 또 다른 형태의 로딩이다. 빠른 속도로 걷거나 뛰면 로딩하고 있는 것이다. 언덕이나 계단을 걸어 오르는 것도 로딩이다.

로딩의 목적은 긍정적인 적응 반응을 끌어내는 것이다. 이는 근육과 주변 조직에도 좋고, 뼈에도 좋다. 뼈가 '재구성(remodeling)'이라고 하는 과정을 자극하려면 부하가 실려야 한다. 뼈세포는 평생 끊임없이 파괴되고 새로운 세포로 대체된다. 이 과정이 재구성이며 뼈가 건강하게 유지되려면 이것이 필수적이다. 하지만 이 과정은 어떤 촉발자에 의존하는데 로딩이 그중 하나다.

● **지원 체계(system support):** 가동성은 어떤 지원 체계에 의존한다. 온갖 가동 범위 향상 훈련을 하고 하루에 30만 보를 걷는다고 해도 신체 조직이 영양분과 휴식으로 강화되지 않고, 특정 자세로 호흡을 제대로 하지 못한다면 어떤 변화도 생기지 않을 것이다. 우리는 종종 활동성을 향상하기 위해 더욱 활동적으로 움직여야 한다는 생각에 매몰된다. 하지만 활동성과 신체에 연료를 공급하는 것을 떼놓고 생각할 수는 없다. 영양 공급과 수면, 호흡을 실천하는 것은 근본 중의 근본이다.

가동 운동을 하나하나 매일 해야 하는가?

'24시간 주기 활동 목록'과 '21일 몸 움직이기 챌린지'(361쪽 참조)에서 당신이 이 책의 모든 신체 훈련을 하루 일과에 포함시킬 수 있도록 해주는 특별한 템플릿을 제공할 것이다. 당신은 이제 당신이 어떻게든 매일 10분 정도는 가동 운동을 할 수 있다는 사실을 알아야 한다. 시간을 더 많이 내면 더 좋지만 누구나 10분은 낼 수 있다. 그러니 변명의 여지가 없다. 그리고 하루에 10분이면 일주일에 70분, 한 달에 약 280분을 자신의 움직임 체계(movement system)에 투자하는 것이라고 생각하면 된다. 이 시간이 쌓이고 쌓이면 자기 몸을 돌보는 데 정말로 꽤 많은 시간을 쓰게 되는 셈이다. 하루 일정에 지장을 주지 않으면서도 말이다.

21일 몸 움직이기 챌린지를 하면서 알게 되겠지만 가동운동 중에 당신이 적절하다고 생각하는 것들을 골라 섞어서 해도 된다. 우리는 당신이 매일 최소한 한 가지라도 하는 것을 추천하며, 그보다 훨씬 더 많이 노력하기를 바란다. 무슨 일이든지 노력을 기울인 만큼 얻는 법이니 말이다.

시작하기 전에

이 책은 본질적으로 자기 발견에 관한 책이다. 당신은 필요한 모든 방향으로 몸을 움직일 수 있는가? 당신은 실제로 얼마나 잘 먹고 있는가? 잠은 충분히 자는가? 당신은 알지도 못했는데 당신 몸이 할 수 있는 것은 무엇인가? 당신이 통증을 느끼는 진짜 이유가 당신이 생각했던 이유와 같은가? 이 책을 끝까지 읽고 나면 당신에 대한 모든 것이 밝혀질 것이다. 우리는 당신이 무엇을 알게 되었는지 너무나 듣고 싶다.

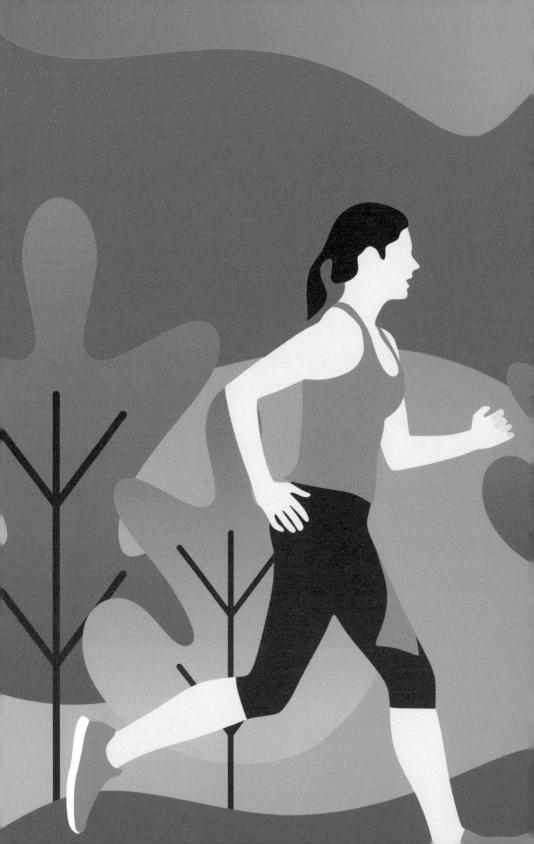

움직임 습관의 힘

BUILT TO
MOVE

VITAL SIGN 1

바닥에 앉았다 일어서기
얼마나 오래 살 수 있을지 예상하기

평가 항목
바닥에 앉았다 일어서기 테스트

신체 훈련
바닥에 앉는 자세와 동작

바닥에 앉았다 일어설 수 있는지를 보고 당신이 얼마나 오래 살지 예상할 수 있을까? 그럴 수 있다고 생각한 브라질과 미국의 연구진이 이를 밝히려고 시도했다. 〈유럽 예방 심장학 저널 *European Journal of Preventive Cardiology*〉 2014년 호에 실린 공동 연구에서 이들은 51~80세 사이의 남녀 2,002명을 대상으로 이 책의 서문에서 미리 살펴보았던 테스트이자 이제 곧 우리가 당신한테도 시켜 볼 테스트인 '바닥에 앉았다 일어서기 테스트(the Sit-and-Rise Test)'를 실시했다. 그러고 나서 6년 후 다시 돌아와 실험 참가자들의 근황을 알아보았다.

6년이라는 시간 동안 실험 참가자들 중 179명(거의 8%)이 사망했다. 연구진은 여러 수치를 분석해서 얻은 데이터를 바탕으로 도움을 받지 않고 바닥에 앉았다 일어서지 못하는 사람의 사망 위험성이 더 크다는 결론을 내릴 수 있었다. 이와 반대로 테스트에서 높은 점수를 받은 실험 참가자들일수록 통계적으로 생존 가능성이 더 컸다.

어쩌면 이런 생각을 할 수도 있다. '음, 분명 사망한 사람들은 꽤 나이가 많았을 거야. 노인들은 잘 움직이지 못하니 어쩌면 넘어졌을 수도 있고, 일어나지 못했을 수도 있어. 그러다 온갖 안 좋은 일들이 벌어지기 시작한 게지. 나는 나이가 많지 않은걸.(혹은 '나이가 많긴' 하지만 허약하지는 않잖아!) 그러니까 이런 일이 일어날까 봐 걱정하지 않아도 돼.'

하지만 이는 뭘 모르고 하는 소리다. 브라질과 미국의 연구진이 수행한 이 연구의 최종 결과를 보면 테스트를 잘 치른 사람들은 운동성이 더 좋았으며 그로 인해 무엇보다 덜 넘어지고, 전반적으로 더 건강하다는 사실을 알 수 있다. 이는 당신이 넘어질까 봐 걱정하든 말든 쉽게 앉았다 일어날 수 있는 능력이 있다는 것 자체가 잘 살고 있음을 보여 준다는 의미다.(게다가 사실 몇 살이든 누구나 넘어질 수 있다. 그러니 일어날 수 있는 힘을 우습게 봐서는 안 된다.) 거의, 혹은 전혀 어디에도 의지하지 않고 어떤 식으로든 일어섰다 앉았다 할 수 있다면 당신의 몸은 안정적이고 유연하며 효율적으로 움직이고 있는 것이다. 다시 말해 당신은 통증 없이 활기차게 하고 싶은 활동을 모두 할 수 있을 만큼 몸이 좋은 상태라는 것이다. 이것이야말로 나이와 관계없이 모든 사람이 간절히 바라는 바다.

우리가 바닥에 앉았다 일어서기 테스트에 매료되어 연구에 활용하는 이유는 이 테스트를 통해 보이지 않는 것을 볼 수 있기 때문이다. 당신은 완전히 몸에 배어서 아무 생각 없이 하게 되는 습관적인 동작들로 매일 하루를 보낸다. 그렇다면 당신의 몸이 진정 할 수 있는 것과 할 수 없는 것은 무엇인가? 당신은 어떤 부분에서 발전할 가능성이 있는가? 의식적으로 살펴보지 않으면 모를 일이다. 이 바이털 사인을 측정하면 당신은 자신을 알게 되는 기회를 얻고 건설적인 변화로 향하는 길을 다지게 될 것이다.

평가 항목: 바닥에 앉았다 일어서기 테스트

이 테스트의 중요한 목적은 골반의 가동 범위가 얼마나 좋은지 확인하는 것이다. 또한 이를 통해 다리와 코어의 힘뿐만 아니라 도움 없이 바닥에 앉았다 일어서는 데 필요한 몸의 균형과 조정 능력도 측정할 수 있다. 이러한 요소들이 결합되어 당신은 자유롭게 몸을 쓰고, 필요할 때 민첩하게 움직일 수 있다. 빨리 걷고 뛰거나, 물건을 줍기 위해 급히 몸을 구부리거나, 계단을 오르거나, 춤을 출 때 몸을 마음대로 움직일 수 있고 뻣뻣한 관절이나 근육 때문에 움직이기 힘들어지는 일이 덜할 것이라는 말이다.

더 진행하기 전에 몇 가지 알아두어야 할 것이 있다. 어디에도 의지하지 않고 양반다리로 앉았다 일어설 수 있는 사람은 황금색 별을 받을 것이다. 이는 골반이 기본적이고 기초적인 유연성을 갖추고 있다는 것을 의미한다. 하지만 도움을 받아도 괜찮다. 한 손(혹은 두 손)으로 바닥을 짚고 무릎 쪽으로 몸을 기울여 넘어지지 않게 버틴 다음 소파 등받이를 잡아도 좋다. 일어날 수 있는 것만 해도 어딘가? 잘하지 못하거나 실패한다 해도 부끄러워할 일이 아니다. 그런 자세로 바닥에 앉았다 일어나는 동작을 매일 하는 것도 아닌데 잘하리라 기대하는 것은 무리 아닌가? 하지만 당신은 잘하게 될 것이다. 일단 점수가 나오면 어떻게 그것을 높일 수 있는지 알려 주겠다. 그러니 테스트를 해 보고 자신의 상태를 알아보라.

준비

간편한 복장을 하고 신발과 양말은 벗은 채 깨끗한 바닥에 선다.

테스트

도움이 필요할 것 같으면 벽이나 단단히 고정된 가구 옆에 선다. 그리고 한쪽 발을 다른 쪽 발 앞에 엇갈리게 놓고 아무것도 붙잡지 않은 채(넘어질 것 같지 않으면) 다리를 꼰 상태로 앉는다. 그런 다음 그 대로 바닥에서 일어난다. 되도록 손을 짚거나 무릎을 바닥에 대거나 다른 물건에 몸을 지지하지 않아야 한다. (팁: 앞으로 팔을 뻗고 몸을 기울여 균형을 유지한다.)

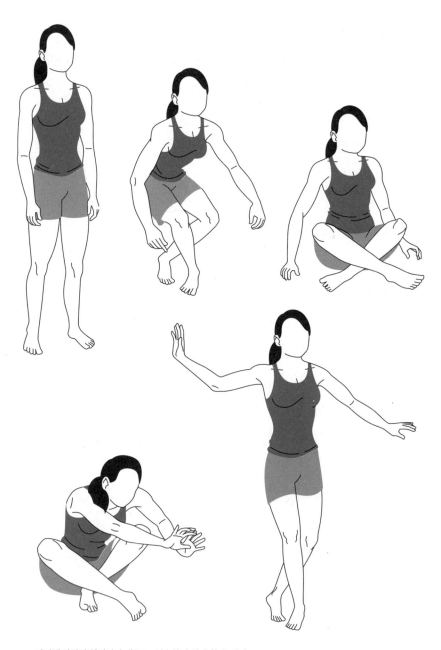

바닥에 앉았다 일어서기 테스트: 연습하면 쉽게 할 수 있다.

테스트 결과의 의미

아래와 같은 도움을 받았거나 문제가 발생할 때마다 10점에서 1점씩 차감한다.

> 벽이나 다른 단단한 표면을 손으로 짚어 몸을 지탱했다.
> 손으로 바닥을 짚었다.
> 무릎이 바닥에 닿았다.
> 다리 옆 부분으로 몸을 지탱했다.
> 균형을 잃었다.

점수가 좋든 나쁘든 창피할 정도여도 점수는 그냥 점수로만 보라. 점수는 현재 기량을 파악한 다음 발전 정도를 가늠하는 데 기준이 되는 숫자일 뿐이다. 나이나 몸매에 상관없이 10점을 목표로 열심히 노력하라. 궁극적인 목표는 어디에도 몸을 대지 않고 바닥에서 일어나고 앉을 수 있게 되는 것이어야 한다. 이 말은 10점을 못 받으면 실패자라는 의미인가? 그렇지 않다. 10점을 못 받는다고 해도 우리를 포함해 당신을 좋아하지 않을 사람은 없다. 우리가 권장하는 신체 훈련을 통해 천천히 점수를 높이고 10점을 받을 때까지 포기하지 말고 계속하면 되는 것이다.

게다가 당신이 어떤 점수를 받았든 그것을 향상시키거나, 경우에 따라 유지하는 데 필요한 처방은 동일하다. 일반적으로 점수가 좀 높으면 훈련을 덜 해도 된다는 의미이므로 쉬워 보일 수 있다. 하지만 운동성을 향상시켜 주는 바닥에 앉는 운동과 동작은 목표가 점수를 향상하는 것이든 유지하는 것이든 매일 실시해야 한다. 다시 말하지만 점수는 그저 당신의 현 상태를 알아보는 데 도움이 되는 것일 뿐이며, 그 의미는 다음과 같다.

10점 - 궁극적 목표. 당신은 확실히 골반의 가동 범위가 넓고 다른 기본적인 운동성도 아주 좋은 상태다. 하지만 방심하면 안 된다. 현재 기량을 유지하려면 신체를 단련해야 한다.

7~9점 - 축하한다. 거의 다 왔다. 골반의 균형이나 유연성을 기르는 연습을 조금만 더 하면 10점을 받을 것이다.

3~6점 - 아직은 괜찮지만 개선의 여지가 많다. 신체 단련에 우선순위를 두어야 한다. 그러면 부족해 보이는 골반의 가동 범위 개선에 도움이 될 것이다.

0~2점 - 바닥에 앉았다 일어서는 것은 분명 매우 어려운 동작이다. 어쩌면 당신에겐 불가능한 일일 수도 있다. 그렇지만 낙담하지 말라. 당신은 해낼 수 있다. 물론 연습을 통해서 말이다. 아무 도움 없이 일어서려면 균형감과 골반의 가동 범위뿐 아니라 다리와 몸통에 대한 제어력도 어느 정도 필요하다. 이는 바닥에 앉았다 일어서는 동작을 부지런히 실시하고 목표한 가동성을 항상 염두에 두고 생활한다면 향상시킬 수 있다.

테스트는 언제 다시 하는 것이 좋은가?

바닥에 앉을 때마다(이상적으로는 매일) 바닥에 앉았다 일어서기 테스트를 해보면 자신이 얼마나 발전하고 있는지 알 수 있다.

바닥에 앉기의 매력, 혹은 바닥에 앉았다 일어서기 점수 향상법(그리고 그래야 하는 이유)

샌프란시스코의 올림픽 클럽(Olympic Club)은 1860년부터 샌프란시스코의 명소로 자리 잡은 세련된 스포츠 중심 민간 시설이다. 여기 회원들은 샹들리에 아래에서 식사를 하고, 세심하게 관리되는 코스에서 골프를 치며, 유리 돔 천정의 고풍스러운 온천에서 수영을 즐긴다. 한마디로 이곳은 아주 호화로운 곳이다. 그러니 운동성에 대한 강의를 들으러 온 회원들이 바닥에 앉으라는 소리를 듣고 의아한 표정을 지은 것이 그리 놀랄 일은 아니었다. 사실 의자를 모두 치워 놓았기 때문에 그들에겐 다른 선택지가 없었다.

참석자들은 특별한 스트레칭이나 특이한 등척성 운동, 아니면 네이비실(Navy SEAL)의 가동성 증진 기법 같은 것을 기대했을 것이다. 하지만 그들은 어린아이처럼 카펫 위에 양반다리를 하고 앉으라는 지시를 듣고는 이리저리 몸을 꼬며 불편해했다.

그날 올림픽 클럽에서 우리가 반드시 알려 주고 싶었던 것은 바닥에 앉는 자세를 규칙적으로 취하면 몸을 다른 데 의지하지 않고 능숙하게 바닥에 앉았다 다시 일어서는 데 도움이 된다는 것이다. 이와 관련된 이점은 매일 몇 시간씩 의자에 (혹은 소파나 자동차에) 앉아 있다가 일어나서 그걸 만회해 보겠다고 취하게 되는 별 효과도 없는(그리고 때로는 통증까지 유발하는) 자세를 취하지 않아도 된다는 사실이다. 우리 몸은 원래 바닥에 몸을 대고 앉도록 만들어졌기 때문에 매일 멋진 마룻바닥이나 푹신한 러그 위에 앉아서 시간을 보내면 고관절의 '본성 찾기'에 도움이 된다. 바닥에 앉으면 고관절의 가동 범위가 회복되어 일어나고 앉기가 쉬워질 뿐만 아니라 의자에 오래 앉아 있을 때 발생하는 근골격계 문제도 치료할 수 있다. 이를 좀 더 자세히 살펴보자.

의자의 경고

아이들은 아무렇지도 않게 몇 시간 동안 한 번도 일어나지 않고 다양한 자세로 바닥에 앉아 있을 수 있다. 그러니 아이들이 다시 일어서는 데 필요한 기술에도 그만큼 능하다는 것이 우연은 아닐 것이다. 이 동작은 어린 시절의 특성상 매우 기본적인 것이기 때문에 우리는 아이들이 항상 이런 행동을 한다는 사실조차 알아차리지 못한다. 하지만 뉴욕대학교의 아동 발달 심리학자들이 2012년에 수행한 연구처럼 유아를 면밀히 관찰해 보면 아이들이 얼마나 쉽게, 그리고 얼마나 자주 벌떡 일어났다가 털썩 주저앉는지 알 수 있다. 이 연구진은 생후 12개월에서 19개월 사이의 아이들이 시간당 평균 17번 넘어진다는 사실을 알아냈다. 이 용감한 아기들은 같은 시간 동안 2,000보 이상을 걸었는데, 이는 시간당 17번 정도 일어섰다는 말이다. 다행히도 우리 어른들은 그렇게 자주 앉았다 일어설 일이 없지만, 하려면 할 수는 있다. 우리에겐 바닥에 편안하게 앉을 수도 있고 다시 쉽게 일어날 수도 있는 역량이 있기 때문이다.

그런데 어쩌다가 우리는 대부분 이런 기본적인 능력을 상실한 걸까? 이 모든 것은 의자라는 단순한 물건 하나로 귀결된다. 의자나 다른 물체에 앉는 행동은 최소 1만 2,000년 전인 신석기 시대까지 거슬러 올라간다. 고대 이집트인들은 의자를 자주 사용했는데, 투트왕(King Tut)의 무덤에 의자도 같이 묻힐 정도였다. 하지만 갤런 크란츠(Galen Cranz)가 《The Chair》에서 보고한 것처럼 일부 문화권에서는 서구 문화에서 보편화된 의자의 매력에 단호히 저항했고, 지금도 그러하다. 버클리대학교 건축학과 교수인 크란츠는 직각으로 앉는 자세를 취하는 사람은 전 세계 인구의 3분의 1에서 절반에 불과하다고 말한다. 그녀는 비서양 국가의 사람들은 쪼그리고 앉아서 버스를 기다리고, 무릎을 꿇은 채 식사를 하고, 양반다리로 앉아 편지를 쓴다고 지적한다. 예를 들어 중국인의 관절염성 고관절 통증 발생률이 서양인에 비해 80~90% 낮은 것이 이런 이유일 수 있다. 고관절을 자연이 의도한 대로 사용하면 건강하고 통증 없이 유지할 수 있는 것이다.

특히 비서구 문화권에서는 양반다리로 즐겨 앉는다. 전 세계의 다양한 자세들을 조사한 인류학자 고든 휴즈(Gordon Hewes)는 북아프리카에서 중동, 인도, 동남아시아, 인도네시아에 이르는 지역과 중앙아시아, 한국, 일본, 미크로네시아, 폴리네시아의 많은 지역에서는 양반다리로 앉는 자세가 지배적이라는 점에 주목했다. 휴즈의 연구는 1950년대 후반으로 거슬러 올라가지만, 그가 발견한 문화적 차이는 오늘날에도 여전히 유효하다. 크란츠는 "한 가지 확실한 것은 의자에 앉는 우리(서양)의 습관은 유전적, 해부학적, 심지어 생리적 영향이 아닌 사회적 영향으로 생겨나 일부 변경되고, 장려되고, 개선되고, 널리 퍼졌다는 사실이다"라고 말한다.

우리 몸은 온종일 의자 모양으로 꺾여 있게끔 만들어지지 않았다. 사실 이는 매우 깨지기 쉬운 습관이다. 바닥에 앉거나 서 있는 시간이 많아지면(바이털 사인 9), 그것이 자연스럽게 느껴질 뿐만 아니라 더 많이 그리고 싶어진다는 것을 알게 될 것이다.

장시간 앉아 있으면 왜 우리 몸이 생리적으로 교란되는지 이해하기 위해 간단히 해부학 공부를 해보자. 아주 복잡한 것은 아니지만, 신체가 어떻게 작동하는지 조금만 알아 두면 우리가 왜 당신에게 몇 가지 다른 행동을 요구하는지 이해하는 데 도움이 될 것이다.

의자에 앉으면 주로 햄스트링(무릎과 엉덩이를 가로지르는 다리 뒤쪽의 큰 근육과 결합 조직)과 대퇴골(허벅지 위쪽 뼈)에 상체의 무게가 실린다. 대퇴골은 고관절 소켓을 통해 척추 아래쪽에 있는 큰 뼈 구조인 골반과 연결되어 있다. 여기서 작은 공 모양의 대퇴골 윗부분은 이 고관절 소켓에 꼭 들어맞는다. 대퇴골과 골반의 관계는 몸 전체의 안정성을 결정하기 때문에 중요하다. 그리고 안정성은 신체가 최상의 기능을 발휘할 수 있게 하므로 중요하다. 골반과 다리의 관계가 불안정하면 허리나 무릎 통증 같은 여러 가지 문제가 발생할 수 있다. 그러므로 누구나 안정성이 필요하다.

몸을 안정감 있게 해주는 대퇴골과 골반의 관계는 우리 몸이 생후 초기에 발달시키기 시작하는 부분이다. 사실, 이것이 바로 아기가 기는 단계를 건너뛰고 바로 걸으면 안 되는 이유다. (결국 '우리 아기 누가 누가 잘하나 올림픽'에서 일찍 걷는다고 이기는 게 아니라는 사실이 밝혀진 것이다.) 아기가 길 때 체중이 대퇴골에 실리는데, 그래야 엉덩이가 잘 발달할 수 있다.

당신은 성인이 되어서도 골반과 대퇴골이 함께 작용하여 안정성이 유지되기를 바랄 것이다. 하지만 우리가 오랫동안 하던 대로 직각 자세로 의자에 앉는다면, 거기다 일상생활에 필요해서 어쩔 수 없이 아주 오랫동안 그런 자세를 취하고 있으면 대퇴골은 한 가지 위치에 머문다. 이는 안정성을 키우는 데 좋은 위치가 아니다.

그런 지지력이 없으면 어떻게 될까? 당신의 몸은 또 다른 방법으로 문제를 해결하는데, 그것은 대개 허리와 다리의 긴 근육을 사용해 몸이 이리저리 휘청거리지 않게 하는 방법이다. (우리는 이런 근육을 이른바 '4대 기수'라고 부르는데, 요근, 장요근, 요방형 대퇴사두근, 대퇴직근이 여기에 해당된다.) 그런데 장시간 앉아 있으면 이러한 근육이 큰 타격을 받는다. 이 근육들은 수축을 통해 몸을 안정적으로 유지하고, 뇌는 으레 그런 지시를 내리는 데 익숙해진다. 그러다 일어서면 수축된 근육이 척추를 잡아당겨서 불편감이 느껴지는 것이다. 의자에 오래 앉아 있다가 일어날 때 허리가 뻐근하고 쑤신 적이 있지 않은가?

무릎도 아플 수 있다. '극장 증후군'은 물리 치료사들이 의자에 오래 앉아 있을 때 발생하는 무릎 통증을 부르는 말이다. 대퇴직근은 슬개골을 가로지르는 커다란 고관절 굴곡근 중 하나로 수축과 이완을 반복하며 몸을 지탱한다.

의자에 장시간 앉아 있을 때 생기는 또 다른 문제는 뼈에 '하중'이 잘못 실리는 것이다. 43쪽에서 읽어서 알겠지만, 신체 부위에 실리는 하중은 주기적으로 뼈와 근육이 분해되고 재건되는 정상적인 과정을 자극한다. 골반에는 '좌골 결절'이라는 체중을 지탱하는 부위가 있는데, 그냥 좌골이라고도 하며 요가 시간에 자주 듣게 되는 부위다. 의자에 앉으면 이 좌골 결절에 실려야 할 체중이 그리로 가지 않고 대신 대퇴골과 햄스트링에 실리게 된다. 장시간 앉아 있으면 그리고 특히 체격이 꽤 큰 사람이라면 햄스트링과 그 주변의 다른 조직에 파니니 한 덩어리가 얹어져 있는 것과 같다. 그렇게 되면 정말로 몸의 체계가 전부 엉망이 된다. 림프와 같은 체액이 정체되고 근육, 근막, 결합 조직과 같은 조직이 미끄러지거나 밀리지 않아 움직임이 원활해지지 않는다. 이는 마치 메모리폼 매트리스에 누워 있는 것과 같다. 림프와 혈류 부족으로 납작해진 조직은 한동안 원상태로 돌아오지 않아 운동성이 떨어진다. 나중에 이 모든 것에 대해 더 자세히 알아보도록 하자.

몸을 망치지 않고 의자에 잘 앉는 법

절대로 의자에 앉지 말라는 것이 아니다. 그건 실생활에서 가능한 일이 아니다. 특히 직장에서는 더 그렇다. 현대인들은 대부분 하루 중 언젠가는 의자에 앉는다. 그래서 피할 수 없다면 어떻게 그 상황에 대처해야 하는지 세 가지 팁을 소개한다.

1. 물론 편한 의자를 선택해야 하는 것은 말할 필요도 없다. 하지만 획기적인 요추 지지 기능이 있다는 값비싼 책상용 의자가 당신의 모든 문제를 해결해 줄 거라는 광고에 현혹되지 말라. 대부분의 사람이 키보드를 사용하려고 몸을 앞으로 기울이느라 허리 지지대를 사용할 일이 없다는 사실만 봐도 그 이유를 알 수 있을 것이다. 물론, 뒤로 젖히는 동작을 많이 하면 도움이 될 수도 있다. 하지만 멋진 의자에 거액을 쏟아붓기 전에 자신의 작업 스타일부터 파악해 보라.

2. 지금 의자 등받이에 대해 이야기하고 있긴 하지만 의자 등받이는 한때 특권층만을 위한 것이었다는 사실을 알아 두라. 하버드대학교의 진화생물학자 다니엘 리버만(Daniel Lieberman)은 그의 책 《*Exercised*》에서 사람들은 대부분 바닥이 아니면 스툴이나 벤치에 앉았다고 지적한다. 의자 등받이에 기대지 않으면 근육을 더 많이 사용하고, 안정성을 더 크게 기르고, 허리 통증으로 이어질 가능성이 있는 근력 약화를 피할 수 있으므로 이것도 좋은 생각이다. 등받이가 없는 것을 선택해 그냥 한번 앉아 보라. 하지만 요즘 책상용 의자의 대용품으로 인기를 끌고 있는 커다란 밸런스 볼은 피하라. 밸런스 볼은 높이를 조절할 수 없을 뿐 아니라, 안정감 있게 앉아 있을 수 없다. 반면 안정성을 확보하려면 바닥이 단단해야 한다. 10분 동안 매트리스 위에 서 있다 보면 이 불안정한 표면이 얼마나 몸을 피곤하게 하는지 알게 될 것이다.

3. 의자 높이를 조절해 더 안정적으로 의자에 앉을 수 있는 좋은 방법이 있다(바퀴 달린 의자에서만 가능하다). 의자의 높이를 평소보다 높게 맞춘 다음, 발로 의자를 앞뒤로 밀 수 있을 만큼 공간을 충분히 확보한다. 의자를 높게 맞추면 힘껏 밀기 어렵다. 그러면 의자를 2cm 정도 낮추고 다시 해본다. 다리로 의자를 앞뒤로 힘차게 밀 수 있을 정도가 되면 거기서 멈춘다. 너무 높게 앉았을 때와는 느낌이 확연히 다를 것이다. 힘차게 움직일 수 있다는 것은 발의 위치와 엉덩이의 높이가 앉았을 때 척추를 지탱할 수 있는 위치에 있다는 것을 의미한다.

바닥에 앉을 때

결론은 의자든 바닥이든 한 번에 몇 시간씩 앉아 있으면 몸이 잘 안 움직여진다는 것이다. 그렇지만 사람들은 매일 조금이라도 앉아서 보내는 시간이 있다. 그 시간 중 일부를 바닥에 앉는 데 할애하면 장시간 의자에 앉았을 때 발생할 수 있는 많은 문제를 피할 수 있다. 그리고 물론 바닥에 앉았다 일어서기 테스트에서 10점을 받을 수 있는 몸도 만들어진다.

바닥에 앉는다고 해서 반드시 양반다리로 앉으라는 것은 아니다. 어떤 자세로든 바닥에 앉는 데는 여러 가지 이점이 있다. 예를 들어 무릎을 꿇는 것도 그렇다. 그리고 바이털 사인 7에서 자세히 설명할 쪼그리고 앉는 자세도 마찬가지다. 이런 자세를 취하면 모두 척추의 부담을 줄이고 숨을 깊이 쉴 수 있다. 명상을 할 때 양반다리로 앉는 자세와 무릎을 꿇고 앉는 자세가 가장 많이 선택되는 데는 다 이유가 있는 것이다. 다리를 나비 모양으로 벌리면 고관절 캡슐의 대퇴골이 회전하는데, 이를 고관절 외회전이라고 하며 이로 인해 매우 안정적으로 앉을 수 있는 발판이 만들어진다. 명상할 때처럼 오래 앉아 있어야 하는 경우 이 자세를 취하면 좋다. 이는 작은 핀의 머리 위에서 상체의 균형을 잡는 것과 4㎡ 넓이의 판 위에 상체를 올려놓는 것의 차이와 비슷하다. 분명히 후자가 더 안정적일 것이다. 그리고 의자에 앉으면 대퇴골과 골반의 관계가 통제되는 반면, 양반다리로 앉으면 그 관계가 재설정된다.

우리 훈련의 목표는 4시간 동안 양반다리로 앉아서 참선을 하는 스님처럼 되는 게 아니다. 항상 그런 자세로 앉거나 그렇게 오래 앉아 있을 필요는 없다. (다시 한 번 말하지만, 어떤 자세로든 지구력 인터벌 훈련을 하겠다고 앉아 있는 것은 권장하지 않는다.)

이 외의 자세로 바닥에 앉는 것도 뼈나 관절, 조직에 부하를 주어 그들이 최상의 상태로 움직이도록 하는 등 이점은 동일하다.

바닥에 앉기에는 장점이 하나 더 있다. 내려갔으면 반드시 올라와야 한다는 것이다. 한 시간에 열일곱 번씩 바닥에 앉았다 일어나는 아기들을 기억하는가? 물론 유아만큼 자주는 아니더라도 우리도 평생 적어도 하루에 한두 번씩은 바닥에서 일어나는 동작을 하면 아주 좋을 것이다.

신체 훈련: 바닥에 앉는 자세 및 동작

앞서 방금 바닥에 앉기의 장점에 대해 이야기했지만, 그것만이 앉았다 일어서는 동작을 더 잘할 수 있게 해주는 유일한 방법은 아니다. 목표에 맞는 몇 가지 동작을 연습하는 것도 도움이 된다. 바닥에 앉아서 하는 운동과 동작은 모두 고관절 굴곡근(바이털 사인 3에서는 그 반대인 고관절 신전근을 단련하게 될 것이다)을 통한 운동성, 즉 고관절의 전방 이동성을 향상시킨다. 매일 이 두 가지 운동을 모두 수행하면 최상의 결과를 얻을 수 있다.

바닥에 앉기 연습이 당신에게는 매우 익숙해 보일 수도 있지만, 헬스장 코치나 피트니스 트레이너, 운동 서적에서 건강이나 운동 능력 향상을 위해 바닥에 앉아서 하는 운동을 추천한 적은 없는 것 같다. 그래서인지 서양에서는 미취학 아동을 제외하고는 바닥에 앉는 사람이 거의 없다. 올림픽 클럽 회원들은 운동신경이 뛰어난 사람들인데도 그중 어떤 이들은 실제로 양반다리를 하거나 무릎을 꿇고 앉지 못해서 누워 있어야 했다. 그것을 보고 우리는 사람들이 얼마나 바닥에 앉는 일이 드문지 알 수 있었다. 이러한 자세는 기본적으로 인간의 몸이 취할 수 있는 형태인데도 유아를 둔 부모들 말고는 성인 대부분이 그렇게 몸을 쓰지 않는다. 그러니 모든 자세를 해내지 못해도 걱정할 것 없다. 연습하면 된다. 그렇지만 몇 가지 다른 옵션이 있다는 사실로도 어느 정도 위안은 될 것이다. 할 수 있는 것을 하면서 그것을 늘리면 된다.

마지막으로, 훈련을 시작하기 전에 이런 훈련이 바닥에 앉았다 일어서는 능력을 향상하는 데 도움이 되는 것 이상의 역할을 한다는 점을 기억하라. 이러한 자세는 신체의 안정성과 민첩성을 키우고, 반복되는 동작으로 인해 스트레스를 받는 근육과 기타 조직에 부담을 덜어주는 데 도움이 된다. 매일 이들 동작을 수행하면 몸의 긴장이 풀리고 통증이 줄어들며 전반적으로 기분이 좋아질 것이다.

바닥에 앉는 자세

여기서는 몇 가지 다른 자세로 바닥에 앉는 것만으로도 충분하다. 소파나 의자 등받이 또는 벽에 가볍게 기대어 몸을 지탱해도 된다. (소품에서 멀어지는 쪽으로 연습하는 것이 이상적이다.) 그리고 한 가지 자세로만 바닥에 앉아 있을 필요도 없다. 앞서 우리는 양반다리로 앉는 자세에 대해 많이 이야기했다. 양반다리로 앉기는 의자에 앉을 때와는 다른 방식으로 엉덩이를 회전시키는 데 효과적이다. 하지만 다른 자세도 몸의 가동 범위와 운동성 향상에 도움이 된다. 예를 들어 '두 다리를 90도 접고 앉기' 자세(67쪽)로 앉으면 엉덩이가 두 방향으로 회전한다. '오래 앉아 있기' 자세(68쪽)를 취하면 '후방 사슬'이라 불리는 몸의 운동 엔진인 햄스트링, 둔근, 종아리 근육이 활성화된다.

다양한 자세로 움직이면 또한 몸이 편치 않은 상태에 놓이게 된다. 편치 않은 상태가 되는 것은 좋은 일이다. 이는 뇌가 몸에 '그 자세에서 벗어나라'라고 말하는 것과 같다. 의자에 앉아 있는 것은 편치 않은 상태가 되는 데 도움이 되지 않는데, 의자가 몸을 너무 잘 잡아 주기 때문이다. 리클라이너 의자를 생각해 보라. 우리는 몸을 거의 전혀 움직이지 않은 채 거기에 앉아 있을 수 있다. 리클라이너가 그렇게 설계되었기 때문이다! 우리는 당신이 바닥에 앉아서 불편해하며 자세를 이리저리 바꾸길 바란다. 그러면 엉덩이를 여러 방향의 가동 범위 최대치까지 회전할 수 있고, 조직에 가해지는 압력을 덜고, 몸이 뻣뻣해지거나 통증이 생기는 것을 피할 수 있기 때문이다. 바닥에 앉아 있는 동안 당신의 뇌는 이리저리 움직이라고 지시할 것이다. 우리는 이것이 바로 당신이 해야 할 일이라고 생각한다.

여기서 궁극적인 목표는 매일 최소 30분 이상 바닥에 앉는 연습을 하는 것이다. 현재 상태에서 시작해 최대 30분 동안 연습하라. 필요하면 소파나 의자 등받이 또는 벽을 지지대로 사용하라. 아무리 해도 5분밖에 못 할 것 같으면 거기서부터 시작하면 된다. 1번 자세를 5분 동안 취하는 것부터 시작하라. 1번 자세를 5분 이상 유지할 수 있으면 2번 자세를 추가한다. 아래 설명된 네 가지 자세를 모두 취할 수 있을 때까지 연습하고, 익숙해지면 각각의 자세를 할 수 있는 만큼 유지하다 자세를 바꾼다. 30분 내내 바닥에 앉아 TV를 시청할 수도 있고, 시간을 나눌 수도 있다. 10분은 바닥에 앉아 노트북 작업을 하고(시중에는 높이를 조절할 수 있는 스탠딩 책상, 좌식 책상, 낮은 테이블이 많아서 양반다리로 앉아서 일할 수 있다), 10분은 전화 통화를 하고, 마지막 10분은 바닥에 앉아서 차를 마시면서 보내도 된다. 우리는

30분 정도 바닥에 앉아서 보고 싶은 최신 프로그램을 몰아 보는 것을 좋아한다. 그리고 아이들에게도 그러라고 한다.

1. 양반다리로 앉기

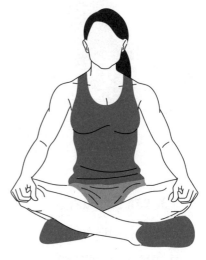

엉덩이를 바닥에 대고 두 다리를 구부려 한 다리를 다른 다리 앞에 교차시켜 놓고, 발꿈치를 다리 아래로 밀어 넣는다. 그리고 허리를 곧게 세우거나 상체를 약간 앞으로 기울인다. 간간이 다리를 바꿔 두 다리를 번갈아 앞에 놓는다.

양반다리로 앉으면 골반과 허리 아랫부분의 기능이 유지되고 회복된다.

2. 두 다리를 90도 접고 앉기

바닥에 엉덩이를 대고 한쪽 다리를 몸 앞쪽으로 90도 접고 앉는다.(허벅지와 엉덩이가 일자로 놓인다.) 구부린 다리 쪽 엉덩이에 살짝 힘을 실은 채 다른 쪽 다리를 90도 접어 발이 몸 뒤로 가게 한다. 이 자세를 5분 동안(혹은 불편하지 않으면 원하는 만큼) 유지한 후 다리를 바꾼다.

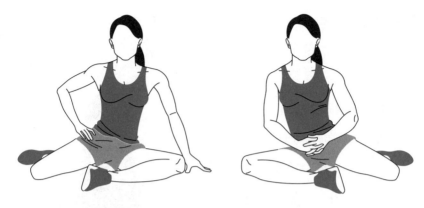

두 다리를 90도 접고 앉기는 움직임 능력치를 쉽게 유지하고 움직임
종류를 다양하게 할 수 있는 자세다.

3. 오래 앉아 있기

엉덩이를 바닥에 대
고 앉아 두 다리를 앞
으로 뻗는다. 허리를
곧게 세우거나 상체를
약간 앞으로 기울여 앉
도록 하라.

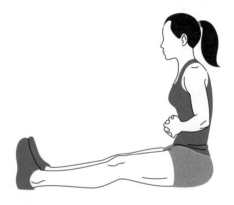

바닥에서 하는 일상적인 운동에 오래 앉기를 추가하면
햄스트링(무릎 관절 뒷부분)과 종아리의 유연성을 높일 수 있다.

4. 한쪽 다리 세우고 앉기

엉덩이를 바닥에 대고 앉아 두 다리를 앞으로 뻗는다. 한쪽 다리
를 구부려 발바닥을 바닥에 붙이고 양손으로 구부린 다리를 감싸 몸
이 흔들리지 않게 한다. 이 자세를 5분 동안(혹은 불편하지 않으면 원하
는 만큼) 유지한 후 다리를 바꾼다.

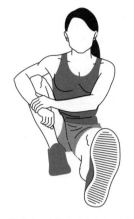
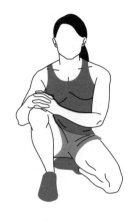

창의성을 발휘해 이리저리 몸을 움직여 편안한 자세를 찾으라. 바닥에 앉는 데 틀린
방법이란 없다. 여러 가지 자세를 취할 수 있는 게 이 훈련의 목표다.

여러 가지 동작들

이들 동작은 앉았다 일어서기 능력치를 높인다는 차원에서 바닥에 앉는 자세들과 연결해 실시해 볼 수 있을 뿐 아니라 더 오래 앉아 있다 더 쉽게 일어설 수 있도록 몸을 단련시킴으로써 더 쉽게 바닥에 앉을 수 있게 해준다. 시티드 햄스트링 가동 운동(Seated Hamstring Mobilization)은 셀프 마사지 같기도 하다. 하지만 실제 효과는 다리 뒤쪽 조직을 늘려 주어 보다 유연하게 움직일 수 있게 하는 것이다. 다른 동작들은 뇌가 움직임을 제어하는 법을 익히는 데 도움을 준다. 결론적으로 이 모든 동작은 당신이 바닥에 앉았다 일어서기 테스트에서 10점을 받는 데 도움이 될 것이다.

이런 동작들을 아주 조금 맛보는 정도로 생각하라. 이들은 아주 단순하다. 가동성을 향상시키려고 엄청나게 복잡한 것을 끼워 넣을 필요는 없다. 그냥 당신의 몸을 이런 매우 자연스러운 움직임에 다시 노출시켜 보는 것뿐이다. 동작은 모두 네 가지다. 이틀에 한 번씩 이 중 2가지 동작을 연습하는 것이 이상적이다(바닥에 앉았다 일어서기 테스트는 하지 않더라도). 2가지만 선택해도 된다. 그래도 2가지 동작을 번갈아 한다면 최고의 결과를 얻을 것이다. 이 훈련을 하려면 다음과 같은 몇 가지 도구가 필요하다.

라크로스 공이나 테니스 공, 또는 비슷한 크기의 공

가죽끈이나 탄력 있는 벨트, 밧줄, 피트니스 밴드

1. 시티드 햄스트링 가동운동(Seated Hamstring Mobilization)

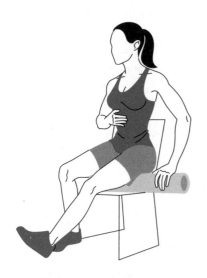

이 동작은 근육의 미끄러짐 면과 너무 오래 앉아 있어 제 기능을 하지 못하는 기타 조직을 원상태로 돌리는 데 도움이 된다.

한쪽 다리를 앞으로 쭉 뻗고 다른 쪽 다리는 옆에 둘 수 있는 표면이 단단한 곳(의자나 벤치, 탁자 등)에 앉는다. 앞을 향한 다리 쪽 엉덩이 바로 밑에 공이나 롤러를 놓고 다리를 쭉 뻗는다. 발끝을 몸쪽으로 향하게 한 상태에서 다리를

앉은 상태의 동작은 우리가 선호하는 방법 중 하나로 일부 연조직의 가동성을 서서히 향상시킨다.

곧게 펴고, 공이나 롤러 위에서 톱질하듯 몸을 좌우로 움직이면서 무릎을 폈다 구부리는 동작을 번갈아 한다. 볼이나 롤러를 엉덩이에서 무릎 쪽으로 다리를 따라 내리면서 한쪽 다리당 한 번에 약 2분에서 길게는 5분까지 이 동작을 반복한다.

2. 햄스트링 로크아웃(Hamstring Lockouts)

이 자세에서 다리 근육을 수축하고 이완하면 햄스트링이 경직되지 않도록 대퇴사두근을 길들일 수 있다. 동작을 하다 보면 어느새 당신은 관절의 최대 가동 범위에서 2분(한쪽당) 동안 버틸 수 있게 될 것이다. 끈이나 밴드가 없으면 벨트나 줄을 사용해도 된다.

끈이나 밴드를 옆에 두고 바닥에 눕는다. 한쪽 다리를 가능한 한 90도 각도로 들어 올린다. 그리고 발의 아치에 끈을 두르고 발을 머리 쪽으로 당기며 넓적다리를 조이고(발목 구부리기) 다리를 최대한 쭉 뻗는다. 무리하면 안 된다. 약간의 긴장만 느끼도록 하라. 허벅지

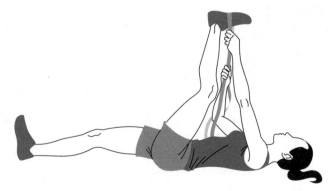

로크아웃은 우리가 운동선수부터 우리 아이들까지
모든 사람에게 시키는 주요 동작이다.

의 긴장을 풀었다 다시 조이며 발을 머리 쪽으로 당긴다. 조이고 푸는 동작을 2분 동안 반복하거나 4~5분 동안 할 수 있을 때까지 반복한다. 다리를 번갈아 실시하고 사두근을 이완시킬 때 햄스트링에 긴장이 유지되도록 한다.

3. 골반 열기(Hip Opener)

고관절 굴곡근과 고관절 신전근, 전반적인 고관절의 기능을 개선하기 위한 이 동작은 수축되어 있는 고관절 부위를 자극한다.

바닥에 엎드린 상태에서 왼쪽 다리는 몸 뒤로 뻗고 오른쪽 다리는 몸 앞에서 발바닥을 바닥에 대고 정강이가 바닥과 수직이 되도록 무릎을 굽힌다. 이 상태로 숨을 크게 들이마신다.

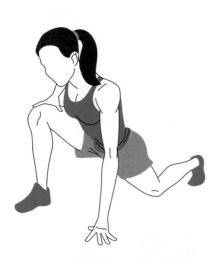

마치 태양이 360도로 내뿜는 '광선'들을 따라가는 것처럼 오른쪽 무릎을 광선을 따라 앞으로 움직였다 다시 중앙으로 돌아오고 다시 다음 광선을 따라 같은 움직임을 반복하며 한 바퀴 다 돌 때까지 계속한다. 이렇게 하면서 어느 부분이 잘되지 않는지 찾아내고 뻣뻣한 부분을 조금 더 연습한다. 다리를 바꾸

이 동작은 골반 가동 범위의 최대치를 안전하고 조심스럽게 늘릴 수 있는 좋은 방법이다.

기 전에 이 동작을 2~3분 동안 편안하게 할 수 있는지 살펴본다. 그
리고 원하는 만큼 쉰다.

4. 다리 올린 상태의 비둘기 자세(Elevated Pigeon)

이 동작에서는 양반다리로 앉을 때 취하게 되는 골반 자세를 더
크게 취할 수 있다. 요가의 비둘기 자세와 유사하지만 기본 자세는
훨씬 더 쉽다.

오른발을 벤치(또는 테이블 위) 왼편에 올려놓고 무릎을 벤치 옆으
로 나오게 한다. 허벅지는 벤치와 나란히 놓고 몸과 수직이 되게
한다. 왼쪽 다리를 몸 뒤로 쭉
뻗는다. 왼손으로 오른발을 벤
치에 붙여 고정시키고 오른손
으로는 오른 무릎을 잡아 중심
을 잡는다. 팔은 움직이지 말
고 어깨를 편 상태에서 몸통을
왼쪽으로 돌렸다 오른쪽으로
돌린다. 2분에서 5분간 이렇
게 양쪽으로 몸을 번갈아 돌리
고 다리를 바꾼다.

무릎을 베개로 받치거나 탁
자 가장자리로 빼서 자세를 좀
더 편하게 해도 된다.

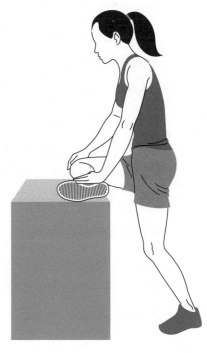

여러 가지 전통 신체 수련에 비둘기 자세가 항상
등장하는 데는 다 이유가 있다.

그냥 요가를 하면 안 될까? 필라테스는?

이 질문에 대한 대답은 한마디로 '안 된다'이다. 요가나 필라테스, 태극권, 기공(호흡을 가다듬고 수족·상체를 움직여 행하는 중국 고대의 건강한 신체 양생법-역주), 이들 모두 훌륭한 운동이다. 하지만 이들은 몸동작을 연습하는 것이다. 몸을 움직이는 연습을 하는 방법이지 몸의 가동 범위를 회복하는 방법이 아닌 것이다. 이런 몸동작 수련에는 모두 가동 범위 확장에 도움이 되는 자세들이 있다. 요가의 훈련 체계를 발전시킨 인도 사람들은 양반다리를 할 수 있도록 몸을 준비시키는 자세를 만들 때 자신들이 무엇을 하고 있는지 알고 있었다. 양반다리 자체(이 장에서 배우고 있는 것 같은)가 고관절의 가동 범위를 최대치까지 끌어올려 준다는 것 말이다. 요가나 태극권, 기공 또한 균형 감각을 기르거나 코를 통한 호흡 등 좋은 운동성을 위한 여러 요소들을 훈련할 수 있게 해준다. 이들은 또한 모두 맨발로 수련하는데, 이는 발이 뇌에 풍부한 자극을 주어서 당신이 취하고 있는 자세에 대해 인식하고 그에 맞춰 자세를 잡을 수 있게 해준다는 장점이 있다. 심지어 어떤 사람들은 요즘 그렇게 많은 사람이 허리 통증을 호소하는 것은 발의 감각을 잃었기 때문이라는 이론을 내세우기도 한다.

만약 요가나 다른 몸동작 수련에 매진하고 있다면 확실히 거기서 얻는 게 있다. 이들 수련은 신체의 문제를 해결하도록 고안되었다. 필라테스를 고안한 요제프 필라테스(Joseph Pilates)는 그런 면에서 천재적이었다.

하지만 불완전하다. 운동성과 전반적인 건강을 개선하기 위해 특별히 고안된 일련의 체계이자 가장 기본이 되는 프로그램인 이 프로그램과는 다르다. 요가와 필라테스는 다른 형태의 운동과 마찬가지로 과외 활동이다. 그들은 하루 중 수련 시간 외에 몸을 쓰지 않는 시간을 보상해 주지는 못한다. 그들은 늘 앉아 있고, 잠을 자지 않고, 충분히 걷지 않는 습관을 보완해 주지 못한다. 여기서 중요한 것은 달리기 선수나 사이클 선수, 역도 선수에게도 우리는 같은 말을 한다는 사실이다. 당신이 선택한 활동을 더 잘하려면 그리고 그 활동들이 채워 주지 못하는 빈 곳을 채우려면 당신에겐 보다 근본적인 것들이 필요하다.

우리가 특히 요가 수행자들에 대해서 알아낸 한 가지 사실은 그들이 요가를 모든 분야의 만병통치약이라고 여긴다는 것이다. 건강에 관한 한, 요가는 모든 신체적 문제를 치료해 주지 못한다.(따지고 보면 다른 문제도 그렇다.) 그리고 일반적으로 너무 많은 오해가 있어서 확실히 짚고 넘어가고 싶은 것이 있는데, 요가를 해서는 근육을 크게 만들 수 없다는 것이다. 반면 힘을 기르면 요가를 더 잘할 수 있다. 이 책에서 제안하는 10가지 신체 연습을 통해 몸의 가동 범위를 향상시키는 것으로도 그럴 수 있다. 그러면 요가에서 수련하는 자세에 더욱 쉽게 다가갈 수 있을 것이다.

VITAL SIGN 2

효과적으로 호흡하기
몸을 효율적으로 움직이게 도와주는 호흡법

평가 항목
숨 참기 테스트

신체 훈련
호흡 연습 및 가동 운동

호흡은 새로운 것이 아니다. 우리가 항상 해오던 것이다. 지금 말하려는 것은 5세기 요가 문헌의 신봉자들부터 대초원에 살던 아메리카 원주민, 1970년대 호흡 운동(및 LSD 치료)의 선구자이자 의학박사인 스타니슬라프 그로프(Stanislav Grof)의 추종자 등 역사를 통틀어 사람들은 건강과 심리적 평온, 정신적 충만감을 위해 의식적으로 호흡을 해왔다는 것이다. 그리고 호흡을 주제로 하는 수많은 책과 주위에서 흔히 찾아볼 수 있는 호흡 수련 수업과 호흡 관련 앱들, 그리고 심지어 띵! 소리를 내며 때맞춰 숨을 들이마시고 내쉴 시간이 됐다고 알려 주는 시계까지 있는 것을 보면 요즘 호흡이 다시 관심을 받는 것 같다.

우리는 이 모든 것에 관심이 많다. 호흡이 단순히 심장을 뛰게 하는 자동 반응이 아니라, 혈압과 면역력에서부터 불안 수준에 이르기까지 모든 것을 조절하는 데 사용할 수 있는 도구라는 생각이라면 우리는 모두 지지한다. 하지만 종종 마음을 진정시키고 코르티솔 수치를 낮추는 효과에 의해 가려지는 호흡 요법의 다른 이로운 점에도 관심이 많다. 호흡을 얼마나 잘하느냐는 당신이 더 효율적으로 움직이고, 부상을 피하고, 근골격계 등의 통증을 덜 느끼도록 도움을 주는 등 신체 역학과 직접적인 상관관계가 있다. 사실 사람들이 만성적인 등과 목의 통증으로 찾아오면 우리는 그들이 어떻게 호흡하는지 가장 먼저 확인한다.

그렇다면 호흡을 '잘' 한다는 것은 무엇을 의미할까? 우리가 정의하는 호흡을 잘하는 것은 세 가지 기본 요소로 요약된다.

넓게 호흡하기. 이는 숨을 들이마실 때 배와 갈비뼈, 가슴이 크게 확장되는 것을 의미한다. 이 신체 부위들은 숨을 쉬면서 움직이게 되어 있다. 산소 섭취량을 최대화하기 위해서만이 아니라, 공기를 충분히 들이마셔서 몸에서 노폐물을 운반하는 액체를 퍼내는 것을 돕고, 일종의 가압된 방을 만들어 척추에 안정성을 제공하기 위해서다. (이런 이유로 호흡만 잘해도 허리 통증을 피할 수 있는 것이다.) 호흡은 가슴과 복부를 분리하는 굴곡근인 횡격막에 의해 시작되는데, 이때 횡격막이 움직이면서 주변 장기를 마사지해 소화 기능을 돕는다. 이 큰 근육이 적극적으로 참여하는 호흡을 '횡격막 호흡'(때로는 '복식 호흡')이라고 하며, 우리는 호흡을 이렇게 해야 한다.

가능하면 언제든지, 심지어 힘든 운동을 할 때도 입이 아니라 코로 천천히 숨쉬기. 다시 자연이 우리를 어떻게 설계했는지 되돌아보면 코는 세균 여과 능력에서부터 공기 흡입이 시작되는 기관으로서 세포에 더 많은 산소를 공급하는 능력에 이르기까지 다양한 이유로 호흡의 주요 관문의 역할을 하도록 만들어졌다. 입 호흡은 예비 환기 시스템이다. 곰을 피해 달아나거나, 화재를 피하거나, 감기에 걸려 코가 막혔을 때를 위한 것이지 그저 의자에 앉아 있거나 자고 있을 때를 위한 것이 아니다. 코 호흡이 정상일 뿐만 아니라, 더 잘 자게 해주고, 헐떡거리지 않고 계단을 오를 수 있게 해주며, 운동을 더 열심히, 그리고 더 오래 할 수 있게 해주고, 심지어 더 나은 치아까지 선사해 준다. (이 장의 뒷부분에서 그 이유를 설명하겠다.)

이산화탄소 내성을 최대화하기 위해 호흡하기. 숨을 들이마시면 산소가 들어와 우리 몸의 모든 세포에 공급된다. 그리고 숨을 내쉬면 그 과정에서 발생하는 노폐물인 이산화탄소가 배출된다. 산소는 좋고, 이산화탄소는 나쁘다. 적어도 우리는 대부분 그렇게 배웠다. 하지만 다 맞는 말은 아니다. 우리는 이산화탄소를 배출해야 하지만, 산소가 필요한 곳에 산소를 운반하는 역할을 하는 혈액 속 단백질인 헤모글로빈이 산소를 모두 방출할 수 있도록 유도하는 데 있어서 우리 몸은 이산화탄소에 의존하기도 한다.

따라서 이산화탄소를 더 많이 견딜수록(즉, 숨을 더 천천히, 더 오래 내쉴수록), 산소를 더 많이 사용할 수 있게 되는 것이다. 호흡이 우리의 바이털 사인 목록의 두 번째 자리를 차지하고 있는 것은 우연이 아니다. 효과적인 호흡은 다른 아홉 가지 바이털 사인과 거의 모두 밀접하게 연결되어 있다. 앞에서 언급했듯이 호흡은 잠을 더 잘 자게 해줄 것이다(바이털 사인 10). 또한, 걷기 운동(바이털 사인 4)을 더 많이 할 수 있게 해주고, 다른 바이털 사인을 위한 가동 운동에 에너지를 투입할 수 있게 해줄 것이다. 그리고 통증(특히 목 통증)이 있는 경우(바이털 사인 5 참조) 스스로 치료할 수 있도록 도울 것이다. 아무도 당신에게 숨을 들이쉬고 내쉬는 법을 가르쳐줄 필요가 없었던 것이 사실이지만, 과학적 측면에서나 경험적 측면에서 볼 때, 호흡을 더 잘하기 위해 자신을 재훈련하면 엄청나게 많은 면에서 삶의 질이 높아지는 것도 사실이다. 연구를 보면 또한 폐 기능이 건강한 사람들이 더 오래 산다는 것을 알 수 있다. 이 모든 것은 나중에 자세히 설명하겠다. 지금은 우선 당신이 이산화탄소를 얼마나 잘 견디는지 확인해 보자.

평가 항목: 숨 참기 테스트

대개 평소에 절대 신경 쓰지 않는 것에 주의를 기울이는 것만으로도 자신이 얼마나 숨을 잘 쉬고 있는지 알 수 있다. 당신은 몸통 깊숙한 곳까지 숨을 들여보내는가, 아니면 가슴과 목으로 숨을 들이마시는가? 코로 공기를 들이마시는가, 아니면 입으로 공기를 들이마시는가? 답은 분명해야 한다. 그래도 이산화탄소 내성을 평가하기가 쉽지 않다. 그래서 당신을 위한 테스트를 준비했다. 숨 참기 테스트 또는 BOLT(Body Oxygen Level Test, 신체 산소 수준 테스트)라 불리는 테스트로 전 세계를 돌아다니며 사람들, 특히 엘리트 운동선수들을 훈련시키는 일을 하는 아일랜드 출신 패트릭 맥키언(Patrick McKeown)에 의해 대중화된 테스트다.

이 테스트는 공기를 들이마시지 않으면 죽을 것 같을 때까지 숨을 참는 것이다. 실험실 테스트처럼 정확한 수치를 얻지는 못하겠지만, 더 높은 수준의 이산화탄소를 견딜 수 있는 능력을 꽤 잘 알려 주고 개선할 수치를 설정해 줄 수는 있다. 만약 여기서 점수가 낮으면 생활 속의 다른 문제들을 점검해 보고 호흡이 그 문제의 일부 원인이 아닌지 알아봐야 한다. 예를 들어, BOLT 점수가 낮은 사람들은 코를 골거나 운동할 때나 심지어 빨래 바구니를 들고 계단을 올라갈 때도 숨이 빨리 차는 경향이 있다.

준비

이 테스트는 방금 산책을 했거나 등산을 한 후가 아니라 아무것도 하지 않고 빈둥거리다가 해야 한다. 즉 호흡이 안정적인 상태이어야지 숨이 가쁜 상태면 절대 안 된다. 그리고 시계의 초침이나 스톱워치를 봐야 할 것이다. 스톱워치를 사용하는 경우 미리 작동시켜 허둥대지 않고 호흡을 시작함과 동시에 시간을 잴 수 있도록 한다. 호흡을 시작한 시간을 기억하고 있으면 된다. 또한 테스트의 이름은 숨 참기지만 사실 폐를 전부 비우면서 숨은 내뱉지 않고 있는 상태라는 것을 명심해야 한다.

테스트

차분하게 앉거나 서서 보통 때처럼 코로 숨을 들이마신다. 그리고 보통 때처럼 코로 숨을 내쉰다. 그런 다음 콧구멍을 꼭 쥐고 막는다. 몸에 약간의 경련이 일기 시작하고 숨을 안 쉬면 안 될 것 같을 때까지 숨을 참는다. 코를 쥐었다 푼 사이에 몇 초가 지났는지 기록한다.

테스트 결과의 의미

숨을 몇 초 참았느냐가 당신의 점수다.

10초 미만 – 이산화탄소 내성이 정상에 미치지 못한다. 정상이 되려면 노력해야 한다.

10~20초 – 시작치고는 괜찮다. 하지만 불편감을 처리할 능력을 길러야 할 것이다.

20~30초 – 정상치에 근접하고 있다.

30~40초 – 결국은 모든 사람이 정상으로 여겨지는 이 범위까지 도달해야 한다.

'정상'이 아니라고 불안해하지 말고, 일상생활의 많은 요소가 서로 얽혀서 호흡을 잘 못하게 하고 있다고 생각하라. 하지만 호흡은 누구나 할 수 있는 일이다. 그러니 연습하면 비교적 빨리 개선된다. 이 책에서 계속 반복해서 말하겠지만 점수가 낮은 게 부끄러운 일은 아니다. 그저 자신의 발전을 가늠하기 위한 출발점을 보는 것일 뿐이라고 생각하라.

언제 다시 테스트하는 것이 좋은가?

1주일만 신체 훈련을 해보고 BOLT 테스트를 다시 해보라. 그리고 한 주 더 지난 후 한 번 더 테스트한다. 그 이후 적당한 때 다시 테스트해서 더 나아졌는지 확인해 보라.

호흡 개선을 위한 로드맵

호흡 = 생명. 하지만 호흡을 통해 그저 목숨만 부지하는 것이 아니라 진정한 삶, 즉 충만한 삶을 살 수 있다면 어떨까? 호흡 습관을 개선하면 그렇게 할 수 있다. 우리가 어떻게 이런 대담한 주장을 할 수 있는지 이해하려면 폐를 가득 채울 공기를 들이마실 때마다 몸에서 무슨 일이 일어나고 있는지에 대해 조금 알고 있는 것이 도움이 된다. 다음은 그 과정을 요약한 것이다.

숨을 쉬고 싶은 충동은 뇌에서 시작된다. 이때 뇌는 횡격막과 다른 호흡 근육들에 수축 명령을 내린다. 그렇게 수축하면 폐가 아래로 한껏 내려가면서 부압(negative pressure)이 생긴다. 부압은 공기를 (코를 통해서든 입을 통해서든) 안으로 빨아들여 목구멍과 기도를 통해 아래로 내려보낸 다음 기관지로 향하게 한다. 여기서 공기는 최종적으로 폐엽으로 흘러 나간다. 폐엽 끝단에는 '폐포'라고 불리는 현미경으로만 보이는 미세한 주머니들이 있는데 여기서 작용이 시작된다. 산소는 폐포를 통해 인접한 모세혈관으로 빠져나가 적혈구와 만난다. 이때 산소는 적혈구 단백질 헤모글로빈과 결합하고 심장 박동에 의해 근육과 장기의 세포로 운반된다. 일단 세포에 공급된 산소는 세포 내의 작은 공장('미토콘드리아'라고 한다)으로 들어가 에너지 생산에 사용된다. 모든 신체 기능과 운동의 동력이 되는 것이 바로 이 에너지다. 이 에너지 생산 과정의 부산물이 이산화탄소인데 숨을 내쉴 때 최종적으로 몸 밖으로 배출된다.

그러나 이산화탄소는 그저 목공소 바닥에 나뒹구는 나무 부스러기 같은 존재가 아니다. 우리 몸은 이산화탄소를 배출해야 한다. 이산화탄소가 너무 많으면 제대로 기능할 수 없다. 하지만 무엇보다도 이산화탄소는 중요한 역할을 한다. 1904년에 덴마크 과학자 크리스티안 보어(Christian Bohr)가 이산화탄소가 혈액을 산성으로 바꾸어 헤모글로빈이 폐에서 받은 산소를 떼어내도록 자극한다는 사실을 발견했다. 결론적으로 이산화탄소는 단순한 폐기물이 아니다. 사실은 몸에 더 많은 산소를 공급한다. 그렇기 때문에 정말로 산소가 더 필요할 때, 예를 들어 언덕을 오르거나 스키를 타고 내려올 때, 힘든 작업으로 인해 발생하는 열이 더 많은 이산화탄소를 생성하고, 그 결과 더 많은 산소가 배출되어 근육에 연료가 공급된다. 일하는 근육에 연료를 대기 위해 더 많은 산소 공급이 일어나는 것이다.

보어의 발견은 이산화탄소 내성을 증가시키는 훈련으로 이어졌다. 이는 몸에 이산화탄소를 더 오래 붙잡아 두어서 산소를 더 많이 사용할 수 있게 하고, 그래서 무엇을 하든 거기에 사용할 수 있는 에너지를 더 많이 얻게 하는 훈련이다. 장바구니를 들고 계단을 오르든 자전거를 타고 600m 높이의 언덕을 오르든, 무엇을 하든 간에 산소 부족은 대개 장애물이 아니기 때문에 이런 훈련이 필요한 것이다. 우리는 대부분 꽤 효율적으로 공기를 흡입해 혈액을 산소로 포화시킬 수 있다. 조용히 숨을 쉬고 있을 때도 이 탱크는 산소로 가득 차 있다. 우리가 항상 효율적으로 하지 못하는 것은 이 산소에 접근하는 것이다. 그런데 이산화탄소를 몸속에 더 오래 보유하면 이 문제를 해결하는 데 도움이 될 수 있다. 이것이 공황 발작을 일으키는 사람이 과호흡을 할 때, 그러니까 호흡 기관에 산소를 충분히 들여보내도 산소 부족이 해결되지 않는 것처럼 보일 때 종종 종이봉투를 건네는 이유다. 봉투 안의 공기를 들이마시면 이산화탄소가 호흡 기관으로 다시 보내져 이산화탄소와 산소의 균형이 재조정되는 것이다.

안정성과 에너지를 위한 호흡

건장한 선수들이 머리 위로 거대한 철 덩어리를 들어 올리는 역도 경기를 본 적이 있다면 그것들을 공중에 들어 올리는 데 얼마나 힘이 많이 드는지를 보고 아마 놀랐을 것이다. 정말 힘이 많이 든다. 하지만 또 다른 것도 필요하다. 좋은 호흡 기술 말이다. 우리와 함께 작업했던 올림픽 선수 중 한 명인 웨스 키츠(Wes Kitts)는 어려운 방법으로 이것을 터득했다. 웨스는 실제로 팬아메리칸 게임(Pan

American Games)에서 경기 중 의식을 잃었다. 하지만 3년 후에 복귀해 2020년 도쿄 올림픽 인상(연속적인 동작 한 번으로 바벨을 들어 올리는 것) 경기에서 미국 신기록을 세웠다. 그의 성공의 열쇠 중 하나는 호흡을 사용하여 몸통을 수축하는 것과 동시에 산소를 일하는 근육에 공급하는 법을 배운 것이었다.

물론 웨스는 평범한 일반인이 아니다(그의 기록은 177kg이었다). 하지만 그가 할 수 있었던 것, 즉 무거운 물건을 들어 올림과 동시에 혈액에 산소를 공급하는 것은 올림픽 수준의 경기를 하든 그저 현기증 없이 집 안으로 큰 장작더미를 옮기고 싶을 때든 모두가 할 수 있어야 한다. 유능한 인간이란 그런 것이다.

살면서 호흡을 건설적으로 사용한다면 몸을 망가뜨리는 일 없이 더 쉽게 해낼 수 있는 일이 많다. 친구가 소파 옮기는 것을 도와달라고 한다거나, 무거운 상자를 차고로 옮기거나, 트렁크에서 골프 가방을 꺼내거나, 웨스 키츠처럼 되고 싶을 때(하지만 5kg짜리 아령으로 시작한다), 이 모든 움직임은 호흡을 제대로 하면 더 잘 된다.

그것은 이런 작동 원리 때문이다. 횡격막으로 숨을 들이마시면서 공기를 몸통 전체로 빨아들일 때, 갈비뼈와 가슴, 배는 팽창되는 반면 목과 가슴으로는 숨이 얕게 들어가게 되면서 척추가 경직되어 몸이 하중 등 다른 신체적 도전을 처리할 수 있게 된다. 이런 의미에서 사람들이 대부분 힘을 쓸 때 숨을 참는 걸 보면 공기가 안정감을 제공한다는 것을 직관적으로 알고 있는 것이다. 예를 들어, 우리가 균형 감각을 테스트하려고 팔을 머리 위로 들어 올리고 한쪽 다리로 서보라고 하면 언제나 사람들은 100% 숨을 참는다.

우리가 당신에게 네 살짜리 아이를 건네며 아이를 통나무처럼 들고 앞으로 내밀어 달라고 했다고 해보자. 당신은 생각조차 하지 않고 크게 숨을 들이마시고 몸통 안에 크고 단단한 에어백을 만들어 유지함으로써 무거운 아이를 들고 있어야 하는 일을 감당하기 위해 척추를 보호할 것이다. 이는 합당한 조치다. 필요할 때 '복강 내 압력'이라고 불리는 것을 만드는 것은 신체의 자연스러운 안전 조치다. 하지만 곧 (특히 움직이기 시작하면) 다시 숨을 쉬어야 하므로, 당신은 결국 뇌가 그런 식으로 숨을 쉬면 몸통의 안정성을 유지할 수 없고 과제 수행에 필요한 산소를 충분히 얻을 수 없다고 말할 때까지 숨을 참고, 또 참을 것이다. 그리고 아이를 내려놓아야만 할 것이다. 뇌가 힘을 발생시키는 능력을 그냥 근본적으로 차단한 것이다. 이는 당신이 아이를 들 만한 힘이 없다는 의미가 아니다. 단지 뇌는 호흡을 지켜야 하기 때문에 호흡에 유리하게 힘을 조절하는 것이다. 숨을 쉴 수 있다면 아이를 잡을 수 있고 없고는 당신이 얼마나 힘이 센지에 달려 있을 것이다. 하지만 숨을 못 쉰다면 힘은 아무 영향도 끼치지 못할 것이다.

이 모든 이야기를 하다 보면 적절한 때에 숨을 참는 것이 어느 정도 가치가 있다는 걸 알 수 있다. 예를 들어, '저산소 훈련'이라고도 알려진 숨 참기 훈련은 이산화탄소 내성을 높일 수 있다. 하지만 일상생활에서 숨을 참는 사람이 아닌 숨을 잘 쉬는 사람이 되는 첫 번째 단계는 그저 숨을 들이마시고 내쉬는 것이 필요하다는 사실을 의식하는 것이다. 이 장에 소개되는 호흡 기술을 연습하다 보면 당신은 자신의 호흡을 의식하고 더 잘하게 되는 두 가지 습관을 갖게 될 것이다.

레어드와 개비가 개발한 모험적인 숨쉬기

무거운 아령을 한 손에 들고 물속에서 앞으로 갔다 뒤로 갔다 하며 수영하는 것. 수영장 바닥에서 수면 위로 반복해서 솟아오르는 것. 아, 그리고 각각의 운동을 오직 호흡 한 번으로 다 하는 것. 확실히 모든 사람이 좋아하는 것은 아니지만, 움직이면서 숨을 참는 이러한 테스트는 피트니스 세계에 돌풍을 일으켰다. 이것은 가브리엘 리스(Gabrielle Reece)와 레어드 해밀턴(Laird Hamilton) 부부가 공동으로 만든 호흡 회복 운동 계획인 XPT의 일부로서, 이 수영장 훈련은 수중이라는 어려움이 추가되어 매우 높은 수준의 이산화탄소 관리 능력에 도전하게 한다.

선구적인 빅 웨이브 서퍼이자 토우인 서핑(큰 파도에서 서핑하기 위해 제트 스키나 헬리콥터 등의 인공 장비의 인력을 활용한 서핑 기술-역주)의 공동 발명자인 레어드와 전직 프로 배구 선수이자 현직 스포츠 캐스터, 팟캐스터인 개비는 호흡 훈련을 XPT 프로그램에 추가하기 전에 자기 집 풀장에서 호흡 훈련을 시작했다. 수중 호흡 훈련의 난이도를 높이기 위해 웨이트를 추가하는 아이디어는 당시 5살이었던 그들의 딸아이가 덤벨을 들고 수영장 물 위로 불쑥 떠올랐을 때 같이 떠올랐다. 새로운 운동이 탄생한 것이다.

분명히 말하지만, 우리는 이런 종류의 운동을 하는 동안 사용할 산소가 몸에 충분히 있다는 것을 알고 있다. 사람들을 수면 위로 밀어 올리는 것은 위로 올라가는 경향이 있는 이산화탄소인 것이다.

개비는 이렇게 말한다. "사람들은 공기가 부족해서 위로 올라와 숨을 쉬어야 한다고 생각하지만, 실제로는 그렇지 않습니다. 그건 괜찮아요. 조금 지나면 사람들은 숨을 쉬지 않고 점프를 한 번 하고 네 번 하고의 유일한 차이는 효율적으로 움직이고 긴장을 풀 수 있는 자신의 능력뿐이라는 것을 이해하기 시작합니다. 이는 근본적인 불편함과 조화를 이루는 법을 가르쳐 줍니다." 이런 종류의 훈련을 기술적 용어로 '동적 무호흡 훈련(dynamic apnea training)'이라고 한다. 이는 공기를 제한하는 동시에 옮기는 것('apnea'는 '호흡의 부족'을 의미하는 그리스어 단어에서 유래되었다)으로 집 근처 인도에서 직접 테스트해 볼 수도 있다.

단거리 목적지(가장 가까운 길모퉁이 정도)를 정한 다음 크게 숨을 들이마시면서 걸을 준비를 한다. 숨을 참고 앞으로 걸어가면서 다시 숨을 들이마셔야겠다 싶을 때 걸음을 멈추고 숨을 내쉬기만 한다. 다시 움직일 수 있을 것 같을 때 목적지에 도착할 때까지 숨을 참았다 내쉬기를 필요한 만큼 반복한다. 몇 번이나 숨을 쉬었는가? 숨을 참고 다시 걸을 수 있게 되기까지 회복되는 데 얼마나 걸렸는가? 혈류의 사용 가능한 산소에 더 효과적으로 접근할수록 걷기를 더 빨리 완료할 수 있다. 이는 운동선수들이 경쟁에서 우위를 점할 수 있도록 도와주는 원리와 같다. 그러니 이런 호흡 훈련이 그동안 세계 최고의 호흡 훈련들 사이에서 그렇게 인기를 끌어온 이유를 알 수 있을 것이다.

그리고 개비는 그 혜택이 스포츠 경기력을 훨씬 뛰어넘는다고 본다. 그녀는 이렇게 말한다. "생산적이면서도 도움이 되는, 하지만 불편한 상황 가운데 당신 스스로가 자발적으로 처한다면, 이는 가족, 직장, 자기 관찰에까지 확장되는 스트레스 관리에 좋을 것이라 생각합니다. 그리고 호흡은 공짜인 데다가 어디서든 할 수 있다는 장점이 있지요. 우리가 가진 가장 강력한 도구 중 하나죠."

할 수 있는 최상의 자세 취하기

훈련의 세계에서 우리 부부는 물리 치료사 그레이 쿡(Gray Cook)의 말에 따라 생활한다. 그는 이렇게 말했다. "만약 당신이 어떤 자세로 숨을 쉴 수 없다면 그 자세는 당신 것이 아니다." 하지만 이러한 지혜의 말은 체육관 안이든 밖이든 어디에서나 적용된다. 짐을 머리 위 짐칸에 올려놓거나 매트리스를 뒤집는 등 다소 어색하거나 부담스러운 자세로 몸을 써야 하는 경우, 복식 호흡을 통해 안전을 유지하고 해당 자세를 취하는 데 필요한 에너지를 얻을 수 있다. 당신은 또한 아무 일 없을 때도 이런 식으로 숨을 쉬어야 한다. 이는 훌륭하고 건강한 호흡이다.

좋은 자세는 좋은 호흡과 뗄 수 없는 관계다. 할 수 있을 때마다 호흡 기능을 온전하게 유지할 수 있도록 자세를 결정해 보라. 더 쉽고 효율적으로 호흡할 수 있는 자세가 더 좋은, 그리고 더 기능적인 자세다. 그리고 사실 몸통 전체에 공기를 들여보낼 수 없다는 것은 몸이 적절하게 배열되지 않았다는 신호다.

'배열'이라는 말은 우리가 종종 당신이 몸을 어떻게 정렬하는지 언급하는 데 사용하는 용어다. 예를 들어, 엉덩이를 살짝 내밀고 어깨를 뒤로 젖히고 서 있는 것은 근육, 뼈, 관절을 배열하는 하나의 방식이다. 몸통을 앞으로 기울이고 앉는 것도 그렇다. 당신이 배열된 상태가 당신의 자세 혹은 태도다. 당신은 호흡을 완전하게 할 수 있도록 신체 부위를 배열한다. 실제로 호흡은 자세의 효율성을 알려 주는 지표가 될 수 있다. 때때로 우리는 자신이 기계적 효율이나 기능적 성과가 떨어지도록 서 있거나 앉아 있거나 움직이고 있다는 사실을 깨닫지 못한다. 우리가 무슨 말을 하는지 알고 싶으면 이렇게 해보라.

엄마가 항상 하지 말라고 한 자세대로 등을 둥글게 말고 어깨를 구부린 채 의자에 앉아 보라. 이렇게 몸이 축 처진 자세에서 어깨를 가슴 쪽으로 살짝 말아 준다. 그리고 적당히 심호흡을 해보라. 어떤 느낌인가? 그런 다음 몸을 움직여 더 크게 숨을 쉴 수 있을 것 같은 자세를 취한다. 다시 한 번 적당히 깊게 숨을 들이마셔 본다. 차이가 느껴지는가? 첫 번째 호흡은 아마도 거북했을 것이다. 두 번째 호흡에서 만약 몸은 편하면서도 완전히 똑바로 세운 자세로 배열했다면 아마도 온몸에 공기를 꽤 많이 보내고 있는 듯한 느낌이 들 것이다.

수년간 우리는 대개 구부정한 자세가 미학적으로 나쁘다고만 배웠지만, 밝혀진 바에 따르면 그런 자세는 폐기관계에는 범죄에 가깝다. 어떤 자세로 숨을 제대로 쉴 수 없다면 효율적으로 공기를 몸 안팎으로 이동시킬 수 없게 된다. 당신은 몸의 놀라운 생리학을 온전히 이용할 수 없게 하는 자세로 몸을 배열하거나, 그런 식의 움직임을 훈련하고 있을지도 모른다. 게다가 그런 자세는 목과 가슴으로만 숨을 쉬게 한다. 이는 빨대로 숨을 쉬는 것과 같다. 그리고 잠재적으로 목과 다른 부위의 통증을 일으키는 원인이 될 수 있으며, 이를 갈게 하거나 두통을 유발할 수도 있다.

결론은 이렇다. 자세를 걱정하는 대신, 이렇게 자문해 보라. "이 자세로 숨을 잘 쉴 수 있을까?" 만약 대답이 '그렇다'라면 그 자세는 아주 좋은 것이다. 당신은 필요한 공기를 얻고 있고, 자신의 호흡 기관을 의도대로 사용하고 있으며, 몸에 과도한 부담을 주지 않고 있다. 모두 좋은 것이다. 호흡을 확인하는 것은 여러 가지 일상적인 상황에 적용할 수 있는 전략이다. 책상 앞에 앉아서 컴퓨터 작업을 하거나, 펠로톤(Peloton, 미국의 홈트레이닝 플랫폼 기업-역주) 운동을 하거나, 꾸물거리는 아이나 다루기 힘든 반려동물처럼 무거운 것을 들어야 할 때, 효율적인 호흡을 통해 척추를 지탱하는 가압된 공간을 더 잘 만들수록 당신은 더 유능해질 것이다.

천천히, 그리고 계속 입 다물기

좋은 뜻으로 하는 말이다. 코를 통해 천천히 호흡하면 신체 역학 향상을 포함해 많은 건강상의 이점이 생긴다는 좋은 증거가 있다. 그리고 일단 코호흡과 입 호흡의 차이에 대해 생각하기 시작하면 주변에서, 그러니까 대중문화나 스포츠 등 온갖 분야에서 이 두 가지 사례를 모두 알아보게 될 것이다. 만약 〈스타워즈*Star Wars*〉의 팬이라면 〈9화: 스카이워커의 부상*Episode IX: The Rise of Skywalker*〉으로 돌아가 레이(데이지 리들리 분)와 카일로 렌(아담 드라이버 분)의 사막 전투 장면을 보라. 장면이 시작될 때 레이는 입을 벌리고 눈에 띄게 가쁜 숨을 몰아쉰다. 하지만 그러다 입을 다물고 코로 몇 번 심호흡을 하더니 광선검을 꺼내 들고 괴물 같은 날개를 달고 빠르게 다가오는 비행체 타이 위에 올라타 아찔하게 뒤집어 버린다. 이 모든 일이 그녀가 코로 숨을 들이쉬고 내쉬기를 몇 번 한 것으로 가능했다.

좋다. 영화는 허구지만, 리들리가 배우로서 뭔가를 알아냈다는 것은 믿어야 한다. 실제 있었던 일 중에서 종합격투기 선수 코너 맥그리거(Conor McGregor)와 플로이드 메이웨더(Floyd Mayweather)의 대결을 한번 보자. 경기 중 두 사람은 모두 입을 다물고 있었다. 그러다 호흡을 정리하려고 입을 벌린 맥그리거가 결국 그 라운드에서 패한다. 엘리우드 킵초게(Eliud Kipchoge)가 세계 기록인 2시간 35초로 마라톤을 완주했을 때 많은 사람은 결승선에서 그가 코로 숨을 쉬고 있었다고들 했다. 우연일까? 우리가 그렇게 생각하지 않는 데는 많은 이유가 있다.

먼저, 격투기나 달리기 등 운동에 관심이 없는 사람들까지(그리고 어쩌면 〈스타워즈〉를 싫어할 수도!) 왜 그런 데 신경을 써야 하는지에 대해 이야기해 보자. 인간이 원래 주로 코로 숨을 쉬게 되어 있다는 것은 잘 입증된 사실이다. 세균과 전염성 있는 벌레를 걸러내고, 몸을 가습하고, 공기를 데워 기관지로 더 쉽게 흘러 들어갈 수 있게 한다는 측면에서 보면 코호흡이 입 호흡을 쉽게 이긴다. 그러나 제임스 네스터(James Nestor)가 그의 저서 《호흡의 기술》(북트리거, 2021년)에서 잘 기록하고 있듯이 진화의 힘은 우리의 입과 부비강을 모두 작게 만들려는 음모를 꾸며 코로 숨 쉬는 것을 더 어렵게 만들었다.(그리고 치아가 들어설 공간을 줄였는데, 고대인의 두개골을 보면 교정 치료가 필요 없었다.) 이것은 거의 모든 사람이 처한 상황이다. 하지만 어떤 사람들은 알레르기나 구조적 차이와 같은 복잡한 요소들 때문에 말처럼 '그들이 멍청해서'가 아니라 어쩔 수 없어서 입으로 숨을 쉰다.

입 호흡은 불면증, 수면 무호흡증, 코골이, 알레르기, 충혈, 가스 및 팽창(음식을 씹는 동안 공기를 들이마시는 것이 원인), 고혈압, 그리고 심지어 치아 건강 악화를 포함한 많은 질병과 관련이 있다. 어떤 연구에서는 입으로 호흡하는 사람들에게 플라크와 충치를 유발하는 박테리아의 종류가 더 많다는 사실을 발견했다. 입으로 숨을 쉬는 것은 또한 근골격계에도 문제를 일으킬 수 있다. 입으로 호흡하는 사람들은 머리를 앞으로 내밀어서 척추에 가해지는 무게를 증가시키기 쉽다. 우리는 또한 입으로 숨을 들이마실 때 턱과 목 부분이 훨씬 더 경직되는 것을 볼 수 있다. 왜냐하면 입으로 숨을 쉴 때는 기본적으로 횡격막이라는 기본적인 환기 엔진을 사용하기보다는 가슴 윗부분과 목의 근육 조직을 사용하여 폐를 팽창시키기 때문이다.

이런 얕은 호흡법은 스트레스도 줄 수 있다. 짧고 가는 입 호흡은 몸을 전투-도주 상태로 만드는 스트레스 반응 네트워크인 교감신경계를 교란시킨다. 목의 '근력 보조' 호흡 근육을 사용하면 심장 박동수와 혈압이 증가하고 일반적으로 몸에 큰 피해가 갈 수 있는 각성 상태가 되기 때문이다. 전투-도주 시스템은 단시간에 폭발적으로 작동하게 되어 있다. 하지만 대신 뇌는 온종일 몸을 움직이기 위해 터보 과급기를 사용해야 한다고 여기게 된다. 이는 매우 비효율적이고 에너지를 추가로 소비하는 셈이 된다.

물론, 입으로 숨을 쉬어야 할 때도 있다. 언덕을 오르거나 버스를 잡으러 달려가는 데 익숙하지 않다면 산소 요구량을 충족하기 위해 입으로 숨을 쉬어야 할 것이다. 수영도 입으로 숨을 쉬지 않고서는 거의 할 수 없다. 그러나 일부 운동선수들은 근육에 엄청난 무리를 줄 때도 코로 숨을 쉬는 훈련을 해왔다. 콜로라도주립대학교에서 실시한 한 연구에 따르면 6개월 동안 코호흡을 하면서 훈련한 달리기 선수들은 달리는 동안 동일한 유산소 효과를 유지하면서 궁극적으로 에너지를 보존할 수 있었다. 어떤 훈련을 하면서 우리는 코로 숨을 쉬며 최대 심박수의 약 90%로 운동할 수 있는 선수들도 몇 명 본 적이 있다!

당신이 이런 종류의 목표를 향해 노력하고 있든 아니든, 아직 자연스럽게 코로 호흡하지 못한다면 일상생활을 하면서 그것을 배울 가치가 있다. 코호흡은 당신이 본래 할 수 있게 되어 있는 횡격막 호흡을 포함해 거의 항상 더 효율적인 호흡 역학을 촉발한다. 그리고 훈련도 필요 없다. 그냥 입만 다물고 있으면 된다.

그 대가는 주목할 만하다. 예를 들어, 코호흡은 수면 무호흡과 코골이를 치료하고, 충혈과 알레르기로 인한 호흡 문제를 교정하고, 혈압을 낮추면서 입 호흡의 거의 모든 부작용을 역전시키는 것으로 나타났다. 여기서 몇 가지 일이 일어나고 있다. 코로 숨을 들이마실 때, 비강에서는 일산화질소(NO)가 방출된다. 이 가스는 혈관확장제로서 혈관을 넓혀 세포로 흘러들어오는 산소를 18% 더 증가시킨다. 그리고 폐활량도 증가시킬 수 있는데, 이것은 별일 아닌 게 아니다. 1948년부터 시작된 심혈관 위험 요소에 관한 장기적인 연구인 프레이밍햄 심장 연구(Framingham Heart Study)에 따르면 폐가 크고 효율적일수록 오래 살 가능성이 더 높다고 한다.

코로 숨을 쉬면 얻을 수 있는 또 다른 이점은 우리가 앞서 이야기했던 것처럼 몸통이 확장되는 확장 호흡을 하게 될 가능성이 높아진다는 것이다. 이러한 종류의 호흡은 폐의 더 깊은 곳까지 영향을 준다. 폐는 부교감 신경계를 작동시키는데, 부교감 신경계는 우리가 '쉬고 소화하는' 기능을 제어하는 센터로서 몸이 바로 그러한 일들을 할 수 있게 준비시키는 역할을 한다. 다시 말해, 마음을 진정시키고 우리가 몸에 영양을 공급하는 일을 처리할 수 있게 해준다는 것이다. 이 점 때문에 명상 수련에서 심호흡을 하라고 하는 것이다. 심호흡을 하라는 말은 공허하고 진부한 이야기가 아니라 소중한 조언인 것이다. 그런데 우리는 항상 부교감 신경이 선사하는 행복한 상태로 살 수는 없다. 이 도시에서 저 도시로 이동하고, 필요할 때 가속 페달을 밟고 고속 기어를 넣다가, 필요에 따라 브레이크를 밟을 수 있어야 한다. 하지만 입으로 숨을 쉬면 속도를 줄이려고 할 때, 신체 역학의 많은 부분이 속도를 내는 모드를 유지한다.

호흡과 확장 호흡을 결합하고 거기에 느린 호흡까지 더한다면 당신은 3관왕이 된다. (호흡을 크게 하면 목과 어깨의 통증을 피할 수 있다는 것을 감안하면 사실은 4관왕인 셈이다. 96쪽을 참조하라.) 천천히 숨을 들이쉬고 내쉬는 느린 호흡은 이산화탄소 내성을 키우고 뇌로 가는 혈류량을 증가시키는 동시에 폐가 외부에서 흡입된 공기에서 더 많은 산소를 '흡입'할 수 있도록 돕는다. 너무 여러 가지 요소가 등장해서 이 말이 복잡하게 들릴 수도 있지만 이 장에 나오는 신체 훈련을 해보면 알 수 있듯이 모든 것이 매우 쉽게 어우러진다. 그리고 호흡을 잘하는 것은 습관이다.

통증 날려 버리기

통증이 일어나는 중에는 통증 그 자체가 별개의 실체, 그러니까 어떤 힘처럼 보인다. 하지만 육체적 고통은 사실 몸에 일어나는 일에 대한 뇌의 인식이다. 그것은 뭔가 잘못되었다는 전보를 치기 위해 전선을 타고 보내지는 신호다. 그 신호가 해석되는 방식이나 심지어 느껴지는 방식은 극적으로 달라질 수 있다. 예를 들어, 빅토리아 폭포 근처 짐바브웨의 잠베지강(Zambezi River)에서 있었던 이야기로 심각한 부상에도 고통을 느끼지 않았다는 폴 템플러(Paul Templer)의 설명에 대해 생각해 보자.

당시 강의 안내원이었던 템플러는 하마, 악어, 들소 등 맹수들이 많이 서식하는 것으로 알려진 잠베지의 특정 지역을 여행객들을 가득 태운 배로 다녔다. 그래도 이곳은 정기적으로 가이드 카누 투어를 하는 곳으로서 비교적 안전한 지역으로 여겨진다. 하지만 그날은 아니었다. 2톤짜리 황소 하마 한 마리가 카누 한 척을 공중에 들어올려 템플러의 동료를 물속에 처박은 것이었다. 템플러는 동료를 도우려다가 자기 몸이 하마의 입에 들어갔다는 것을 깨달았다. 하마는 그를 거의 삼킨 채 헝겊 인형처럼 흔들며 공중으로 던졌다가 다시 물더니 칼처럼 날카로운 엄니로 템플러를 씹기 시작했다. 그가 구조되었을 때, 그의 몸에는 40군데나 되는 상처가 나 있었는데, 그중 하나는 폐가 보일 정도로 아주 깊었고, 팔은 찢어져 수술대 위에서 잘라 내야 했을 정도였다. 그런데도 템플러는 응급 처치를 받고 고객들이 모두 안전한지 확인하기 시작했다. 당시에는 통증이 느껴지지 않았다고 한다(하지만 나중에는 확실히 통증을 느꼈다).

당연히 극도로 고통스러워야 할 상황에 대한 케플러의 경험은 뇌가 몸에서 일어나는 일을 이해하지 못하게 방해하거나 이해하는 방식을 바꾸는 것이 가능하다는 것을 보여 준다. 무언가가 잘못될 수는 있지만, 그것이 반드시 우리에게 극도의 불편함을 야기할 것까지는 없다. 우리는 템플러가 어떻게 한동안 통증을 느끼지 않았는지는 자세히 모르지만, 호흡이 둔감화 도구로 사용될 수 있다는 사실은 알고 있다. 화가 난 하마를 내려다보고 있을 때가 아니라 아주 확실히 만성 요통 같은 증상이 있을 때라면 말이다.

호프(Hof)를 소개하지 않고서는 호흡법에 대한 논의를 끝내지 못할 것 같다. 혹시 세계적으로 유명한 '아이스맨(The Iceman)'에 대해 아직 모른다면 이 네덜란드 사람이 해낸 일들을 몇 가지 알려 주겠다. 킬리만자로산과 에베레스트산을 반바지 차림으로 오르기, 무엇보다도 얼음 아래서 수영하기, 핀란드에서 맨발로 하프 마라톤 뛰기, 거의 두 시간 동안 얼음 상자 안에 앉아 있기로 기네스 기록 세우기. 참, 그는 물 한 모금 마시지 않고 나미브 사막에서 마라톤을 뛰기도 했다. 호프는 추위나 더위에도 고통을 느끼지 못하는 자신의 능력은 초인적인 것이 아니라, 아주 평범한 것, 즉 호흡을 이용하는 능력 덕분이라고 말하곤 했다. 그의 빔 호프 메소드(Wim Hof Method)는 약 6분 동안 30번에서 40번 정도 심호흡과 숨 참기를 번갈아 하는 호흡 요법을 추위 노출과 정신 집중과 병행한다. 하지만 다른 두 가지, 특히 추위 노출을 가능하게 하는 것은 바로 호흡이다. '호흡은 늑간 근육을 통해 열을 발생시키고, 통증에 대한 내성 또한 증가시킨다'라고 호프는 《빔 호프 메소드》(모비딕북스, 2021년)에 쓰고 있다. 웨인주립대학교의 연구진은 호흡이 정확히 어떻게 극심한 영하의 온도를 견디는 내성을 키우는지 호프를 곁에서 연구하면서 지켜보았다. 호프에게 더위와 추위 모두에 노출되는 특수복을 입혀본 결과, 그가 자기 몸의 생화학적 조성을 마음대로 바꿔 신체의 고통 신호를 억제하는 뇌 화학 물질의 분비를 자극할 수 있다는 사실이 밝혀졌다. 그리고 그럴 수 있는 사람은 호프만이 아니다. 그의 일부 추종자들도 연구에 참여했는데, 그들 역시 몸의 생화학적 조성을 바꿀 수 있다는 사실이 드러났다.

다른 연구는 또한 호흡을 통해 극심한 온도로 인한 고통을 더 쉽게 견딜 수 있다고 주장한다. 한 연구는 사람들이 서로 다른 조건에서 온도가 오르는 것을 얼마나 잘 견딜 수 있는지 측정했다. 사람들마다 팔뚝에 가열 장치를 착용하고 천천히 심호흡을 하거나, 평소대로 호흡하거나, 호흡을 빨리하거나, 비디오 게임을 하거나(집중 방해), 생체 자기제어기에 연결했다. 온도는 실험 대상자가 견딜 수 없을 때까지 점점 올라갔다. 연구 결과 이 점이 분명했다. 느린 심호흡과 생체 자기제어 (느린 호흡도 포함된) 프로그램을 실시하는 동안 통증 임곗값이 상당히 높았다. 주의 산만도 통증에 대한 내성에 긍정적인 영향을 미쳤지만, 호흡만큼 중요하지는 않았다.

심호흡을 천천히 하면 어떤 효과가 있는 걸까? 캐나다 퀘벡의 셰브룩 대학교(Université de Sherbrooke)의 연구진은 단정 지을 수는 없었지만, 의식적 호흡을 통해 부교감 신경의 '휴식 및 소화'계의 활동이 증가해 심박수가 낮아지고, 다른 한편으로는 신체적인 황홀감을 맛볼 수 있다는 데 주목했다. 우리를 이렇게 편안한 상태에 이르게 하는 호흡의 능력이 특히 통증을 덜 느끼게 하는 이유가 될 수 있다. 몸이 투쟁-도피 반응 상태나 흥분한 상태에 있거나 경련을 일으키고 있을 때, 뇌는 미묘한 정보에 주의를 기울여 중추신경계를 통해 들어오는 통증 신호를 인지할 가능성을 높인다. 신경계와 호흡, 정신적 지각이 모두 얽혀 있다는 생각은 사실 수년 전부터 존재해 왔다. 유명한 요가 마스터 B.K.S. 아헹가(B.K.S. Iyengar)는 '신경은 호흡의 왕이고 호흡은 마음의 왕이다'라고 말했다. 우리는 이 말을 호흡을 조절할 수 있다면 마음을 조절할 수 있다는 의미라고 생각한다. 그리고 마음을 통제할 수 있다면 통증 신호를 인식하는 정도에 영향을 줄 수 있다.

신체 훈련: 호흡 연습 및 가동 운동

호흡을 더 잘하게 되는 것의 큰 부분은 자신이 언제 숨을 참고 있고, 언제 빠르고 얕게 공기를 들이마시고 있는지를 알아차리는 것

뿐이다. 당신은 '망가졌다'가 무슨 말인지 알고 있으니 고칠 수도 있다. 우리는 또한 연습이 완벽한 것이 아니라 영구적인 것을 만든다는 말을 믿고 산다. 이러한 운동은 우리가 의미하는 일종의 연습일 뿐이며, 습관적인 호흡 방식을 바꿀 뿐만 아니라 신체에 생리적인 변화도 일으키도록 고안되었다.

어떤 면에서 당신은 이미 이 훈련들을 하고 있을지도 모른다. 그리고 아마 바이털 사인 1의 가동 운동(그리고 이 문제에 있어서는 이 책의 모든 가동 운동)에 호흡에 관한 지침이 포함되어 있다는 것을 눈치챘을 것이다. 근육을 수축하고 이완하면서 숨을 들이마시고, 내쉬고, 참으면 일석이조가 된다. 일부 호흡 훈련은 바이털 사인 4의 '걷기' 장에서도 확인할 수 있다. 호흡 훈련과 걷기를 결합하면 할 일이 줄어든다. 그리고 이는 단지 멀티태스킹에 관한 것이 아니다. 이들은 서로 연관되어 있다. 호흡은 움직이는 방식에 영향을 미치고, 움직임은 호흡 방식에 영향을 준다.

우리에게는 또한 독립적으로 할 수 있는 세 가지 훈련도 있다. 하나는 앉아서 호흡하는 것이고, 다른 두 가지는 가동 운동이다. 가능한 매일 연습하도록 노력하라.

시작하기 전에 마지막으로 이 한 가지를 염두에 두길 바란다. 요가 호흡과 박스 호흡(네이비실이 사용하는 호흡으로 숨을 들이마시고, 참고, 내쉬고, 참는 식이다)에서부터 빔 호프 메소드에 이르기까지 다양한 호흡법이 있다. 더 나아가기를 원한다면 다른 호흡 기술을 살펴보고 여기서 권장하는 훈련에 추가해 보기 바란다.

모닝 스핀업(Morning Spin-Up)

이 훈련은 아침을 시작하는 좋은 방법이다. 하루가 정신없이 시작되기 전에 조용히 앉아서 숨만 쉬는 시간을 가져 보라. 우리는 이 호흡 연습을 기술 세션처럼 다루고 있다. 1분 정도 지나면 호흡 근육이 피곤해질 수도 있다. 그건 정상이다! 약간 기분이 명료하거나 혹은 얼얼한 느낌이 들어도 괜찮다. 여기서 당신은 그냥 숨만 쉰다는 것을 기억하라! 너무 불편한 것 같으면 1분간 휴식을 취한 후 다시 시작하라. 이 호흡은 3~5회 하는 것이 이상적이다. 여기에는 생각해볼 흥미로운 생리학이 너무나 많다. 당신은 호흡을 이용해 당신의 환기 시스템의 가동 범위를 개선하는 것이다. 방법은 다음과 같다.

타이머를 2분으로 설정한다. 의자에 앉거나, 가급적이면 양반다리로 바닥에 앉거나, 심지어 누워서 코로 숨을 충분히 들이마시면서 가슴과 갈비뼈, 배를 넓힌다. 숨을 들이마실 때마다 기록을 깨려는 것처럼 하라! 힘을 빼고 '허' 소리를 내면서 공기를 내쉰다. 여기서 숨을 내쉬고 들이마실 때 중간에 멈추지 않는다. 2분 동안 반복해 이렇게 호흡한다. 이제 연습을 반복하되, 이번에는 숨을 완전히 내쉰 채 들이마시지 않고 최대한 그대로 있는다. 숨을 꼭 쉬어야 할 것 같으면 숨을 들이마시고 2분 동안 더 반복한다. 하고 싶은 만큼 여러 번 이 순서를 반복한다. 세 번에서 다섯 번 정도 반복하면 명상 훈련을 끝까지 해낸 셈이 된다.

몸통 가동 운동

만약 다치거나, 성가신 일이 있거나, 가족이나 일 등에 대해 걱정이 있다면 이 가동 운동을 그만두지 말고 계속하라. 가동 운동은 스트레스와 싸우는 데 매우 효과적인데 이는 외부의 물리적 압력과 호흡 작용 양쪽을 통해 미주 신경을 자극하기 때문이다. 가동 운동은 신체를 부교감('쉬고 소화하는') 영역으로 이동시키고 진정 효과를 준다. 게다가 길게 숨을 내쉬는 연습을 하고 이산화탄소 내성을 높여 주는 아주 좋은 방법이다.

갈비뼈 바로 아래에 롤러나 큰 공(배구공 등)을 놓고 바닥에 엎드려 복부를 누른 상태에서 팔을 앞으로 뻗는다. 복부에 힘을 주면서 코로 4초간 숨을 들이마시고 4초간 숨을 참는다. 그런 다음 몸의 긴장을 풀면서 5초 이상 숨을 내쉰다. 긴장과 이완을 반복하면서 한두 번 숨을 크게 쉰다. 그런 다음 천천히 숨을 들이쉬고 내쉬면서 롤러나 공 위에서 몸을 좌우로 움직인다. 그러는 동안 어떤 부위가 뻣뻣하거나 '불편'하다면 4초간 숨을 들이마시면서 해당 부위의 근육을 수

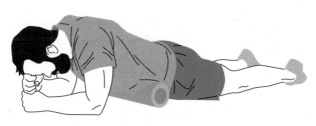

이 운동이 낯설고 힘겹게 느껴질 수 있긴 하지만, 단 몇 분만 해도 몸통의 기능이 나아진다.

축시키고 8초간 숨을 내쉬면서 이완한다. 최대 약 10분 동안 필요한 만큼 반복한다.

흉추 가동 운동 1

이 동작은 좋은 호흡을 연습할 수 있게 하는 또 다른 방법으로 몸통을 이완시켜 호흡을 더 깊게 할 수 있도록 한다. 'T-척추'는 흉추의 다른 말로, 등 가운데와 윗부분을 말한다. T-척추의 경직은 호흡을 방해할 뿐만 아니라 하부 척추에 압력을 가하여 통증을 유발할 수 있다. T-척추에 더 많은 움직임을 만들어 내는 것은 우리 몸에 숨겨진 수많은 능력을 회복하는 좋은 방법이다.

등을 대고 누워 척추와 어깨뼈 사이 어딘가, 그러니까 등 가운데를 중심으로 오른쪽에 작은 공을 놓는다. 이 자세로 숨을 들이쉬고

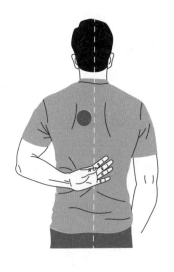

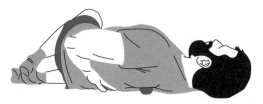

이 동작은 두 마리 토끼를 잡는 동작이다. 등을 가동하고, 중요한 어깨 모양을 바로잡아 준다!

내쉴 수 있는지 확인하는 것부터 시작한다. 그런 다음 원한다면 엉덩이를 바닥에서 들어 올려 등에 가해지는 압력을

높인다. (숨을 참지 말고 계속 쉴 수 있는 정도로만 자세를 바꿔야 한다는 점을 기억하라.) 이제 오른팔을 등 중간 아래에 놓는다. 천천히 숨을 길게 들이마시면서 어깨뼈를 따라 부드럽게 몸을 앞뒤로 움직여 준다. 반대쪽도 반복한다. 어떤 부위는 공의 압력이 다른 부위보다 더 강하게 느껴질 수 있다. 호흡을 유지하며 한쪽당 최대 5분간 계속 살펴본다.

코로 숨 쉬며 걷기
167쪽 참조

추가 점수: 테이프로 입 막기

제임스 네스터의 책 《호흡의 기술》이 나온 후, 사람들이 수면 중 확실하게 코로 숨쉬기 위해 테이프를 사용하면 어떨까 하는 생각을 하게 되면서 실제로 운동용 테이프에 대한 수요가 폭증했다. 효과가 있을까? 보고된 바에 따르면 사람들이 코 골기를 멈추고 수면 무호흡증이 나아지더니 점점 더 양질의 수면을 취하고 있다고 한다. 우리는 입 호흡을 하는 사람들이 아침에 일어날 때, 스트레스를 나타내는 젖산 수치가 높다는 이야기를 들어본 적이 있다. 테이핑은 이에 대한 치료법이다.(코로 숨 쉬며 걷기와 마찬가지로 습관을 강화하는 데 도움이 된다.)

이 방법은 극단적이고 심지어 무섭게 들리기도 하지만 우리의 경험에 의하면 안전하고 효과도 좋았다. 우리는 네스터의 조언에 따라 우표 크기의 정사각형 천 테이프를 입에 가로로 붙였다. 불을 끄기 전에 테이프를 제자리에 붙인다. 폐소공포증이 너무 심하게 느껴지면 조금씩 서서히 진행한다. 10분, 20분씩 시도하다가 밤새 테이프를 입에 붙이고 자는 것까지 해 보라.

우리가 추천하는 피트니스 전자 기기 및 앱

최첨단 피트니스 기기가 넘쳐나는 세상에서 켈리는 매우 아날로그적인 사람이다. 그가 아날로그파라는 것은 손목에 찬 아무런 부가 기능도 없는 고전적인 시계만 봐도 분명하다. 그는 기기와 앱을 좋아하긴 하지만, 몇 가지 예외를 제외하고는 대부분 다른 사람들을 위한 것이다. 반면에 줄리엣은 '측정되는 것은 관리된다'라는 오랜 격언을 신봉하기 때문에 피트니스 및 건강 데이터를 추적하고 측정치를 개선하기 위해 노력할 수 있게 해 주는 기기와 앱 양쪽 모두에 열성적이다. 그녀는 언제나 100개의 데이터를 추적하고 있다(그런 것처럼 보인다). 그녀에게는 그것이 유익하고 무엇보다도 재미있기 때문이다.

피트니스용 전자 기기에 대해 서로 견해가 달라서 우리는 여기에는 옳고 그른 게 없는 것으로 합의를 보았다. 스마트워치나 앱 또는 호흡 트레이너나 데이터 수집기, 피트니스 트래커 같은 여러 종류의 제품들이 해야 할 운동을 하는 데 도움이 된다면 우리는 모두 찬성이다. 꼭 필요하다고 생각하지 않더라도 걱정하지 말라. 좋은 기회를 놓치고 있는 것이 아니라 이는 정말로 개인의 선택일 뿐이니까. 관심 있는 사람들을 위해 우리가 특히 좋아하는 세 가지를 소개하겠다.

무호흡 트레이너 APNEA TRAINER — '무호흡apnea'은 일시적인 호흡 중지를 말한다. 이 앱은 이산화탄소 내성을 키우는 숨 참기 훈련을 안내해 준다.

코어 바이 하이퍼아이스 CORE BY HYPERICE — 코어는 손에 쥘 수 있는 작은 기기로 빛과 진동을 사용해 여러 가지 호흡과 명상 훈련을 안내한다. 그리고 심장 박동수를 추적하는 바이오 센서를 갖추고 있으며 스마트폰과 페어링해 당신의 발전 상태를 추적한다.

가민 GARMIN — 이 회사는 특정 스포츠 전용 시계를 포함한 다양한 종류의 스마트워치를 선보이고 있다. 이러한 추적기는 산소 포화도 측정기(혈액 내 산소 포화도를 추적)나 심박수 모니터 등 다양한 기능을 제공한다.

VITAL SIGN **3**

고관절 확장하기
힘찬 움직임이 가능해지는 훈련

평가 항목
소파 테스트

신체 훈련
고관절 가동 운동

여행할 때 우리는 공항의 보안 검색대에 남다른 관심을 기울인다. 교통안전국 요원에게 다가가면서 다리를 어깨너비만큼 벌리고 서서 머리 위로 팔을 올린 채 전신 스캐너를 통과하는 사람들을 관찰하는 것이다. 그리고 누구 엉덩이가 굴곡되어 있는지 유심히 지켜본다. 가동성 건강에 온 관심이 쏠려 있는 우리 두 사람만 좋아할 것 같은 일종의 사람 관찰 게임이다. 하지만 이는 우리가 매일 이 일을 하면서 알게 된 것이 사실임을 확신하게 해준다. 바로 대부분의 사람은 고관절 확장이 제한적이라는 것을 말이다.

약간 뒤로 가보자. 기억하겠지만 굴곡은 신체 부위 간의 각도를 좁히는 것이다. 앉을 때는 엉덩이가 굴곡되어 몸통과 허벅지가 약 90도 각도를 이룬다. 서 있을 때와 비교하면 상대적으로 좁은 각

106

도다. 다리를 몸통 뒤로 뻗는 런지를 할 때 뻗은 다리 쪽 고관절은 신전되고 몸통과 허벅지 사이의 각도가 매우 넓어진다. 고관절 굴곡이 양이라면 고관절 신전은 음이다.

우리는 전신 스캐너를 통과하는 사람들 중 일부는 등이 말 그대로 '바나나 모양'이어서 허벅지와 골반이 앞쪽으로 말리며 자세가 구부정하게 된 것이라고 말할 수 있다. 몸통이 앞으로 구부러지고 등은 아치 모양으로 굽어서 바나나 모양으로 휜 자세는 몸에 무리를 주고 호흡을 제대로 하기 어렵게 한다.

전신 스캐너에서 바나나 모양 등을 보여준 사람들이 앉아 있을 때처럼 심하게 굴곡된 것은 아니지만, 골반에 생긴 이런 약간의 굴곡조차도 건강한 체형 정렬에 방해가 된다. 이것은 또한 그들이 팔을 머리 위로 들어 올렸을 때 몸을 안정적으로 유지하는 데 필요한 고관절 확장을 할 수 없다는 것을 의미한다. 고관절을 더 확장할 수 있다면 그들은 바르게 걷고, 똑바로 서고, 균형 감각을 잃지 않고, 어쩌면 통증도 피할 수 있을 것이다.

사람의 몸은 앉았다 일어서고, 물건을 들고 돌아다니고, 물건을 휘두르고 던지라고 만들어졌다. 그런데 이 모든 동작에는 고관절 확장이 필요하며, 이를 통해 앞으로 힘차게 미는 힘이 생긴다. 고관절 확장이 제한되면 기본적으로 쉽고 빠르게 걷거나 뛰고, 쪼그려 앉았다 일어서고, 테니스공을 충분히 멀리 던질 수 있을 만큼 힘찬 움직임이 불가능해서 반려견 운동도 시킬 수 없게 된다. 고관절 확장은 원활한 기능적 움직임에 필수적인 요소이며, 적절하면 통증도 억제할 수 있다. 그리고 계단을 오르내리고 무릎 통증 없이 앉아서 영화를 볼 수 있게 도와주고, 허리 통증 없이 종일 서서 명절 준비를 하거나 콘서트장에서 밤새 서 있을 수 있게 해주기도 한다.

우리는 이런 질문을 자주 받는다. "가동 운동을 한 가지만 한다면 뭐가 좋을까요? 가성비가 가장 좋은 건 무엇인가요?" 그들은 본질적으로 "가장 중요한 신체 부위가 무엇인가요?"라고 묻는 것과 같다. 차라리 부모에게 '세 아이 중에 누가 제일 좋아요?'라고 물어보는 편이 나을 것이다. 또는 자신에게 이런 질문을 해보라. "신장이 두 개인데 어떤 것을 돌볼까?" 말도 안 되지 않는가? 그래서 우리는 한 가지 가동 운동만 한다거나 다른 부위는 배제하고 한 부위만 골라 하는 것을 믿지 않는다는 점을 먼저 말하고 싶다. 하지만 어떤 고관절 확장 가동 운동(가급적이면 여러 가지 고관절 확장 가동 운동)은 일상적인 기능에 매우 큰 영향을 미칠 수 있다는 점은 인정한다. 한 가지를 선택해야 한다면 바로 이 운동이 될 것이다.

평가 항목: 소파 테스트

골반이 얼마나 잘 확장되는지 확인하는 가장 좋은 방법은 소파 테스트를 해보는 것이다. 이름에 '소파'가 들어갔다고 솔깃해하기 전에 이 테스트는 소파에서 빈둥거리는 것과는 아무 상관이 없다는 것을 미리 말해 두겠다. (하지만 누가 빈둥거리는 것을 좋아하지 않겠는가?) 소파 테스트는 정강이를 소파 등받이에 댄 상태에서 소파 좌석에 무릎을 찔러넣는 동작을 기반으로 하기 때문에 그런 이름이 붙은 것이다. 켈리가 만들고 팀 페리스(Tim Ferriss)가 그의 책《The 4-Hour Body》에 실으면서 대중화된 이 가동 운동은 생활에 쉽게 적용할 수 있다. 뉴스를 보거나 프로그램을 다운받는 동안 실컷 할 수 있다는 말이다. 하지만 이 테스트는 사실 바닥(벽에 정강이를 댄 상태)에서 수행하는 것이 가장 좋으며, 그것이 너무 어려운 경우에 소파에서 수행해도 된다는 것이 조건이다.

소파 테스트로는 엉덩이를 뒤로 뻗는 능력과 대퇴사두근의 가동 범위를 측정한다. 이 두 가지 움직임이 정상화되면 다리가 해야 할 일을 모두 할 수 있다. 런지나 전사 자세 I과 II와 같은 요가 동작을 해본 적이 없다면 소파 테스트에서 엉덩이를 확장하는 동작이 매우 낯설고 어렵게 느껴질 수 있다. 걱정하지 말라. 당당히 이 테스트를 통과하는 데 방해가 될 만한 제한 사항(당신은 존재조차 몰랐을)들은 훈련을 통해 완화될 수 있다. 이 책에 소개된 많은 바이털 사인과 마찬가지로, 우리는 당신이 고관절 유연성을 유지하기 위해 노력할 뿐만 아니라 문제가 생겼을 때 점검해야 할 목록에 고관절 유연성을 추가할 수 있도록 이 문제에 대한 인식을 높이고 싶다. 허리가 아픈가? 무릎 통증이 있는가? 달리거나 걷는 속도가 느려지는가? 걷다 보면 상체가 앞으로 쏠리는가? 고관절 확장 부족이 직접적인 원인이거나 기여 요인일 수 있다.

이 테스트의 중요한, 어쩌면 예상치 못한 측면은 고관절을 확장하면서 엉덩이를 최대한 세게 조여야 한다는 것이다. 이는 엉덩이의 큰 근육인 둔근을 활성화하는 동작이다. 고관절을 제어하지 않고 아무렇게나 확장하면 당신이 피하고 싶은 바나나 모양 등이 되기 때문이다. 그렇다. 당신은 다리를 뒤로 뻗을 수 있기를 바라지만, 안전하고 힘차게 움직이려면 고관절이 둔근과 협력해 작동해야만 한다. (둔근에 대한 자세한 내용은 119쪽의 '뒤태'를 참조하라.) 이 테스트는 사실 다리를 뒤로 멀리 뻗는 것이 아니라, 둔근을 얼마나 잘 확장하고 활성화할 수 있는지 이 두 가지를 동시에 알아보는 것이다. 그래야 기본적인 움직임을 안전하고 건강하게 회복할 수 있다.

호흡을 하는 것도 자세의 질과 안전에 기여할 것이다. 여기서 호흡이란 코로 숨을 완전히 들이마시고 몸통을 공기로 가득 채우는 것을 의미한다. 고난도 자세를 취하고 있는데 숨을 제대로 쉴 수 없다면 뒤로 물러나 더 단순한 자세로 돌아가라. 아주 단순한 동작을 하고 있는데도 몸통을 가득 채우는 호흡을 할 수 없다면 이를 목표로 삼고 숙달될 때까지 난이도를 높이지 말라.

준비

아무것도 걸려 있지 않은 벽과 인접한 바닥 공간이 필요하며, 어쩌면 소파가 필요할 수도 있다. 바닥에서 테스트를 실시할 때는 원하는 경우 매트나 베개를 움직이는 다리의 무릎에 대준다.

테스트

이 테스트는 소파보다 바닥과 벽에 대고 하면 고관절의 가동 범위를 더 정확하게 측정할 수 있으므로 바닥과 벽부터 시작하라. 하지만 너무 힘들거나 신체적 제약으로 인해 바닥에서 할 수 없는 경우 소파에서 실시하는 방법을 따른다.

바닥/벽에서 실시하기

자세 1: 왼쪽 무릎을 바닥과 벽면이 맞닿는 지점에 대고 발끝을 세운 채 정강이를 벽에 붙인다. 오른쪽 무릎을 몸 앞쪽 바닥에 대고 손으로 바닥을 짚어 몸을 일으킨다. 몸통은 바닥과 비스듬한 각도를 유지해야 한다. 왼쪽 무릎은 계속 바닥과 벽이 만나는 지점에 두고 엉덩이를 최대한 세게 조인 상태에서 천천히 다섯을 세며 숨을 들이마신다. 그런 다음 엉덩이의 긴장을 풀고 천천히 다섯을 세면서 숨

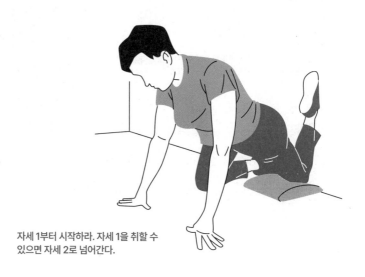

자세 1부터 시작하라. 자세 1을 취할 수 있으면 자세 2로 넘어간다.

을 내쉰다. 이 동작을 5회 반복하고 다리를 바꾼다. 이 동작이 쉽고 엉덩이를 단단히 조일 수 있으면(둔근 활성화는 이 테스트의 중요한 부분) 자세 2로 넘어간다. 엉덩이를 제대로 조이고 있는지 잘 모르겠다면 손을 뻗어 엉덩이를 만져보고 단단한지 확인한다. 다른 한편으로는 숨을 쉴 수 있는지도 확인한다. 원칙적으로 둔근 수축과 호흡은 서로 배타적이지 않다.

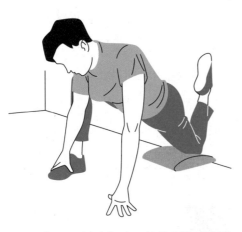

우리 부부는 아마 자세 2나 그 비슷한 자세로 대부분의 시간을 보내는 것 같다.

자세 2: 자세 1에서 오른쪽 무릎을 들어 90도 각도로 구부린 다음 발을 몸 앞쪽 바닥에 놓는다. 몸통은 바닥과 비스듬하게 놓고 왼쪽 무릎은 바닥과 벽면이 맞닿는 지점에 계속 둔 채 엉덩이를 최대한 조이고 천천히 다섯을 세면서 숨을 들이마신다. 그런 다음 엉덩이의 긴장을 풀고 천천히 다섯을 세면서 숨을 내쉰다. 이 동작을 5회 반복하고 다리를 바꾼다. 이 동작이 쉽고 엉덩이를 단단히 조일 수 있으면 자세 3으로 넘어간다.

자세 3: 자세 2를 취한 상태에서 왼쪽 무릎을 바닥과 벽면이 맞닿는 지점에 두고 몸통을 똑바로 세워 벽과 최대한 평행이 되도록 한다. 엉덩이를 최대한 세게 조이고 천천히 다섯을 세면서 숨을 들이마신 다음 엉덩이의 긴장을 풀고 천천히 다섯을 세면서 숨을 내쉰다. 이 동작을 5회 반복하고 다리를 바꾼다.

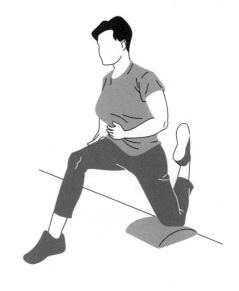

몸통을 더 똑바로 세우는 자세를 취해 보면 많은 사람이 자신이 얼마나 경직되어 있는지 분명히 알게 될 것이다.

소파에서 실시하기

자세 1: 소파를 등지고 소파 앞에 선다. 오른쪽 다리를 뒤로 들어 올려 구부린 무릎을 등받이와 쿠션이 만나는 부분 근처 좌석에 댄다. 정강이는 소파 등받이에 대고 발끝을 편다. 몸통을 곧게 세운 상태에서 왼발로 바닥을 짚고 무릎을 구부린다. 오른쪽 무

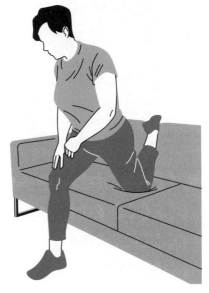

이것이 원래 개념의 소파 테스트로 TV를 보면서도 할 수 있다!

릎을 소파 좌석에 붙이고 정강이를 소파 등받이에 댄 상태에서 엉덩이를 세게 조이고 천천히 다섯을 세면서 숨을 들이마신 다음 엉덩이의 긴장을 풀고 천천히 다섯을 세면서 숨을 내쉰다. 이 동작을 5회 반복하고 다리를 바꾼다. 이 동작이 쉽고 엉덩이를 조일 수 있다면 (둔근 활성화는 이 테스트의 중요한 부분) 자세 2로 넘어간다. 언제든지 무릎을 소파 등받이에서 멀리 떨어뜨려 편하게 동작을 해도 된다.

자세 2: 자세 1에서 왼발을 소파 좌석으로 가져가 무릎을 45도 각도로 구부린다. 오른쪽 무릎을 좌석에 얹어두고 정강이는 소파 등받이에 기댄 상태에서 엉덩이를 세게 조이고 천천히 다섯을 세면서 숨을 들이마신 다음 엉덩이의 긴장을 풀고 천천히 다섯을 센다. 이 동작을 5회 반복하고 다리를 바꾼다.

앞에 있는 발을 소파에 올려놓으면 동작의 강도가 더 높아진다.

테스트 결과의 의미

한쪽 골반이 다른 쪽 골반보다 더 뻣뻣한 것은 매우 자연스러운 현상이다. 왼발잡이일 수도 있고, 오른발로 운전할 수도 있고, 항상 같은 발로 스케이트보드를 밀거나 오래된 부상으로 한쪽이 다른 쪽보다 더 경직됐을 수도 있다. 이유가 무엇이든 어떤 자세를 한쪽 다리로는 취할 수 있는데 다른 쪽 다리로는 취할 수 없는 일이 드문 경우는 아니다.

바닥에서 실시하기, 자세 1 취하기: 이 동작은 가동 범위가 상당히 넓다. 하지만 이 점을 기억하라. 물리치료학과에서 흔히 말하듯이 근육은 순종적인 개와 같다. 근육 훈련에 전념하면 근육은 변할 것이다. 그러니 자세 2를 취할 수 있을 때까지 계속하라.

바닥에서 실시하기, 자세 2 취하기: 이 정도로 고관절을 확장할 수 있다면 가동 범위 한계치에 꽤 가까운 상태라고 생각하라. 훈련을 계속하면 곧 자세 3을 취할 수 있게 될 것이다.

바닥에서 실시하기, 자세 3 취하기: 축하한다. 당신은 달리기나 수영 같은 스포츠에서 실력을 발휘할 수 있게 하고 허리나 무릎 통증을 겪지 않게 해줄 고관절 민첩성을 갖췄다. 연습으로 이 움직임의 기본 요소를 잃지 않을 수 있을 것이다.

소파에서 실시하기, 자세 1 취하기: 이제 시작이다. 최소한 기본이라도 달성하려고 노력해야 한다.

소파에서 실시하기, 자세 2 취하기: 이것이 기본이다. 이 지점에서도 고관절은 겨우 조금 확장될 수 있다. 그것은 오랜 시간 앉아서 지내고 많이 걷지 않기 때문이다. 그리고 타고나길 그 부위가 경직되어 있을 수도 있다. 바닥에서 해보고 어떤지 확인해 보라.

테스트는 언제 다시 하는 것이 좋은가?

소파 스트레칭(130쪽 참조)을 하면서 자연스럽게 다시 테스트하게 될 것이다. 얼마나 발전했는지만 주목하라.

고관절 확장하기

무릎 뼈는 허벅지 뼈에 연결되어 있고, 허벅지 뼈는 골반 뼈에 연결되어 있고, 골반 뼈는 등 뼈에 연결되어 있다는 것은 미국에서 초등 1학년을 마친 사람이라면 누구나 알고 있는 사실이다. 하지만 사람들은 대부분 왜 자기 몸이 의도된 대로 잘 움직여지지 않는지, 혹은 왜 불편함을 느끼는지 알아보려고 할 때는 우리 몸이 그렇게 연결되어 있다는 사실을 잊어버린다. 모든 것은 연결되어 있다. 그리고 특히 골반이 신체의 전반적인 안녕에 큰 역할을 하는 것은 그렇게 연결되어 있기 때문이다. 골반은 심지어 엄지발가락이 제 기능을 하는 것에도 영향을 미친다.

이에 대한 자세한 내용은 나중에 다루겠지만, 먼저 고관절을 정상 범위로 확장하지 못하는 것이 허리에 영향을 끼치는 이유에 대해 이야기해 보자. 허리는 아주 많은 이들이 어려움을 겪는 신체 부위다. 골반은 그냥 서 있을 때조차, 특히 빨리 걷거나 뛰고 싶을 때도 등의 모양을 결정한다. 고관절이 잘 확장되지 않을 때 무슨 일이 일어나는지 알고 싶으면 이 자세를 해보라. 허리를 약 45도 각도로 구부린 채 손을 주머니에 넣고 천 위로 허벅지 윗부분의 살을 잡는다. (주머니가 없으면 옷을 대고 잡는다.) 그리고 똑바로 서 보라. 힘들 것이다. 그리고 몸이 안 되는 것을 되게 하려고 애쓰다 보면 결국 고관절 확장이 제한된 많은 노인처럼 자세가 구부정해져 넘어질 위험이 커지거나, 아니면 과도하게 구부러진 바나나 모양 등이 된다는 것을 알게 될 것이다.

물론, 이 동작은 고관절 확장 부족을 과장한 것이다. 하지만 이러한 상태가 왜 일련의 문제들을 유발하는지 어느 정도 설명이 된다. 골반에서 대퇴골(넓적다리뼈)까지 이어지는 두 개의 큰 근육에는 요근과 장골근(엉덩근)이 있다. 고관절 확장이 제한적일 때처럼 이 근육들이 경직되거나 짧아지면 척추를 잡아당겨 휘게 하고, 서 있는 경우에는 바나나 모양 등이 되게 한다. 휘청거리며 기능이 떨어지는 바나나 등 자세를 유지하는 데는 힘이 많이 든다. 이는 움직일 때 허리의 피로와 통증을 유발할 가능성이 높다. 게다가 허리가 고관절 확장 부족을 보완하느라 골반을 앞으로 끌어당겨서 횡격막과 골반기저근, 복근이 효과적으로 작동하기 어렵게 되고, 그 결과 바이털 사인 2장에서 설명한 충분한 호흡을 할 수 없게 된다.

이는 엉덩이 위쪽에 연결된 신체 부위에서 흔히 볼 수 있는 현상으로 아래쪽 연결 부위에도 영향을 미칠 수 있다. 누구나 어느 정도는 고관절을 확장할 수 있는데, 대부분 걸을 때 보면 분명히 알 수 있다. 차에서 내려 사무실로 성큼성큼 걸어 들어가거나 집 안에서 왔다 갔다 하는 데는 그다지 크게 고관절을 확장할 일이 없다. 발을 내디디고, 다리를 뒤로 보내며 몸통이 앞으로 나가면 된다. 하지만 고관절의 가동 범위가 좁아서 다리를 뒤로 아주 멀리 뻗을 수 없으면 몸은 종종 균형감과 안정성을 찾으려고 대안적인 방법들로 눈을 돌리는데, 주로 엉덩이를 뒤로 빼면서 다리와 무릎, 발을 바깥쪽으로 돌린다. 갑자기 오리걸음을 하게 되고 합병증이 생길 수도 있다. 무릎이 뻣뻣하고 아플 수 있고, 움직일 때 몸을 떠받치는 발목이 제 할 일을 하지 못해서 통증이 생길 수도 있다. 달리기를 하는 사람이라면, 발뒤꿈치를 땅에 먼저 대면서 달리는 힐 스트라이커(heel striker)가 될 수도 있다. 이것이 반드시 나쁜 것은 아니다. 힐 스트라이커들도 일부는 괜찮다. 하지만 어떤 선수들은 부상의 위험이 커진다.

그리고 엄지발가락이 있다. 엄지발가락은 몸에서 중요한 역할을 한다. 우리 인간을 다른 영장류들과 구별시켜 주는 것 중 하나는 직립보행 능력이다. 엄지발가락은 구부러지기도 하고 펴지기도 하면서 우리가 앞으로 나아갈 때 추진력을 제공한다. 우리는 이렇게 직립보행을 할 때 많은 부분 엄지발가락에 빚지고 있다. (침팬지의 발은 인간의 발가락처럼 정렬되어 있지 않다. 하지만 침팬지는 우리보다 물건을 잡는 데 엄지발가락을 훨씬 더 잘 사용한다.) 하지만 고관절 확장이 제한적일 때 발이 그것을 보완해 준다고 알려진 마당에 발가락으로 물건 옮기는 능력쯤은 무시해도 될 것 같다. 반대로, 고관절 확장이 잘 되면 발가락에서 힘을 많이 얻을 수 있다. (달리기 선수와 파워 워커, 등산가들은 주목하라.) 이것이 다리를 민첩하게 뒤로 움직일 수 있는 능력이 중요한 또 다른 이유다.

누구나 간단히 만들 수 있는 멋진 뒤태

신체 후면의 큰 근육인 둔근(엉덩근)은 고관절 확장에 중요한 역할을 하므로 지금 엉덩이에 대해 이야기하는 것이 좋겠다. 신체에서 가장 큰 근육인 둔근이 하는 일 중 하나는 골반이 앞으로 쏠리지 않게 제어해 등이 휘어진 바나나 모양이 되지 않게 하고, 이로 인해 몸이 긴장되고 불안정해지는 것을 방지하는 것이다. 이러한 이유로 소파 스트레칭(130쪽)이나 플랭크를 할 때처럼 필요한 경우 엉덩이를 활성화할 수 있는 것이 중요하다. 하지만 상자를 들거나 오래 서 있는 것처럼 단순한 동작을 할 때도 필요하긴 마찬가지다. 예를 들어 스탠딩 책상을 사용할 때처럼 일상적인 활동을 하면서 계속 엉덩이에 힘을 줄 필요는 없지만 가끔씩 엉덩이에 힘을 줘 보면 자세가 괜찮은지 확인하고 바로잡을 수 있어서 좋다. 그러니 책상에서 한두 시간 정도 서 있거나 식당에서 줄을 서서 오래 기다린 후에 엉덩이에 힘을 주면 골반이 앞으로 쏠려 척추를 잡아당기고 있지 않은지 확인하는 데 도움이 된다.

연구에 따르면 둔근의 약화는 무릎 부상과 만성 요통, 종아리 통증, 노인들의 낙상 등과 관련이 있는 것으로 나타났다. 이와 반대로 둔근이 강하면 이 같은 많은 상황이 치유되는 것으로 나타났다.

팔굽혀펴기 자세에서 몸통을 올린 자세인 플랭크 자세를 해 보면 둔근이 얼마나 안정성을 제공하는지 그 효과를 확인할 수 있다. 엉덩이에 힘을 주지 않으면 허리가 가라앉고, 다른 사람이 엉덩이를 밀면 쓰러질 가능성이 크다. 하지만 엉덩이에 힘을 주면 당신은 갑자기 두꺼운 판자가 된다. 사람이 위에 앉아도 당신은 휘청이지 않을 것이다.

이것만으로는 뒤태에 신경을 써야겠다는 생각이 안 들어도, 다들 엉덩이 모양에는 관심이 있을 것이다. 요즘 엉덩이 보형물 이식 수술을 받는 사람들이 많아지고 있는 걸 보면(엉덩이 임플란트와 같은 것이 있다는 사실 자체만 봐도!) 균형 잡힌 엉덩이가 정말로 탐나는 상품이라는 것을 알 수 있다. 사실 둔근을 강화하고 멋진 뒤태를 갖기는 매우 쉽다. 힘만 주면 된다. 2019년에 발표된 위치토주립대학교(Wichita State University)의 연구에서 16명의 피실험자들이 한 행동이 바로 그것이다. 엉덩이 근육 단련 실험의 대상자들은 하루 15분 동안 엉덩이에 힘을 줘 조이기만 했으며, 15분이 지나면 시간을 나눠서 해도 상관없었다. 한 그룹은 앉아서 5초간 힘을 주었다가 중간에 잠깐씩 힘을 뺐고(본질적으로 등척성 운동), 다른 그룹은 바닥에 엎드려 무릎을 구부린 채 엉덩이를 들어 올리고 짧게 힘을 주었다가 다시 내리는 '양측 브리지(bilateral bridges)'라는 운동을 했다. 그리고 15분간 동일한 프로그램을 진행했다.

8주간의 연구를 마치고 보니, 두 그룹 모두 똑같이 고관절이 확장되었고 둔근의 근력이 좋아졌다. 앉아서 골반에 힘을 준 사람들의 골반이 더 커지긴 했지만, 이 연구는 둔근 강화와 고관절 확장을 위해 체육관까지 가서 운동하지 않아도 된다는 것을 보여 주었다는 점에서 우리 마음에 든다. 연구 대상자들은 앉아서 등척성 운동을 했지만 서서 하는 것만큼이나 효과적이었다. 그러니까 커피를 주문하려고 줄을 서 있거나, 설거지를 하거나, 양치질을 하는 동안에도 할 수 있다는 것이다. 정말 그 정도로 간단하다.

미래에 대한 투자 [신체]

회사에서 우리는 3개년 계획이나 5개년 계획, 회사의 성공을 상상하는 데 도움이 되는 비전 게시판 등 미래를 위한 준비에 대해 많이 듣는다. 인생에서는 개인연금, 국민연금 등 '황혼의 시기'를 위해 저축하는 갖가지 방법에 대해 많이 듣는다. 그렇다면 우리가 많이 들어보지 못한 것이 무엇인지 아는가?

75세, 80세, 90세가 넘어서도 하고 싶은 일을 할 수 있게 해 줄 신체적 기술과 능력을 개발한다는 계획이다. '이봐, 나는 이틀 동안 손주들이랑 디즈니랜드를 돌아다닐 수도 있고 비행기에서 다른 사람한테 의지하지 않고 직접 짐칸에 짐을 올릴 수 있게 되길 바란다네. 난 99살에도 산악자전거를 타고, 넘어져도 혼자 힘으로 일어나고, 서서 샤워도 할 수 있으면 좋겠어'라는 최종 목표가 있는 25개년 계획은 어디에 있는가?

운동선수들과 함께 일을 할 때 우리는 선수들이 훈련하고자 하는 종목을 살펴본 다음 역으로 훈련하는 방법을 취한다. 해당 종목에 필요한 것이 무엇인지 세세한 부분까지 살펴보고 선수들이 제대로 준비할 수 있도록 하는 것이다. 이것이 나이가 들어감에 따라 우리 모두가 해야 할 일이다. 노년기가 실제로 어떤 모습인지 면밀히 살펴보고 이를 위해 훈련하는 것 말이다. 암이나 파킨슨병과 같은 재앙을 예방할 수는 없다. 하지만 노년기가 아직 멀었어도 앞으로 다가올 세월을 대비하기 위해 할 수 있는 일들은 여러 가지가 있다.

우리는 피터 아티아(Peter Attia)의 생각이 옳다고 생각한다. 아티아는 '왜 우리는 멋진 90세가 되기 위한 훈련을 하지 않는가?'라는 질문에 대한 대답으로 100세 올림픽(Centenarian Olympics)을 창안한 의사다.

아티아는 친구 아버지의 장례식에서 추모객들이 친구의 아버지가 돌아가시기 10년 전부터 당신이 정말 좋아했던 두 가지 일, 골프와 정원 가꾸기를 할 수 없었다며 안타까워하는 것을 보고 이 생각을 하게 된 것이다. 100세 올림픽은 사실 공동체적 스포츠 행사가 아니라 개인적인 성배 역할을 한다. 어떻게 살고 싶은지 생각해 보고, 나이가 들면서 자연스럽게 몸이 뻣뻣해지고 약해지는 것을 고려해 노화가 시작되기 전에 대응 전략을 세워야 한다. 예를 들어, 죽을 때까지 테니스를 치고 싶으면 이를 가능하게 해 줄 근력과 균형 감각, 가동 운동에 집중해야 한다.

이 책의 모든 것은 노년기까지 활동적인 생활을 유지하는 데 맞춰져 있다. 여기에 규칙적인 운동을 더하면 훨씬 더 좋은 결과를 얻을 수 있을 것이다(운동에 대한 조언은 369쪽을 참조하라). 하지만 우리가 강조하고 싶은 것은 나이 들어서도 계속 움직일 수 있으려면 지금 움직이거나 계속 움직여야 한다는 것이다. 줄리엣의 아버지 워렌과 함께 그랜드캐니언으로 떠났던 여행은 그래야 하는 이유를 보여 주는 가장 좋은 예가 될 것이다.

그것은 16일 동안 콜로라도 강에서 노를 젓고, 하이킹을 하고, 자연 속에서 잠을 자야 하는 등 육체적으로 힘든 여행이었다. 그 당시 우리 일행은 대부분 40대 초반에서 후반이었고, 76세인 줄리엣의 아버지가 단연 최고령이었다. 그런데도 그는 우리 여행에서 우리가 하는 모든 활동을 다 해냈다. 모래 폭풍이 몰아쳤고(아침에 눈을 뜨면 몸에 있는 구멍이란 구멍에 온통 모래투성이인 날도 여러 날 있었다), 장맛비가 내렸으며, 낮은 건조하고 기온이 섭씨 40도까지 올라갔다. 우리는 매일 아침 뗏목에 말린 가방과 캠핑 장비를 싣고, 매일 밤 짐을 내렸다. 그리고 낮에는 클래스 IV와 V의 급류를 탔다. 그 얘긴 배 안에서 가만히 앉아 있지 못하고 노를 저어야 했다는 말이다. 강을 떠나서는 바위를 걸어 오르거나 기어오르는 험난한 하이킹을 10km까지 하곤 했다.

워렌은 하루가 끝날 무렵 우리보다 조금 더 피곤했을 수는 있지만 어느 것 하나 놓치지 않았다. 여행이 끝났을 때 같이 여행한 사람들 모두 그의 민첩성과 체력에 감탄했다. 어떤 사람들은 줄리엣의 아버지와 같은 나이인 자기 부모님이라면 그랜드캐니언 여행을 해내지 못했을 거라고 말하기도 했다. 그런 힘든 일을 해낼 수 있었던 비결이 무엇이냐고 물었더니 줄리엣의 아버지는 이렇게 대답했다. "글쎄요, 분명히 어느 정도 유전적인 요인이 작용했을 겁니다.(과학자가 한 말이니 놀랄 일은 아니다.) 하지만 거기다 저는 평생 몸을 움직여 왔어요."

당연히 우리는 가장 큰 차이를 만든 것은 후자라고 생각한다. DNA로는 얼마 못 간다. 중요한 건 워렌이 정말로 자신의 미래에 투자했다는 것이다. 그는 1970년대부터 체육관에 갔고, 역기를 들기 시작했다. 두 활동 모두 전국적인 관심을 받기 이전이었다. 그는 하이킹과 배낭여행도 즐겼다. 그는 일찍이 건강한 습관을 들였고, 그 결과 큰 결실을 거둔 것이다.

자신의 미래에 투자하는 방법은 다음과 같다. 노년에 하고 싶은 것들을 상상력을 발휘해 모두 생각해 보라. 무엇이 당신에게 행복을 가져다줄 것인가? 당신이 그것을 진지하게 생각한다는 것을 보여 주고 동기가 약해졌을 때 다시 볼 수 있게 적어 두라. 그런 다음, 이 책을 출발점 삼아 그런 것들을 실현시켜 줄 신체 능력을 유지하는 데 필요한 일을 당장 시작하라. 너무 늦기 전에!

활기차게 걷기

엉덩이가 몸의 정중선 너머로 충분히 확장되도록 설계되었다면 그런 확장은 어디로 사라져 버린 것일까? 많은 현대병과 마찬가지로 앉아서 보내는 시간이 문제의 주범이다. 확장이란 조직을 늘려 골반이 뒤로 가게 하는 것인 반면, 의자에 앉을 때 엉덩이의 모양과 같은 굴곡은 골반과 다리 앞쪽의 조직을 수축시키거나 경직시킨다.

몸이 반복적으로 취하게 되는 자세에 적응하면 골반에 제한이 생길 수밖에 없다. 그리고 조직의 수축을 영구화하는 것은 단지 TV 앞 소파에 줄곧 앉아 있거나 온종일 책상 앞에서 일하는 것만이 아니다. 펠로톤과 소울사이클(SoulCycle, 단체로 실내 자전거를 타는 피트니스 센터-역주)과 같은 인기 있는 운동과 자전거나 패들 보트, 피트니스용 노 젓기 기구에서 오랜 시간을 보내야 하는 다른 활동들도 현재 당신의 몸이 선호하는 자세를 고착화시킨다.

우리 인체의 가장 큰 장점은 적응하고 또 적응한다는 것이다. 다시 말해 당신은 엉덩이를 재야생화할 수 있다. 하지만 의식적인 노력이 필요하다. 우리가 고급 스포츠를 즐기며 무릎이나 허리 통증과 같은 문제를 겪고 있는 사람들을 대상으로 하는 일 중 하나는 그들이 온종일 취하는 동작과 자세, 그리고 온종일 취하지 않는 동작과 자세를 조사하는 것이다. 그리고 우리는 거의 항상 고관절을 확장하는 활동이 부족하다는 것을 알게 된다. 부족하다는 것이 단지 앉아 있기, 자전거 타기 등 무엇이든 고관절을 구부리고 있게 하는 활동만 한다는 것이 아니다. 확장하는 활동이 부족하다는 것이다. 우리는 대부분, 심지어 엘리트 운동선수들도 무릎을 엉덩이 뒤로 의미 있을 만큼 멀리 뻗을 기회가 없다. 요가나 런지 동작이 많은 운동을 하지 않는 한 당신은 아마 이런 자세로 시간을 보내는 일이 없을 것이다. 몸에 건강한 가동 범위를 자세히 알려 주는 것처럼 보이기도 하는 일립티컬 트레이너(elliptical trainer, 타원형 운동기구, 팔과 다리를 동시에 움직이는 기구로 러닝머신, 자전거, 스테퍼를 합쳐 놓은 듯한 운동기구-역주)에서 운동하는 사람을 보더라도 실제로 골반을 확장할 필요가 없다는 것을 알 수 있다.

고관절 부위의 해부학적 구조를 조금만 자세히 살펴보면 고관절 확장 훈련을 하지 않거나 오래 앉아 있으면(혹은 둘 다 하면) 생길 수 있는 여러 가지 좋지 못한 결과를 알 수 있다. 한 가지 일어날 수 있는 일로 대퇴골두(공 모양)를 고관절 소켓에 부착하는 자루 모양의 결합 조직인 고관절낭이 뻣뻣해질 수 있는데, 이는 고관절낭이 가장 자주 취하는 자세에 적응한 결과일 수도 있고, 아래쪽으로는 고관절을 가로지르는 대퇴사두근 중 하나인 대퇴직근이 짧아진 것이 원인일 수도 있다. 그리고 발등에서부터 무릎을 거쳐 배까지 이어지는 긴 연결 조직에 문제가 생길 가능성도 있다. 이 부위도 적응을 위해 경직되거나 수축될 수 있는 것이다. 뇌도 간과할 수 없다. 부상이나 연습 때문일 수도 있지만, 어떤 이유에서든 뇌는 몸이 실제로 취할 수 있는 자세에 접근하는 것을 허용하지 않는다. 뇌에는 맹점이 있지만, 적절한 입력으로 제거할 수 있는 맹점이기도 하다.

몸은 자주 변하고, 그 이유를 항상 알 수는 없다. 그리고 솔직히 말해 우리는 그 이유는 신경 쓰지 않는다. 우리가 신경 쓰는 것은 가장 빠른 방법으로 사람들에게 원래 타고난 움직임을 돌려주는 것이다.

그리고 좋은 소식은 상당한 변화를 짧은 시간 안에 가져올 수 있다는 것이다. 한 가지 예를 들어 보겠다.

우리의 친구이자 동료인 근력 및 컨디셔닝 코치 조 드프랑코(Joe DeFranco)는 한 NFL 러닝백이 무릎 수술 후 기량을 회복할 수 있게 도울 방법을 찾고 있었다. 조는 그에게 몸풀기로 이 장의 뒷부분에서 소개할 훈련과 유사한 고관절 가동 훈련을 하게 하고 10m 전력 질주를 시켰다. 이 선수는 고관절 가동 훈련 직후 보폭이 넓어지면서 개인 기록을 0.05초 단축했다. 이러한 수치가 별것 아닌 것처럼 보일 수 있지만, 거리를 10배로 늘리거나(이 선수라면 100m 개인 최고 기록이 0.5초 줄어드는 것이다) 러닝백으로서의 그의 임무가 경기장에서 처음 10m를 죽어라 달리는 것이라는 사실을 고려한다면 그렇게 하찮게 볼 일이 아니다.

아마 달리기 시간을 단축하는 데 관심이 있는 사람이라면 좋은 소식이다. 그런데 달리기 선수가 아니어도 여기에 신경을 써야 하는 이유는 무엇인가? 그 러닝백 선수의 경험은 운동의 종류와 관계없이 몸이 움직이는 방식을 얼마나 빠르게 바꿀 수 있는지 보여 주기 때문이다. 이 사례는 조에게 큰 영향을 끼쳤다. 그는 이렇게 말한다. "엘리트 운동선수가 10m 전력 질주에서 0.05초를 단축하는 것을 보고 고관절을 완전히 확장하는 것이 얼마나 중요하고 강력한 효과가 있는지 생각하게 됐습니다. 엘리트 운동선수의 몸이 그렇게 빨리 큰 변화를 경험했는데 '보통 사람'이 고관절 확장 극대화 훈련을 하면 어떻게 되겠습니까? 고관절 확장이 비운동선수 고객을 위한 모든 프로그램에서 주요 초점이 된 것은 말 그대로 그날이었습니다. 그리고 그렇게 한 것이 사람들이 많이 겪는 문제와 불만을 '해소'하는 데 큰 영향을 미쳤습니다. 제 고객들은 이제 골반의 정렬이 좋아졌고 허리나 골반, 무릎의 통증이 줄었습니다."

이것은 특이한 사례가 아니다. 트래비스 매쉬(Travis Mash)는 역도 선수들의 훈련에 고관절 확장 가동 운동을 도입한 세계적인 코치다. 그는 켈리와 함께 팟캐스트에 출연해 우리에게 이렇게 몇 가지 소식을 전했다. "켈리, 당신이 우리 체육관 선수들의 허리 문제를 근본적으로 해결해 주었어요. 올림픽 역도 선수의 고관절 확장을 개선하는 데 집중하기 시작했더니 허리 통증이 대부분 사라졌거든요." 정말 듣기 좋은 말이다!

이렇게 말해도 고관절이 온전히 기능하는 것이 중요하다는 것을 아직 확신하지 못하겠다면 다시 한 번 설명하겠다. 당신은 잘 걷고, 사고 없이 자주 달릴 수 있으며, 등이 눈에 띄게 바나나 모양도 아니고, 몸이 어딘가 안 좋다는 징후가 없을 수도 있다. 하지만 등산을 하고 싶을 때나 5K 마라톤 경주에서 개인 최고 기록을 내고 싶을 때, 수영장에서 발을 더 세게 차서 뒤따라오는 사람에게 물보라를 선사하고 싶을 때, 휴가 중 토스카나에서 언덕 마을을 걷고 싶을 때처럼 활동 수준을 높이고 싶을 때는 고관절 확장이 가장 큰 도움이 될 것이다. 이것은 너무 꽉 끼는 청바지를 벗어 버리는 것과 같다. 당신은 움직일 수 있다. 정말로 움직일 수 있다.

비록 어떤 식으로든 활동 수준을 높일 의도가 없다고 할지라도 고관절을 확장하면 틀림없이 기본적인 신체 관리가 잘되고 노화도 늦춰질 것이다. 그리고 그냥 움직이기가 더 쉬워질 것이다. 통증이 있어서 그 원인을 알아보고자 할 때, 고관절 확장 상태부터 점검해 보도록 리마인더가 되어 줄 것이다. 우리는 우리의 경험과 다른 사람들의 경험을 통해 고관절 확장 운동이 치료하기 어려워 보이는 문제를 해결할 수 있다는 사실을 알게 되었다.

우리에겐 왜 뇌가 있을까? 움직이기 위해서다

뇌가 있어서 우리는 이런 문제들을 깊이 생각해 볼 수 있다. 우리에겐 뇌가 왜 있는 것일까? 동물의 왕국을 인간이 지배할 수 있었던 것은 인간의 영리한 두뇌 덕분이다. 하지만 우리는 뇌의 가장 중요한 역할은 신체의 움직임을 지시하는 것이라고 믿는다. 콜롬비아대학교의 신경과학자 다니엘 울퍼트(Daniel Wolpert)도 이 이론에 동의한다. 그는 2011년 TED 강연에서 이에 대한 주장을 펼쳤다. 울퍼트는 연설 도중 '뇌가 존재하는 진짜 이유'라는 제목의 강연에서 멍게 사진을 화면에 띄웠다. 멍게는 매우 존재감 없는 동물이다. 울퍼트의 화면에 나타난 특정 품종(갈빗대 모양의 셀룰로스 같은 몸을 가진 불투명체)은 빈 물병처럼 보였다.

원시적인 생명체마저도, 그러니까 멍게도 우리와 마찬가지로 적어도 초기에는 뇌와 신경계를 갖는다. 이 동물은 어릴 때 바다를 여기저기 자유롭게 헤엄쳐 다닌다.

하지만 마침내 적당한 바위를 발견하면 거기에 몸을 붙이고 여생을 보낸다. 그런데 일단 자리를 잡은 멍게는 자신의 뇌와 신경계를 먹어 버린다. 이상하게 들리지만 진짜 그렇다. 하지만 상당히 효율적이다. 완전히 착생했기 때문에 더 이상 뇌가 필요 없는 것이다. 울퍼트는 강연에서 청중들에게 이렇게 말했다. "움직임은 뇌의 가장 중요한 기능입니다."

신체 훈련: 고관절 가동 운동

우리는 대부분 몸을 비대칭적으로 사용한다. 고관절을 구부리는데 보내는 시간만큼 고관절을 확장하는 데 많은 시간을 보내지 않는다. 그리고 아무도, 적어도 우리는 누구도 그럴 거라고 기대하지 않는다. 그리고 그럴 필요도 없다. 하지만 덜 앉아 있고(바이털 사인 9 참조), 매일 목표로 한 움직임을 통해 고관절을 확장하면 고관절의 정상적인 가동 범위를 회복하는 데 큰 도움이 될 것이다. 마법 따윈 없다. 잊지 않도록 그냥 사용하는 단순한 과정이 있을 뿐이다.

고관절 확장을 위한 신체 훈련에는 실제로 고관절을 확장하는 것뿐만 아니라 경직된 주변 조직을 풀어 주기 위한 몇 가지 동작이 포함된다. 가능한 한 자주 연습해야 한다. 또한 우리가 일상으로 만들 것을 권하는 추가 운동이 몇 가지 더 있다. 필수는 아니지만, 시간을 투자할 가치가 충분한 것들이다.

소파 스트레칭

소파 스트레칭은 기본적으로 소파 테스트와 동일하다. 유일한 차이는 당신이 소파 스트레칭을 더 오래 한다는 것이다. 다시 말해, 바닥에서 하면 가장 효과적이지만 좋아하는 TV 프로그램을 보면서 소파에서 해도 괜찮다.

기억해야 할 몇 가지 사항: 고관절이 확장되는 정도는 양쪽이 똑같지 않을 수 있다. 필요에 따라 조정해야 한다. 그리고 호흡을 거르지 말아야 한다. 숨을 크게 쉴 때는 얕은 호흡을 하거나 숨을 참고 있을 때와는 달리 근막과 결합 조직을 자극한다. 호흡을 통해 더 넓은 가동 범위를 탐색할 수 있다. (어떤 자세로 숨을 쉴 수 없다면 그 자세를 취해서는 안 된다.)

자세 조정 팁: 소파 스트레칭을 한쪽에 3분씩 유지하기 힘들면 한 번에 1분씩만 하고 다시 시작한다. 아니면 무릎을 벽이나 소파 등받이에서 멀리 떨어뜨려 강도를 줄여도 된다. 바닥에서 자세 1이나 자세 2를 취할 때는 의자를 앞에 두고 손을 올려 상체를 지탱하는 것도 편하게 할 수 있는 방법이다.

바닥에서 실시하기

자세 1(111쪽): 일단 자리를 잡으면 오른쪽 무릎을 바닥과 벽면이 만나는 지점에 두고 엉덩이를 조이고 천천히 다섯을 세면서 숨을 들이마신 다음 천천히 다섯을 세면서 엉덩이의 긴장을 푼다. 이 동작을 3분 동안 반복하고 다리를 바꾼다. 이 동작을 쉽게 할 수 있고 엉덩이를 조일 수 있으면 자세 2로 넘어간다.

자세 2(112쪽): 일단 자세를 잡으면 몸통이 바닥과 비스듬한 각도를 이루게 하고 오른쪽 무릎을 바닥과 벽이 만나는 지점에 둔다. 엉덩이에 힘을 주고 천천히 다섯을 세면서 숨을 들이마신 다음 엉덩이의 긴장을 풀고 다시 천천히 다섯을 세면서 숨을 내쉰다. 이 동작을 3분 동안 반복하고 다리를 바꾼다. 이 동작을 쉽게 할 수 있고 엉덩이를 조일 수 있으면 자세 3으로 넘어간다.

자세 3(113쪽): 자세 2에서 몸통을 최대한 벽과 나란하도록 바로 세우고 오른쪽 무릎을 바닥과 벽이 만나는 지점에 둔다. 골반을 조이고 천천히 다섯을 세면서 숨을 들이마신 다음 다시 천천히 다섯을 세면서 골반을 이완하고 숨을 내쉰다. 엉덩이에 힘을 주고 천천히 다섯을 세면서 숨을 들이마신 다음 엉덩이의 긴장을 풀고 다시 천천히 다섯을 세면서 숨을 내쉰다. 이 동작을 3분 동안 반복하고 다리를 바꾼다.

소파에서 실시하기

자세 1(113쪽): 일단 자세를 잡고, 오른쪽 무릎으로 소파의 좌석을 내리누르고 오른쪽 정강이를 등받이에 댄다. 엉덩이에 힘을 주고 천천히 다섯을 세면서 숨을 들이마신 다음 엉덩이의 긴장을 풀고 다시 천천히 다섯을 세면서 숨을 내쉰다. 이 동작을 3분 동안 반복하고 다리를 바꾼다. 이 동작을 쉽게 할 수 있고 엉덩이를 조일 수 있으면 자세 2로 넘어간다.

자세 2 (114쪽): 일단 자세를 잡고, 오른쪽 무릎으로 소파 좌석을 내리누르고 오른쪽 정강이를 등받이에 댄다. 엉덩이에 힘을 주고 천천히 다섯을 세면서 숨을 들이마신 다음 엉덩이의 긴장을 풀고 다시 천천히 다섯을 세면서 숨을 내쉰다. 이 동작을 3분 동안 반복하고 다리를 바꾼다.

대퇴사두근 가동 운동

대퇴사두근은 가장 큰 근육 중 하나로 신체가 수행하는 많은 작업을 담당할 뿐만 아니라 체중을 지탱하고 온종일 움직이는 데 도움을 준다. 대부분의 경우 대퇴사두근은 앉는 데 필요한 길이를 유지하는데도 꽤 능숙하다. 이 가동 운동은 경직된 대퇴사두근 조직이 유연성을 회복하는 데 도움이 된다. 이런 가동 운동을 하려면 폼 롤러가 필요하지만, 대롱 모양처럼으로 생긴 기구(와인병이나 밀대, 야구공 두세 개를 테이프로 붙인 것 등)로 시작해도 된다.

롤러를 오른쪽 허벅지 위쪽(실제로는 골반 위쪽부터 무릎에 이르는 모든 부위) 아래에 놓고 엎드린다. 오른쪽 다리를 바깥쪽으로 살짝 돌린 다음 천천히 다시 다리 안쪽으로 돌린다. 상당한 압력이 느껴지더라도 숨을 크게 쉴 수 있어야 한다. 누르는 힘 때문에 숨을 쉬기 어렵거나 참게 되면 누르는 힘을 줄인다. 몸은 위아래로, 허벅지는 좌우로 체계적으로 움직인다. 약간 불편할 수 있는데, 이는 일반적인 현상

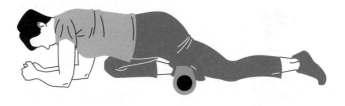

허벅지 가동 운동은 아마 몸을 관리하는 재미있는 방법 중 가장 낮은 순위에 있을 것이다. 하지만 반드시 해야 한다.

이니 괜찮다. 롤링이 기분 좋은 압박으로 느껴져야 한다. 다리를 바꿔 가며 한쪽당 2~3분, 최대 4~5분까지 실시한다.

추가 점수: 고관절 확장 등척성 운동

이 운동들은 하루에 몇 분만 낼 수 있으면 쉽게 할 수 있고 매우 효과적이다. 그리고 근육을 수축했다 이완해야 하는 등척성 운동이다. 주먹을 꽉 쥘 수 있다면 등척성 수축(isometric contraction, 근육과 관절의 길이가 변하지 않고 힘을 쓰는 것-역주) 운동을 하고 있는 것이다. 이 동작들은 예를 들어 이두박근 운동처럼 특정한 근육을 단련하는 것이 아니다. 대신 몸이 일상생활에서 취하는 자세의 과장된 버전인 자연스러운 자세로 몸을 움직이게 한다. 이런 자세를 취함으로써, 그리고 그런 자세에서 수축과 이완을 반복하면서 당신은 뇌에 이렇게 말하는 것이다. "자, 봐. 내가 지금 이런 자세로 있는데 안전하고 괜찮아. 그러니 필요하면 언제든지 몸이 이렇게 움직이도록 허락해야 해."

무릎 꿇고 하는 등척성 운동

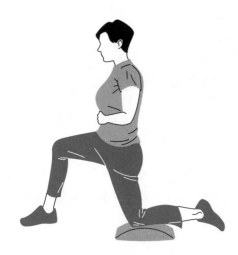

오른쪽 다리는 90도 각도로 구부리고 왼쪽 무릎은 엉덩이 뒤쪽 바닥에 대고 무릎을 꿇은 채 몸통을 곧게 펴고 두 손을 배에 가볍게 갖다 댄다. 오른쪽 엉덩이에 힘을 주고, 그런 상태에선 멀리 가지 못하겠지만 오른쪽 무릎을 최대한 멀리 앞으로 보낸 상태로 자세를 유지한다. 엉덩이에 힘을 준 상태에서 1분간 천천히 다섯 번 숨을 들이마시고, 다섯 번 내쉰다. 1분 내내 단련 중인 엉덩이에 힘을 줄 수 있어야 한다. 다리를 바꿔서 실시한다.

이 자세는 일상생활에 쉽게 적용할 수 있다. 둔근이 하는 일을 뇌에 상기시키는 것은 큰 보너스다!

서서 하는 등척성 운동

오른발은 앞으로, 왼발은 뒤로 내디뎌 두 발을 벌린다. 오른쪽 무릎을 약간 구부려 완만한 런지 자세를 취한다. 왼쪽

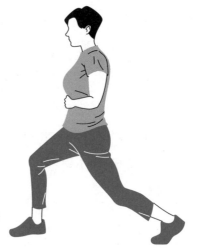

이 동작은 서서 하는 것이므로 버스를 기다릴 때나 축구장 사이드라인 등 어디에서나 할 수 있다.

허벅지 앞쪽에 긴장이 느껴져야 한다. 자세를 유지하고 골반(왼쪽)을 조인 상태에서 30초 동안 천천히 다섯 번 숨을 들이마시고, 다섯 번 숨을 내쉬며 호흡을 한다. 다리를 바꿔 동작을 계속한다.

소파에서 하는 등척성 운동(뒤쪽 발을 올리는 미니 런지)

소파 팔걸이를 등지고 선다. 오른발을 앞으로 내디디고 왼쪽 정강이를 팔걸이에 걸친다. 오른쪽 무릎을 적당한 런지로 구부리고 엉덩이에 힘을 준 채 자세를 유지하고 30초 동안 천천히 다섯 번 숨을 들이마시고, 다시 다섯 번 숨을 내쉰다. 다리를 바꿔 동작을 계속한다.

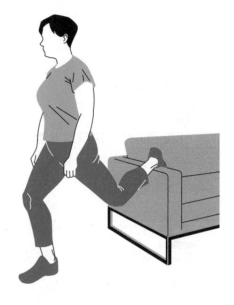

이 운동은 다양한 동작과 웨이트와 함께 수행하면 전 세계 트레이닝 환경에서 흔히 불가리안 스플릿 스쾃(Bulgarian Split Squat)이라고 불리는 필수적인 운동이 된다.

VITAL SIGN **4**

의자 생활의 해독제, 걷기
단순하지만 최고의 운동 도구

평가 항목
하루 걸음 수

신체 훈련
의도적으로 걷고 더 많이 걷기 위한 전략들

온종일 잘 움직이지 않는 사람이라면 아마 본인이 '앉아서 생활하는 사람'의 정의를 충족시키고 있다는 것을 이미 대략 알고 있을 것이다. 그래서 지금 이 페이지를 읽고 있을 가능성이 크다(적어도 우리는 그러길 바란다). 하지만 규칙적으로, 심지어 열성적으로 운동하는 사람이라도 앉아서 생활하는 사람의 자격을 갖출 수 있다는 것을 알게 되면 놀랄 수도 있다. 주 3~5회 권장 운동 횟수를 채우는 많은 사람들, 심지어 훈련 시간이 무지막지한 운동선수들조차도 우리가 기본적으로 비활동적이라고 생각한다는 사실을 알고 충격을 받는다. 계단 오르기나 크로스핏, 필라테스를 하면서 '대단해! 아주 잘하고 있어'라고 생각할 수도 있다. 하지만 당신은 아침 8시부터 저녁 8시까지 법률 관련 일이나 컴퓨터 프로그래밍을 하면서 앉아 있다가 저녁 식사를 하고 넷플릭스를 보는 것으로 하루를 마무리할 수 있다. 전에 말했듯이, 하루에 30~60분 동안 공원에서 운동하는 것도 건강하고 바람직한 습관이지만, 나머지 시간을 의자와 소파를 오가며 보낸다면 운동으로 얻은 모든 이점을 없애 버리는 셈이 된다.

이러는 것이 '바보 모자'(dunce cap, 학교에서 공부를 못하거나 게으른 학생에게 벌로 씌우던 원추형 종이 모자-역주)를 씌우고 '앉아서만 지내는 사람'이라고 적힌 알림판을 목에 걸어 아무나 궁지에 몰아넣겠다는 것이 아니다. 이해한다. 요즘은 어떤 활동을 얼마나 많이 해야 하는지에 대한 활동 처방(활동량과 활동 종류)이 혼란스러운 시기다. 게다가 삶은 바쁘고 복잡하며, 우리의 모든 환경은 우리를 앉아서 지내게 만든다. 사무직이 우세하고, 매력적인 기술들이 등장하고 있으며, 때로는 그냥 움직일 일이 없기도 하다.

우리의 목표는 앉아서 지내는 것과 활동적인 것이 진정 무엇을 의미하는지 명확히 하는 것이다. 그리고 가장 중요한 것은 어떻게 움직일 수 있는지를 보여 주는 것이다. 이제는 짐작하겠지만 이는 걷기와 관련이 있어야 한다. 사회적으로 우리는 모두 더 많이 움직일 수 있다. 우리는 원래 움직이도록 만들어졌기 때문이다. 걷기는 효율적인 운동 방법일 뿐만 아니라, 본질적으로 신체의 모든 체계와 구조의 견고함과 관련이 있다. 걷기라는 단순한 동작은 어떤 피트니스 기구나 클럽 회원권과도 비교할 수 없는 최고의 운동 도구다. 설령 신체적인 한계 때문에 걷기 힘들다고 해도 더 많이 움직이겠다는 생각을 포기하지 말라. 샌프란시스코에서 체육관을 운영할 때, 우리는 다양한 장애를 가진 사람들이 다양한 방법으로 움직일 수 있게 하는 적응형 운동 프로그램을 시행하면서 걷기 외에도 다른 대안이 있다는 것을 직접 경험했다. 움직일 수 있다면 무엇이든 앉아서 생활하는 것과 그로 인한 잠재적 문제에서 벗어나는 티켓이 될 수 있다.

앉아 있는 것의 폐해가 정확히 무엇인지는 논쟁의 대상이 되어 왔다. 앉아 있는 것이 정말 '새로운 흡연'일까? 약간 과장된 표현이다. 인간이라면 언제든 앉아 있을 것이다. 그것은 피할 수 없는 일이고 그래도 괜찮다.

그러나 연구에 따르면 사람들이 평균적으로 앉아 있는 시간은 생리적 측면과 건강과 행복이라는 측면에서 봤을 때 과도하다. 2010년에 미국 암학회의 연구진은 12만 3,216명의 남성과 여성의 역학적 데이터에 기초한 연구를 발표했다. 그들은 한 사람이 깨어 있는 시간 중에 앉아 있는 시간의 비율이 상당히 높으면 사망 위험이 기하급수적으로 높아진다는 것을 발견했다. 이 연구의 지표에 따르면 하루에 6시간 이상 앉아 있는 여성과 남성은 하루에 3시간 미만 앉아 있는 사람보다 사망할 가능성이 각각 37%, 18% 더 높다. 게다가, 그러한 부정적인 영향은 규칙적으로 운동하는 사람들에게도 마찬가지로 강하게 나타났다. 후속 연구들도 결과는 비슷했다.

대부분의 사람이 의자나 소파에 철썩 붙어 앉아서 거의 움직이지 않기 때문에 '앉기'가 '앉아서 아무것도 하지 않기'와 동의어가

되었다. 그러나 건강 전문가들은 이런 현상과 관련해 '낮은 MET' 라는 용어를 사용하는데, MET는 신체가 휴식 중에 소비하는 에너지 대비 활동할 때 소비하는 에너지를 숫자로 나타낸 '대사 당량(metabolic equivalents, 신체 활동의 강도를 나타내는 지표로, 활동하는 동안 단위 체중당 산소 혹은 에너지 소모량으로 계산함-역주)'을 의미한다. 앉아 있다는 것은 1.5 METs 미만의 활동으로 정의되며, 이는 장시간 활동하지 않아야 나오는 수치다. 장시간이라면 얼마를 말하는가? 우리 기준으로는 일어나 움직이지 않고 30분 이상 앉아 있는 것이다. 계단을 오르거나 언덕을 오를 필요 없이 걷는 것만으로도 MET 점수를 세 배나 높일 수 있다.

MET가 무엇인지 아는 것도 유용하지만, 훨씬 더 쉽게 하루 활동량을 파악하는 방법은 하루에 몇 걸음을 걸었는지 기록하는 것이다. 걸음 수를 세는 것은 누구나 할 수 있고 몸을 얼마나 많이, 또는 얼마나 적게 움직였는지를 정확하게 파악할 수 있다는 단순한 이유로 사실상 신체 활동을 모니터링하는 방법이 되었다.

수렵 채집 생활을 했던 우리 조상들이 매일 얼마나 걸었는지에 대한 설명은 다양하다. 추정치는 하루에 12,000보에서 17,000보 정도이다. 만약 수렵 채집 습관을 지닌 현대 원주민 부족을 연구함으로써 과거에 대한 정보를 수집할 수 있다면 하루 약 15,000보 정도가 나올 것이다. 어떤 식으로 보든 우리는 대부분 이에 훨씬 못 미치게 걷는다. 아메리카 온 더 무브(America on the Move)의 연구(2010년에 발표되었지만, 그 이후로 상황이 크게 변하지 않았으며 코로나19 대유행 중에 더 나빠졌을 가능성이 크다)에 따르면 미국인들의 하루 평균 걸음 수는 평균 5,117보(약 4km)에 불과하다. 이는 요즘 널리 받아들여지고 있는 건강 권고량보다 훨씬 낮은 수치다. 이에 비해 호주 사람들은 하루 평균 9,695보, 일본 사람들은 7,168보를 걷는다. 우연이 아니라 이들 나라의 비만율은 상당히 낮다. 걸음 수만이 비만율에 영향을 미치는 유일한 문화적 차이는 아니지만, 일상적으로 더 많이 움직여야 한다는 데 반대하기는 어렵다.

걷는 시간이 길수록 비만이나 당뇨병, 심장병, 일부 암, 골다공증, 관절염으로 인한 통증, 감기와 독감, 우울증, 불안 등으로부터 자신을 보호하는 데 도움이 더 많이 된다. 그리고 이는 이야기의 일부일 뿐이다. 가동성의 관점에서 보면 걷기는 관절을 움직이고 뼈(척추와 발에 있는 뼈를 포함한다는 것이 매우 중요하다!)와 연조직에 부하를 주어 튼튼하게 만들고 통증을 예방한다. 걷기는 또한 순환이나 수면, 뇌화학 등 움직임을 지원하는 건강 관련 측면도 개선한다. 우리는 거센 급류를 헤치며 노를 젓고, 스키 활주로를 질주하고, 가파른 지형에서 산악자전거를 타고, 바윗길을 달리고, 무거운 역기를 들어 올렸지만, 그것은 모두 과외 활동일 뿐이다. 그 어떤 것도 걷기를 대신할 수 없다.

평가 항목: 하루 걸음 수

걸음 수 계산은 기록하기 쉬울 뿐 아니라 모든 걸음이 계산된다는 큰 장점이 있다. 여기에는 의식적으로 산책하면서 걷는 걸음만이 아니라, 마트 통로를 돌아다니거나 방마다 빨랫감을 수거하면서 계단을 오르내리거나 차에서 내려 목적지까지 이동하면서 걷는 '생활' 걸음, 즉 비운동성 활동(NEA, non-exercise activity)도 포함된다. 이 모든 부수적인 움직임이 하루 걸음 수를 늘릴 수 있다는 것을 알게 되면 그렇게 해서라도 걸음 수를 더 모으고 싶다는 진정한 동기가 생길 수 있다. 새삼 쇼핑카트를 그냥 마트 주차장 아무 데나 버려 두지 않고 반납대에 돌려놓는 것에도 의미가 생길 것이라는 말이다.

하루에 8,000~10,000보, 가능하면 12,000보 이상 걷는 것이 좋다. 시간으로 따져 봤을 때 합리적인 양이다. (합리적이라고 했지, 쉽다고는 안 했다. 이는 공원에서 산책하는 게 아니다. 우리도 인정한다. 하지만 우리는 걸음 수 또한 필수적이라고 생각한다.) 게다가 이는 연구로도 뒷받침된다. 1965년에 '하루에 1만 보 걷기'라는 문구가 건강 담론에 등장했는데, 예상대로 이것은 미국 의학계의 신성한 연구 결과가 아니라, 만보기를 더 많이 판매하려는 한 일본 회사의 마케팅 부서에서 나온 것이었다. 하지만 밝혀진 바에 따르면 이 만보기 제조업체는 무언가를 발견했고, 수년간의 후속 연구를 통해 이것이 선견지명 있는 구호임이 입증되었다. 가장 최근인 2020년, 여러 국가의 보건 기구의 연구팀이 수행한 대규모 연구에서 하루 4,000보를 걸을 때에 비해 하루 8,000보를 걸을 때 어떤 원인으로든 사망할 위험이 51% 더 낮아진다는 사실을 발견했다. 하루 12,000보를 걸으면 사망 위험이 65% 낮아졌다.

이 테스트에서는 3일 동안 걸음 수를 추적한 다음 하루 평균 거리를 계산해야 한다. 대부분의 사람이 날마다 다른 일을 한다는 사실을 감안할 때, 특히 근무일과 비근무일을 합치면 며칠 동안 평균 얼마나 걸었는지를 더 정확하게 알 수 있을 것이다.

운동도 한다면 어떻게 하나? 그것도 포함시키는가?

만약 당신이 이미 운동으로 걷거나 하이킹을 한다면 거기서 걷는 걸음도 중요하다. 마찬가지로 달리기를 하는 사람들도 거기서 걸은 걸음을 계산에 넣으면 된다. 계획된 신체 활동(즉, 스쿼시 코트를 누비며 달리기, 줌바 수업에서 춤추기)을 하면서 걷는 다른 걸음들 모두가 포함된다. 수영이나 자전거 타기 등을 걸음 수로 변환하기는 조금 더 어려운 일이며 이 평가의 목적상 걷지 않는 활동에 소요되는 시간은 무시하기를 권한다.

이 평가를 벗어나 운동을 할 때는 더 적게 걸어도 된다. 예를 들어, 철인 3종 경기를 위해 하루에 몇 시간씩 훈련하거나 유사하게 장시간 고강도 운동을 하는 경우, 권장 걸음 수를 최저 혹은 그보다 약간 적게 설정해도 된다(그래도 거르면 안 된다). 과외로 하는 걷지 않는 운동을 걸음 수로 변환하는 공식을 제공하고 싶지만, 그런 마법의 공식은 없다. 자기 방식대로 직접 측정해야 한다. 그래도 다음 몇 가지 사항은 기억하라. 첫째, 많은 사람이 자신의 운동량을 과대평가하므로 자신이 얼마나 많이 움직이고 있는지 정말 꼼꼼히 살펴보라. 둘째, 앞서 언급했듯이, 산악자전거를 타거나 체육관에서 3시간 동안 끝내주게 열심히 하다가 나머지 시간은 앉아만 있으면 아무 효과가 없다. 관절과 조직은 꾸준히 걸을 때 움직일 수 있는 모든 방향과 모든 방식으로 움직여야 한다.

준비

이 테스트를 하려면 걸음 수를 계산할 방법이 필요하다. 스마트폰 또는 스마트워치가 있으면 된다. 이들 기기에는 걸음 측정기가 내장되어 있거나 이 테스트를 위해 구매할 수 있는 앱이 있다. 아니면 간단하고 저렴한 클립온 만보기를 선택할 수도 있다. 도구가 싫으면 다음 계산식을 사용해 걸음 수를 쉽게 파악할 수 있다. 일반인의 경우, '1마일 = 2,000보'다. 기기를 사용하지 않고 계산할 때의 큰 단점은 일상적인 생활 속 걸음을 추적하기 어렵다는 것이다. 우리의 권고: 자신을 속이지 말라! 1만 원짜리 만보기에 투자하라.

테스트

아침에 일어나는 시간에서부터 밤에 침대에 눕는 시간까지 3일 연속 걸음 수를 추적한다. 3일간의 총 걸음 수를 더하고 3으로 나눠 하루 평균을 구한다. 이것이 당신의 점수다.

테스트 결과의 의미

3일 동안의 걸음 수를 평균 내라고는 했지만 매일 8,000~10,000보를 걸어야 한다는 것을 명심하는 게 중요하다. 사실 움직인 것을 저축할 수는 없다. 만약 토요일에는 16,000보를 걸었지만 일요일에는 온종일 의자에 붙어 있는다면(베이글을 사러 가느라 잠깐 운전하는 것을 빼고), 당신의 조직과 관절은 여전히 모든 시간을 90도 각도로 접혀 있던 것으로 기록할 것이다. 따라서 하루 걸음 수가 얼마든 일관성도 양만큼 중요하다는 사실을 기억하라. 매일 최소 8,000보 이상을 걸어야 한다. 하지만 또한 목표에 도달하지 못했다고 당황하지 말라. (또는 다른 모든 노력을 무시하지 말라.) 얼마를 걷든 전혀 걷지 않는 것보다는 나으니까.

테스트는 언제 다시 하는 것이 좋은가?

매일 해야 한다. 다시 말해 자신이 더 나아지고 있는지, 혹은 계속 목표를 달성하고 있는지 알아보려면 매일 걸음 수를 계산해야 한다.

걸음을 걸으라

두 여자가 있다. 두 사람은 모두 키 170cm에 몸무게 66kg이다. 한 사람은 자신의 기본 소모 칼로리(평상시에 소모하는 열량)를 초과해 1년에 총 10만 1,608칼로리를 소모한다. 다른 사람은 그 절반인

51,480칼로리를 소모한다. 누가 일주일에 세 번 달리는 사람이고, 누가 하루에 8,000보를 걷는 사람인지 맞혀 보라.

물론, 이 장은 결국 하루 동안 걷는 걸음 수에 관한 장이므로 이미 답이 보일 것이다. 그렇다. 칼로리를 더 많이 소모한 사람은 하루 8,000보를 걷는 여성이었다. 하지만 그래도 걷기를 통해 하루를 활동적으로 보내는 것이 얼마나 큰 영향을 미칠 수 있는지 확인하니 놀랍다. 51,000칼로리? 이것을 아이스크림으로 치면 얼마나 되는지 아는가? 아이스크림을 그렇게 많이 먹을 수는 없지만, 51,000 칼로리를 더 소모함으로써 걷지 않는 친구들보다 더 많이 먹을 수 있는 것은 분명하다. 건강한 체중을 유지하거나 도달하려고 노력하는 중인가? 해결책은 바로 여기에 있다. 몇 년 동안 소모된 여분의 칼로리를 평생에 걸쳐 곱하면 엄청난 양의 차이가 된다. 한동안 우리는 규칙적으로 운동하는 사람들은 대단한 사람들이라는 메시지를 받아 왔다. 그리고 당신은 우리 두 사람보다 운동을 옹호하는 사람들을 찾을 수 없을 것이다. 하지만 온종일 다른 방식으로 움직이는 사람들을 위한 메시지도 들어보자.

기원전 400년 히포크라테스가 '먹는 것만으로는 사람이 건강을 유지할 수 없다. 운동도 해야 한다…. 그리고 자연적인 운동과 인공적인 운동 양쪽의 다양한 힘을 분별하는 것이 필요하다'라고 처음 말한 이후부터 인간은 최적의 신체 활동을 위한 공식을 찾기 위해 노력해 왔다. 지난 65년 동안 대부분 우리는 의식적으로 심혈관계를 튼튼하게 하고 근육을 강화하기 위한 '인공적인' 운동에 집중해

왔다. (그리고 우리 중 일부는 그것이 재미있어서 했다.) 30분간 러닝머신을 뛰거나 HIIT(고강도 인터벌 트레이닝, high-intensity interval training) 수업을 할 때 칼로리를 소모하고 건강을 유지하며 기분이 좋아지는 것 외에는 다른 목적이 없는 경우가 대부분이다. 충분히 그럴 만하다. 하지만, 요즘 전문가들은 당신이 계획된 운동에 얼마나 많은 시간을 쏟는지뿐만 아니라, 하루 동안 성취하는 인위적인 활동과 계획되지 않은 자연스러운 활동(또는 비운동성 활동)이 얼마나 적절히 조화를 이루고 있는지를 살펴보고 있다.

2021년에 한 국제 연구팀은 이전에 수행한 6건의 연구에서 얻은 수치를 분석한 결과 30분 동안 중강도에서 고강도에 이르는 운동을 한 효과는 하루의 나머지 시간을 어떻게 보내느냐에 따라 달라진다는 사실을 발견했다. 하루에 7시간 미만 앉아 있는 경우, 운동은 조기 사망 확률을 80%까지 감소시켰다. 그러나 하루에 11~12시간 이상 앉아 있는 사람들의 조기 사망 위험을 줄이지는 못했다. 연구자 중 한 명인 콜롬비아대학교 의학과 교수 키스 디아즈(Keith Diaz)는 연구 발표 당시 이렇게 말했다. "이것은 할 일 목록에 있는 '운동'란에 체크하는 것처럼 간단하지 않습니다. 건강한 움직임 프로필을 유지하려면 매일 30분 이상 운동을 해야 합니다. 온종일 앉아 있지만 말고 몸을 움직이는 것도 중요합니다."

좋다. 요점을 충분히 설명했다고 생각한다. 일반적으로 운동만으로는 충분하지 않다. 하지만 왜 걷기가 활동 문제에 대한 최고의 해결책인지 알아보자. 과거에는 사냥이나 채집 등 생존을 위해 온종일 움직일 기회가 많았지만, 지금은 운동이 아니면 활동이 거의 필요하지 않다.

서빙, 주방 일, 조경, 교육, 법 집행관, 군인 등 장시간 직접 발로 뛰어야 하는 직업에 종사하지 않는 한, 낮 시간에 산책을 계획해 부족한 신체 활동을 보충해야 할 것이다. 그러나 우리는 계획 없이 걷는 것 자체가 하루 필요 걸음 수를 채우는 것 이상의 가치가 있다는 점을 보여 주고 싶다.

나아지는 모든 것들

아주 많은 사람이 스마트폰을 가지고 있고, 모든 스마트폰에서 걸음 수를 계산할 수 있다는 사실을 보면 많은 이들이 자신이 얼마나 많이 걷는지 알고 싶어 한다는 걸 알 수 있다. 당신은 걸음 수를 '당신을 더 오래 살 수 있게 도와주는 것'으로만 알고 있었다. 하지만 하루 걸음 수를 통해 얻을 수 있는 정보는 훨씬 더 많으며, 특히 가동성에 적용되면 더욱 그렇다. 걷기는 또한 수면이나 고관절 확장, 호흡과 관련된 것들을 포함하여 이 책에 있는 다른 많은 바이털 사인과 밀접한 관련이 있다. 이 모든 것들이 서로 교차한다.

걷기를 통해 기대할 수 있는 이점은 다음과 같다.

신체 역학이 좋아진다(통증도 줄어듦)

걷기는 앉아서 생활하는 습관에 대한 해독제이다. 걷기가 필수적이라는 것은 이미 잘 알려진 사실이다. 하지만 걷기는 단지 몸을 움직이게 하는 데 그치지 않고, 올바른 방식으로, 즉 앉아서 생활할 때 지속적으로 생기는 생체역학적 질병을 상쇄하는 방식으로 움직이게 한다.

마라톤하듯이 오래 앉아 있으면 근육과 기타 조직이 뻣뻣해지고 경직되어 민첩성과 속도가 저하되는 등 신체 기능이 제한된다. 계단 오르기가 힘들어질 수도 있고, 구부정한 자세로 걷게 될 수도 있다. 문이 닫히기 직전에 버스나 지하철에 미끄러지듯 올라탈 생각은 하지도 말라. 아마 그럴 만큼 충분히 재빠르게 움직이지 못할 것이다. 이런 것이 바로 기능적인 부분이다. 최악의 경우 매일 자동차에서 책상 의자, 아니면 안마 의자로 왔다 갔다 하면 통증이 생길 것이다. 이 책 앞부분에서 언급하긴 했지만 아무리 강조해도 지나치지 않다. 앉아 있는 자세에 적응하려고 대퇴사두근부터 고관절 굴곡근에 이르기까지 신체 앞쪽의 근육 조직과 결합 조직이 짧아진다. 심지어 둔근과 햄스트링도 앉은 자세에 적응한다. 그렇게 초래된 변화 때문에 결국 의자에서 일어나야 할 때 자유롭게 움직일 수 없게 될 수도 있다. (장시간 비행한 후 몸이 어떠했는가? 등이 뻐근하지 않았는가? 엉덩이는 어땠는가?) 좋은 소식은 걷기가 이런 상황을 방해해 골반과 대퇴사두근, 햄스트링을 직각 자세에서 벗어나 자연이 의도한 방식으로 움직이게 한다는 것이다. 사람들이 만성 통증으로 도움을 청할 때마다 우리가 두 번째로 처방하는 것이 바로 걷기다. (첫 번째 처방은 호흡 운동으로 98쪽을 참조하라.) 이런 사람들은 상당수가 운동선수들인데, 이들은 우리가 자기들더러 이제는 아무나 할 수 있는 걷기나 하라고 한다고 생각한다. 하지만 전혀 그렇지 않다.

심지어 많은 NFL 쿼터백들도 이제는 20분간 걷는 것으로 훈련 일정을 시작하고 있다. 걷기는 아무리 강조해도 지나치지 않다. 빠르게 걷든, 산책을 하든, 트래킹을 하든 걷기만 하면 고관절이 확장되고, 앉아서 짧아진 조직이 늘어나며, 신체의 생체역학적 균형 상태가 회복된다. 움직이면 관절이 부드러워지고 관절을 지탱하는 근육이 강화된다. 이는 무릎 통증으로 고생하는 경우에 특히 도움이 될 수 있다. 연골은 근육과 달리 혈액 순환 경로에 있지 않기 때문에 영양액이 드나드는 데 도움을 주는 관절의 움직임을 통해 영양분을 공급받는다. 척추의 관절뿐만 아니라 무릎에도 체중을 실었다 빼면 관절에 유익한 물질을 공급하는 것이다. 이는 통증이 없더라도 중요하며, 통증이 있다면 반드시 해야 한다.

발이 더 튼튼해진다

긴 게임을 하려면 기본적으로 어떤 상황에서도 견딜 수 있는 지치지 않고 튼튼한 발이 있어야 하며, 그런 발을 얻는 방법은 발에 하중을 싣고 좋은 감각을 입력하는 것이다. 걷기는 이 두 가지를 모두 제공한다.

손과 마찬가지로 발에도 압력, 온도, 질감, 진동에 반응하는 수용체가 있다. 또한 발에는 몸이 공간 어디에 있는지에 대한 정보를 수집하는 수용체('고유 수용성 감각'이라고 함)도 있다. 이 모든 수용체는 뇌에 감각 정보를 보내 균형을 잡고, 발을 안정적으로 유지하며, 움직임과 안전에 영향을 미치는 결정을 내리는 데 도움을 준다. 발이 빠른 속도로 정보를 전달하면 울퉁불퉁한 포장도로를 걷거나 갑자기 나타난 장난감 같은 것을 피하려다 넘어지거나, 발목을 접질리거나, 다칠 가능성이 줄어든다. 앉아 있을 때는 발에 감각 정보가 전달되지 않는다고 해도 과언이 아니다. 반면에 걸으면 발이 깨어나고(특히 맨발이나 플랫슈즈를 신고 걷는 경우엔 더욱 그렇다. 이에 대해서는 164쪽에서 자세히 설명하겠다), 민첩하게 움직여야 할 때 발과 뇌의 통신 체계가 활성화된다.

다른 중요 사항: '발에서 짐을 내리라('Take a load off your feet' 앉아서 편히 쉬라는 의미-역주)'라는 표현이 흔히 사용되지만, 사실 대부분의 사람은 발에 짐을 지워야 한다. 발에는 28개의 뼈와 30개의 관절, 100개가 넘는 근육과 힘줄, 인대가 있으며, 이들은 신체의 나머지 부분에 있는 대응 부위들처럼 힘을 주고 수축시키는 데서 이익을 얻는다. 이것이 발이 적응하고, 재편되고, 강인함을 유지하는 방법인 것이다. 서 있으면 발에 부하를 주는 데 도움이 된다. 하지만 걸으면 체중과 근육 수축이 더해져 발이 유연하고 탄력 있게 유지되므로 서 있는 것보다 낫다. 걸으면 발을 재야생화하고, 원래 설계된 대로

통증이나 불편함 없이 원하는 목적지까지 갈 수 있도록 발을 재훈련할 수 있는 것이다.

순환이 개선된다

의자에 앉아서 아무것도 하지 않을 때도 혈액은 여전히 우리 몸을 순환한다. 우리는 또한 순환계의 또 다른 부분인 림프계의 혜택도 받을 수 있는데, 림프계는 쉽게 말해 몸의 하수구 역할을 한다. 림프관을 통해 흐르는 맑은 액체인 림프는 세포의 노폐물을 제거하는 동시에 수분 수치를 유지하고 감염과 싸우는 면역세포를 순환시키는 데 도움을 준다.

우리 몸은 움직이지 않는다고 해서 완전히 정지되는 것이 아니라는 말을 하는 것이다. 하지만 움직일 때 훨씬 더 기능을 잘한다. 물론 혈류는 심장에서 추진력을 얻기 때문에 가벼운 산책으로 심장을 조금 더 세게 뛰게 하면 심장이 영양분과 산소가 풍부한 혈액을 관상 기관으로 더 많이 보낼 것이다. 림프계는 근육 수축에 의해 작동하므로 걸을 때 근육이 수축하면 전체적인 작동이 더 높은 기어로 전환되어 노폐물들이 배출되고, 몸의 울혈이 제거된다.

매일 걸어야 하는 이유는 항상 몸의 혈액 순환을 최적화하기 위해서다. 하지만 걷기가 특히 중요한 때도 있다. 수술을 받은 직후의 지인을 병문안 간 적이 있는데, 간호사가 이미 환자를 일으켜 세워 걷게 하는 것을 보았다. 이 경우 몸을 움직이는 것은 치유를 도울 물질의 전달과 외상으로 인한 부산물의 신속한 제거를 촉진하는 데 매우 중요하다. 수술받은 상태에서만 이런 혜택을 볼 수 있는 것은 아니다. 혈액 순환이 촉진되면 가벼운 통증으로 고생할 때도 도움이 될 수 있다. 특히 림프 순환계를 활성화하면 격렬한 운동 후 회복하는 데도 도움이 될 수 있다. 격렬한 운동을 하면 운동에 적응하기 위해 세포 노폐물들이 생성되는데, 이를 몸 밖으로 배출해야 하기 때문이다.

수면이 개선된다

숙면은 가동성과 전반적인 건강의 중요한 요소다. (바이털 사인 10까지 가면 더 자세히 알게 될 것이다.) 그렇다면 어떻게 하면 숙면을 취할 수 있을까? 걸으면 된다. 운동이 원기 회복을 해주는 숙면에 도움이 된다는 것은 오래전부터 알려진 사실이지만, 최근 하루 걸음 수를 조사한 연구에 따르면 걷기 또한 숙면에 도움이 되는 것으로 나타났다. 한 연구자가 말한 것처럼, '잘 자는 데 항상 고강도의 구조화된 운동이 필요한 것은 아니다.' 2020년에 헝가리에서 실시한 작지만 흥미로운 연구를 예로 들어 보자. 이 연구는 19세에서 36세 사이의 앉아서 지내는 일이 많은 사람들을 두 그룹으로 나누어 진행했다. 이들 중 절반은 4주 동안 하루에 8,000보에서 10,000보를 걸은 다음 수면과 관련된 문제에 대해 보고했다. 다른 그룹은 활동 습관에 아무런 변화를 주지 않았다. 이 연구의 목적은 걷기가 수면의 질에 영향을 미치는지 확인하는 것이었는데, 수면의 질은 수면의 다른 변수들 중에서도 잠에 드는 것에서부터 수면 상태를 유지하는 데 문제가 있는지와 수면 시간, 수면제 복용량, 낮 동안 몸이 제 기능을 하는지 등과 관련이 있다. 연구진은 또한 걷기가 삶의 만족도에 영향을 주는지도 확인하고자 했다. 연구가 끝날 무렵, 걷기가 삶의 만족도에 영향을 미치는 게 분명해졌으며, 게다가 걷기 운동을 한 사람들은 수면의 질이 모든 측면에서 개선된 것으로 나타났다.

1년 전에 발표된 유사한 연구에서도 비슷한 결과가 나왔다. 브랜다이스대학교의 연구진이 이끈 이 연구는 남녀 59명을 대상으로 진행되었는데, 이 중 일부에게는 하루에 2,000보씩 걸음을 늘리도록 요청했고(중재 집단), 다른 사람들에게는 아무것도 바꾸지 말라고 요청했다(통제 집단). 중재 집단의 사람들, 그리고 특히 여성이 평균보다 더 많이 걷고 더 많은 시간을 활동적으로 보낸 날에는 수면의 질이 개선되고 수면 시간도 길어진 것으로 나타났다.

이는 우리에게 놀라운 일이 아니었다. 사람들에게 수면 보조제로 걷기를 권장했을 때 이런 일이 일어나는 것을 보기 때문이다. 수면 장애가 있는 엘리트 군인에게는 만보기와 매일 10,000~15,000보 걷기가 처방된다. 걷기의 수면 개선 효과에 대한 가장 확실한 설명은 걸으면 지친다는 것이다. 하지만 다른 이유도 있을 수 있다. 다른 형태의 신체 활동과 마찬가지로 걷기는 세포 신호전달 단백질에서부터 뇌 신경 전달 물질에 이르기까지 신체의 다양한 화학 물질에 영향을 미치는데, 연구자들은 이를 통해 수면이 개선된다고 추측

한다. 사실 그들은 여전히 그 이유를 알아내려고 노력하고 있지만, 몇 가지 사실은 분명해 보인다.

그중 하나는 신체 활동을 하면 잠들기 힘들게 하거나 숙면을 방해할 수 있는 우울증과 불안의 정도가 낮아진다는 것이다. 특히, 일주일에 200분 정도 걸으면(하루에 약 30분 정도로 8,000보에도 훨씬 못 미치는 시간이다!) 우울증 증상이 줄어들 수 있는 것으로 나타났다. (반면에 하루에 7시간 이상 앉아 있으면 우울증 증상이 더 심해지는 것으로 나타났다.) 걷기의 진정 효과는 또한 밤에 사람들을 각성시키는 불안감을 줄이는 데 도움이 되는데, 조금만 걸어도 마음이 안정되는 것으로 나타났다. 그리고 낮에 밖에서 걸으면 추가적인 혜택을 볼 수 있다. 햇빛, 특히 아침 햇살에 노출되면 졸음이 오는 시간이 앞당겨져 밤새우지 않고 적당한 시간에 잠자리에 들 가능성이 커지므로 자고 싶으면 아무 때나 눈을 감을 수 있다. (같은 이유로, 외국에 갔을 때 산책을 하면 새로운 시간대에 적응하고 시차를 줄이는 데 도움이 된다.)

뇌 기능이 향상된다

몇 시간 동안 꼼짝않고 책상 앞에 앉아 있는 사람이 사무실을 여기저기 왔다 갔다 하는 사람보다 더 생산적일 것이라는 생각이 일반적이지만 이는 잘못된 것이다. 우리가 '잘못된 것'이라고 말하는 이유는 직장인들이 4시간 내내 앉아 있으면 뇌로 가는 혈류량이 감소하여 사고력이 저하되고 기억력이 감퇴할 수 있다는 사실이 밝혀졌기 때문이다. 이 같은 사실은 리버풀 존무어스대학교의 스포츠 및 운동 과학 연구소의 연구진이 4시간 내내 앉아 있는 경우, 30분마다 2분씩 걸으면서 4시간 앉아 있는 경우, 2시간마다 8분씩 걸으면서 4시간 앉아 있는 경우 등 세 가지 시나리오로 근로자 15명의 뇌 혈류를 측정한 결과 밝혀졌다. 승자는 더 자주 걷는 시나리오로, 계속 앉아 있거나 2시간마다 걷기보다 근로자의 혈류량 감소를 더 많이 상쇄해 주고 있었다. (이 연구에서는 서서 일하는 근로자들은 조사하지 않았지만, 다른 연구에 따르면 서 있으면 집중력과 기억력이 개선된다고 한다. 자세한 내용은 바이털 사인 9에서 확인해 볼 수 있다. 그러니 서서 일하다가 쉬는 시간에 걸으면 어떻게 되겠는가? 이중으로 뇌를 활성화할 수 있다는 것이 흥미롭지 않은가!)

하지만 걷기의 장점은 뇌로 흐르는 혈액이 감소되는 것을 억제하는 것만이 아니다. 적당한 시간(10분만이라도) 동안 조금만 활기차게 걸으면 혈액 순환이 좋아져 뇌에 도움이 되는 신경 화학 물질의 흐름도 증가한다. 이러한 화학 물질 중 하나가 세로토닌으로, 이 행복 호르몬이 신체 활동이 기분을 좋게 하고 우울증을 완화하는 것과 관련이 있을 수 있다.

또 다른 물질은 '뇌 유래 신경영양 인자(brain-derived neurotrophic factor, BDNF)'라고 불리는 분자로, 뇌세포가 온전히 기능하고 심지어 성장하도록 돕는 물질이다. 신경 가소성을 유발하는 가장 좋은 방법 중 하나는 빨리 걷는 것이다. 뇌는 활동을 감지하고 이에 적응하기 위해 새로운 연결을 성장시키는데, 이로써 인지 능력이 향상되고 노화에 따른 기능 저하를 겪는 영역이 강화된다. 걷기는 심지어 두뇌의 집중력이 떨어질 때 좀 더 주의력을 발휘하는 데도 도움을 줄 수 있다. 이러한 모든 이유로 하버드 정신과 의사이자 《운동화 신은 뇌》(녹색지팡이, 2009년)의 저자 존 레이티 박사는 신체 활동을 뇌를 위한 '약간의 프로작(항우울제 상품명-역주)', '약간의 리탈린(정신흥분제-역주)', '미라클 그로(원예용품 브랜드-역주)'라고 다양하게 표현했다.

몇몇 연구들은 신체 활동이 창의력 또한 향상시킨다는 사실을 발견했다. 스탠퍼드대학교의 한 연구는 특히 걸으면 빈 벽을 보고 러닝머신 위에서 걷든, 굽이치며 흐르는 강을 따라 녹음이 우거진 산책로를 걷든 같은 시간을 앉아서 보낼 때보다 평균 60% 더 창의적이 된다는 사실을 밝혀냈다. 게다가 그렇게 되는 데 10분밖에 걸리지 않았다. 연구진은 연구 참가자들에게 평범한 물건을 다른 용도로 사용하는 방법을 생각해 내게 하거나 여러 다른 문구들의 유사점을 생각해 내도록 하는 등 다양한 테스트를 실시해 혁신적인 사고를 측정했다.

어떤 문제를 해결하기 위해 애썼지만 별 진전이 없었는데 개를 산책시키다가 해결책이 떠오른 적이 있다면 이 연구가 놀랍지 않을 것이다. 미술가나 작가, 음악가들은 항상 신체 활동을 통해 뇌를 활성화한다. 걷는다고 해서 피카소가 되는 것은 아니지만, 걷기가 정신적 생산성을 높이고, 어쩌면 가장 중요하게도 나이 들면서 뇌에 생기는 일부 부정적 변화를 완화하는 데 도움이 되는 것은 확실해 보인다. 개인적 경험상 우리는 걸을 때가 문제 해결에 좋은 시간이라고 말할 수 있다. 혼자 조용히 생각하면서 걷다 보면 해결책이 더 쉽게 떠오르는 것 같다. 우리 부부가 항상 이런 식으로 걷는 것은 아니다. 걸으면서 친구들과 이야기도 나누고, 책이나 팟캐스트, 음악을 듣기도 한다. 걷기는 멀티태스킹하기 좋은 활동이다. 그리고 창의적인 생각에 필요한 고요함은 주지 못하더라도 정보 수집이라는 또 다른 종류의 두뇌 활성화 효과를 제공한다.

걷기는 통증을 해결하는 데도 도움이 된다. 일명 '러너스 하이 (runner's high)'라고 하는 엔도르핀에 대해 어디서나 들을 수 있지 않은가? '내인성 오피오이드 시스템(endogenous opioid system)'으로 알려져 있으며 몸을 쓰는 것으로 활성화되는 이러한 화학물질들은 우리 몸에 내재된 약으로 몸이 스스로 통증을 완화하는 수단이다.

엔도르핀을 분비하려고 달리기 선수가 될 것까진 없지만, 몇몇 증거들은 많이 걸을수록 통증에 대한 내성이 높아질 가능성이 크다고 한다(우리가 매일 걷기를 권장하는 이유 중 하나다). 듀케인대학교의 신경과학자들은 일주일 동안 여성들을 대상으로 세 번, 다섯 번, 열 번 걷게 한 연구에서 이 같은 사실을 발견했다. 여성들은 매번 30분간 적당한 속도로 걸었다. 그런 다음 연구진은 이들이 열과 압력에 노출되었을 때 통증을 인지하는 정도를 측정했다. 일주일에 다섯 번과 열 번(그러나 세 번은 아니었다) 걸은 사람들은 걷기를 실시한 후 연구를 시작했을 때보다 통증을 60% 덜 느낀다는 사실이 밝혀졌다.

신체 활동 시 뇌의 변화

사춘기 이전 아동의 운동 인지 효과

조용히 앉아 있거나 20분 걸은 후 같은 테스트를 치른 아동 20명의 평균 뇌 구성

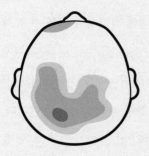

조용히 앉아 있던 뇌

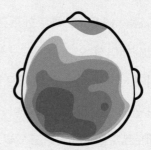

20분 걸은 후의 뇌

출처: 일리노이 어바나-샴페인(Illinois Urbana–Champaign)대학교 C. H. 힐맨 박사의 연구(2009년)에서 발췌함

스트레스 관리 능력 향상

이 일을 하다 보면 종종 흥미로운 사람들을 만날 기회가 생기는데, 그중 한 사람이 남편 에릭과 함께 99웍스(99Walks.fit)라는 회사를 창업한 조이스 슐만이다. 이 회사는 정기적인 걷기 챌린지와 수

업, 사실상 전 세계의 걷기를 즐기는 사람들을 이어 주는 앱을 활용해 사람들에게 밖으로 나가서(러닝머신 위에서라도) 걷도록 장려하는 데 전념하고 있다. 이 모든 것은 조이스에게 걷기를 즐기는 사람들의 마음과 생각을 들여다볼 기회가 있었다는 것을 의미한다. 그래서 걷기의 장점에 대해 가장 자주 듣는 말이 무엇인지 물었더니 그녀는 망설임 없이 스트레스를 덜 받는 것이라고 대답했다. "걷기를 즐기는 사람들은 대부분 걷기가 기분에 긍정적인 영향을 준다고 합니다." 그리고 그녀 자신도 첫 아이를 어렵게 출산한 후에 밖에 나가 걸으면서 다시 사람답게 사는 것 같은 기분이 들었다고 한다.

여기에는 앞서 언급한 신체 활동과 우울감 및 불안감 감소 사이의 상관관계를 포함해 여러 가지 이유가 있을 수 있다. 다른 형태의 움직임과 마찬가지로 걷기도 스트레스 호르몬에 영향을 미친다. 부신(좌우 신장 위에 한 쌍으로 존재하는 내분비 기관-역주)에서 생성되는 호르몬인 코르티솔과 아드레날린은 위험(사자나 고함을 치는 상사, 어쩌면 운수 사나운 날 불쾌한 대혼란)에 직면했을 때 몸이 투쟁-도피 반응 모드로 전환하도록 돕는다. 스트레스를 받고 있다면 혈액 속의 코르티솔과 아드레날린의 수치가 높을 것이다. 하지만 가벼운 산책을 하는 등 적당한 신체 활동을 하면 이 호르몬들의 수치가 떨어져 몸 상태가 나아질 것이다. 그리고 엔도르핀이 분비되어 기분도 좋아질 것이다.

걸음 수, 공동체, 그리고 외로움 감소

우리는 딸들이 초등학교에 다닐 때 깨달음을 얻었다. 우리도 여느 부모들처럼 아이들을 차에 태우고, 교통체증을 뚫고, 하차 줄에 서 있다가 차례가 되면 아이들을 서둘러 내리게 한 다음 출근을 위해 다시 막히는 도로로 나가서 녹초가 되어 버렸다. 아이들을 포함해 모두가 지쳐 있었다.

그래서 우리는 다른 방법을 택하기로 했다. 20분 일찍 일어나서 딸들을 학교까지 걸어서 바래다주기로 한 것이다. 그때 큰딸은 초등학교 3학년이고 막내는 유치원에 다니고 있었다. 두 아이 모두 2.5km 정도는 걸을 수 있었고, 그 시간은 가족을 위한 소중한 시간이 되었다. 우리는 아무도 전화기를 사용하지 않고 서로 이야기를 나누고 벌레와 나뭇잎을 보면서 들판을 거닐곤 했다. 아이들의 학교는 동네 학교여서 학생들 대부분이 학교에서 반경 3km 내에 살고 있었는데도 우리는 학교 가는 길에 걷거나 자전거를 타는 아이들을 거의 보지 못했다.

그렇게 걸은 지 1년 정도 되었을 때 우리는 워킹스쿨버스 (walkingschoolbus.org)에 대해 알게 되었다. 미국 교통부에서 권장하는 이 프로그램은 여러 명의 어린이가 함께 모여 걸어서 등교하는 프로그램으로, 마치 '버스'처럼 한 명 이상의 성인이 무리의 운전사 역할을 맡아 아침의 혼잡을 피해 모두가 안전하게 운동할 수 있게 한다. 우리가 이미 그렇게 하고 있었으니, 다른 아이들이, 그리고 바라건대 다른 부모들이 참여하지 못할 이유가 없지 않은가?

우리는 이런 내용의 전단지를 학교에 붙였다. "매일 아침 7시 50분에 OO와 OO이 만나는 모퉁이에 서 있겠습니다. 댁의 아이들을 학교까지 데려다주고 싶습니다. 비가 오나 눈이 오나." 처음에는 10명에서 15명의 아이들이 참여했고, 그 후 40명에서 50명으로 늘어났다. 그러다 다른 부모들도 '운전사'로 등록하기 시작했다.

우리는 아이들이 학교에 다니던 8년간, 그러지 않았다면 만날 일도 없었을 다양한 학년의 많은 부모와 아이들과 새로운 우정을 쌓을 수 있었다. '워킹스쿨버스'는 훌륭한 공동체 의식을 길러 주었고, 부모들을 정신없는 아침 시간에서 해방시켰으며, 모두의 건강에 도움이 되었고(한 엄마는 5kg 정도 감량했다), 날씨가 굳어도 재미있게 즐길 수 있었다. 우리가 또 하나 깨달은 것은 왕복 보행을 하고 나면 오전 8시 30분쯤 이미 5,000보 정도가 쌓였다는 것이다. 미친 듯이 바쁜 일정이 있더라도 운전이나 대중교통을 이용하는 것 대신 가급적 걸으면 하루 8,000~10,000보 정도를 유지해 나갈 수 있다는 증거가 여기에 있었다. 가족이나 친구들과 보내는 시간을 늘리는 방법으로 이것을 할 수 있다면 더욱 좋을 것이다.

'워킹스쿨버스'는 어린 자녀를 둔 사람들을 위한 훌륭한 해결책이지만, 걷기 공동체의 일원이 되려고 초등학생 학부모가 될 것까지는 없다. 그리고 만약 그러기 위해 약간의 보상책이 필요하다면 사회적 측면에서 매우 가치 있을 수 있다는 점을 고려해 보라. 조이스 슐만의 99웍스가 회사 앱을 통해 연결된 2,300명의 여성 보행인을 대상으로 설문 조사를 실시했더니, 그중 73%가 가끔 외로움을 느낀다고 답했다. 단절감을 느끼는 것은 단지 슬픈 것으로 끝나지 않는다. 믿을 만한 연구를 보면 외로움이 수명을 단축시킬 수 있다는 것을 알 수 있다. 그런데 조이스의 연구는 친구들과 규칙적으로 걷는 여성들은 외로움을 느낄 확률이 2.5배 더 낮다는 사실 또한 밝혀냈다. 조이스는 이렇게 말한다. "저는 회사를 운영하는 엄마로서 항상 101가지 일을 해야 합니다. 저는 정신 없이 바쁜 '그런' 사람들 중 한 명이에요. 하지만 '가방'을 메고 걷다 보면 제가 해야 할 많은 일들의 확인란에 체크 표시를 할 수 있게 돼요. 운동도 하고, 자연 속에서 시간도 보내고, 나 자신을 위한 시간도 보내면서 친구들과 소통도 할 수 있게 되는 거예요. 네 가지를 한 번에 다 하는 거죠."

신체 훈련: 의도적으로 걷고 더 많이 걷기 위한 전략들

어떤 면에서 당신에게 신체 훈련을 수행하는 방법에 대한 이 지침이 필요한가 싶다. 그냥 하루에 8,000~10,000보(일부는 생활 속에서 걷는 것이지만 일부는 의심할 여지 없이 명백히 걸으러 나가는 것)에 도달할 때까지 발을 움직이면 된다. 그런데 걷기에는 또한 하루 걸음 수에 다른 훈련을 통합할 기회가 있으므로, 이 신체 훈련에는 코로 호흡하면서 걷기(nose-breathing walk)와, 원한다면 약간의 러킹(rucking, 물건 짊어지고 걷기)에 대한 지침이 포함된다. 게다가 어떤 사람들은 정말로 걷기에 대해 세부적인 내용을 조금 안내해 줄 필요가 있다. 걷기에 대해 알아야 할 사항은 다음과 같다.

걷는 시기나 걷는 시간에 대해서는 걱정하지 말라: 걷는 시기나 걷는 시간에 대해서는 규칙이 없다는 것이 규칙이다. 그냥 걸으면 된다. 아침에 걸으면 몇 가지 이점이 있을 수 있다. 아침에 산책하러 나가는 사람들이라면 모두 기분이 상쾌해지고 하루를 맞이할 준비가 될 가능성이 있다. 아침 햇살을 쪼이면 숙면을 취하는 데도 도움이 될 수 있다. 걷기에 '가장 좋은' 시간이 아침이나 특정 시간이라는 생각을 고집할 것이 아니라 본인이 언제 걸을 시간이 나는지 알아보는 것이 더 성공할 가능성이 크다고 생각한다. 얼마나 걸어야 하는지에 대해 말하자면, 하루에 8,000~10,000보를 걸으려면 산책을 좀 더 오래 해야 할 것이다. 하지만 다시 말하지만, 목표 달성을 위해 필요하다면 무엇이든 다 하라. 만약 칼로리를 더 많이 소모하거나 심혈관 운동으로서 활기차게 걷는다면 적어도 20분 동안 심박수를 올리는 것을 목표로 삼는 게 좋다. 마찬가지로 목표가 지구력을 높이는 것이라면 더 오래 (그리고 더 빠르게) 걷는 것이 더 나을 수 있다. 우리 두 사람은 모두 당신이 자신에게 도전하는 것을 지지한다. 하지만 하루 걷기 목표를 달성하기 위해 심박수를 크게 올리거나 특정 시간 동안 걸을 필요는 없다.

발의 위치 확인하기: 신체 모든 부위가 잘 정렬되어 있고 허리나 다른 신체 부위에 과도한 압력이 가해지는 불균형이 없는 최상의 몸 상태를 유지하려면 발이 정면을 향하게 하고 걷기만 하면 된다. 먼저 '기준 발 위치(reference foot position)'라고 불리는 자세를 취하면 그렇게 될 가능성이 더 크다. 발을 엉덩이 바로 아래 오게 하고 편안하게 서 있는 이런 중립적인 자세에서는 발볼과 발뒤꿈치에 체중이 각각 50%씩 실려야 한다. 또한, 아래를 내려다보면 발목이 안쪽이나 바깥쪽, 앞쪽이나 뒤쪽으로 무너지지 않고 발 한가운데에 자리 잡고 있어야 한다. 발목이 한쪽으로 기울어지거나 무릎이 안으로 말려 있으면 중간 위치를 찾지 못한 것이 아닌지 살펴보라. 걸을 때마다 발의 위치를 확인하는 것은 말이 안 되지만 기준 발 위치에 서 있는지 주기적으로 확인하면 더 잘 걷기 위한 뇌 훈련을 시작할 수 있다.

발은 상당히 비활동적으로 보일 수 있지만, 걸을 때 발에는 수많은 움직임이 일어난다. 발을 쫙 펴고 걸으려고 노력하면 자연의 역학을 활용하게 되어 더 힘차게 걸을 수 있을 것이다. 좁은 선 양쪽을 밟으며

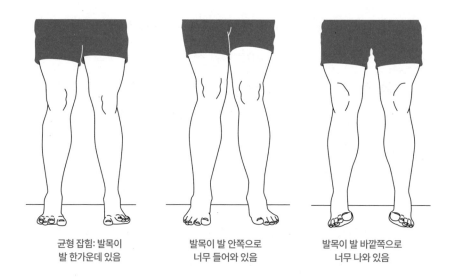

균형 잡힘: 발목이
발 한가운데 있음

발목이 발 안쪽으로
너무 들어와 있음

발목이 발 바깥쪽으로
너무 나와 있음

걷고 있다고 상상하는 것도 도움이 될 수 있다. 결국엔 기준 발 위치가
습관이 되어 걷는 자세가 좋아질 것이다.

신발(또는 신발의 문제점)을 생각해 보기

기준 발 위치에 서서 어떤 느낌이 드는지 확인한다. 이제 평소 신
는 신발을 신는다. 어떤가? 여전히 기준 발 위치가 유지되는가? 체
중이 발뒤꿈치와 발볼에 각각 50%씩 실리면서 균형이 잡히는가?
아니면 신발 때문에 몸이 한쪽으로 쏠리는가? 발가락이 꼬부라지지
는 않는가?

많은 사람들이 지나치게 푹신하거나 굽이 높은 신발을 신고 다니
는데, 이런 신발은 발의 올바른 정렬을 무너뜨릴 뿐만 아니라 뇌가
발에서 중요한 감각 정보를 받아들이는 것을 어렵게 만든다. 맨발로

할 수 있는 것이 많을수록 좋다. 바닥에 날카로운 요소가 있는 공간에서 운동하는 게 아니라면 신발을 벗고 걷거나, 역기를 들거나, 다른 활동을 하는 것이 안전하고 건강에도 좋다. 물론 자전거 타기나 트레일 러닝(trail running, 포장된 도로나 트랙이 아닌 산이나 초원, 숲길 등 자연 속을 달리는 운동-역주)과 같은 일부 활동을 할 때는 당연히 신발을 신어야 할 것이다.

어떤 신발을 신어야 하는지에 관해서 우리는 가능한 한 가장 납작한 신발, 혹은 우리 생각에 발을 가장 덜 불편하게 하는 신발을 선택해야 한다고 강력하게 주장한다. 발이 어떻게 만들어져 있는지 생각해 보라. 균형을 가장 잘 잡을 수 있도록 발뒤꿈치와 발볼의 바닥이 같은 면을 이루고 있다. 걷기나 운동을 하겠다고 신발을 새로 사러 나가라는 말이 아니라, 앞으로는 발을 여러 가지 요소로부터 보호하는 데 필요한 만큼만 패드가 깔린 신발을 신으라는 것이다. 새 신발을 살 때가 되면 좀 더 미니멀한 신발을 구하라. 신발을 신어 보고 직접 기준 발 위치 테스트를 해 보라.

장심(손바닥이나 발바닥의 오목한 부분-역주)의 지지는 일반적으로 걱정할 필요가 없다는 것도 고려해야 한다. 다시 말하지만, 장심을 지지하는 것은 발의 기본적인 생리를 거스르는 것이다. 장심은 하중이 걸리지 않는 면이다. 무게를 견디기 위한 것이 아니라(발볼과 발꿈치가 할 일), 오히려 발에 용수철을 넣은 것처럼 탄력을 주는 역할을 한다. 우리는 어떤 곳에서 거기 모인 사람들에게 신발을 벗어 보라고 요청한 적이 있다. 그리고 그들을 기준 발 위치로 서게 하자 사람들 모두,

심지어 아주 평발인 사람들까지도, 장심을 지지하는 보조 장치 없이 서 있는 동안 발에 일종의 아치를 만들 수 있었다. (발에 대해서는 바이털 사인 8에서 자세히 설명하겠다.)

모두 알다시피 하이힐 없이는 못 사는 사람들도 있다. 우리도 이해는 한다. 하지만 퇴근 후나 밤에 외출할 때라도 하이힐을 벗어야 한다. 한마디로 되도록 신지 말라는 말이다. 발뒤꿈치에서 생기는 불균형은 아킬레스건과 종아리 근육에 스트레스를 줄 수 있고, 심지어 생각지도 못했던 부분까지 상태를 악화시킬 수 있다. 예를 들어 우리 친구 중 한 명은 골반기저근의 기능이 좋지 않았다. 골반기저근이 제 기능을 못 하면 몸을 움직이거나 재채기를 할 때 소변이 샐 수 있다. 회사 임원이었던 그녀는 키가 158cm로 하이힐을 신지 않으면 벌거벗은 느낌이 든다고 했다. 그런데 그녀가 코로나19 대유행 기간 중 납작한 테니스화로 신발을 바꾸었다. 그랬더니 골반기저근 기능 장애 증상에 큰 변화가 생겼다. 보통은 발뒤꿈치와 요실금이 서로 연관이 있다고 생각하지 않을 것이다. 하지만 이 사실만으로도 우리는 발이 몸 전체에 얼마나 큰 영향을 미치는지 알 수 있다.

슬리퍼는 어떨까? 절대 안 된다. 수영장이나 해변, 주유소 등에서 발을 보호하기 위해 슬리퍼를 신는 정도는 괜찮다. 하지만 슬리퍼를 신고 약간의 거리라도 걸어 보면 그 결과를 느낄 수 있을 것이다. 슬리퍼는 엄지발가락이 휘지 못하게 한다. 발이 땅을 밀어내게 하는 엄지발가락이 휘지 못하면 우리 몸은 이를 보상하느라 발바닥 근막(발뒤꿈치 뼈와 발가락을 연결하는 조직)과 발목을 과도하게 경직시킨다.

그러면 나중에 통증이 생길 수 있다. 넘어질 때도 같은 문제가 발생한다. 반드시 뒤꿈치가 막힌 신발을 신으라.

세 가지 걷기 방법

앞서 언급했듯이, 빨리 걷기는 칼로리 소모를 돕고 심혈관계에 이롭다. 우리 모두 거기에 찬성한다. 하지만 가장 중요한 것은 그냥 걷는 것이다. 산책을 좋아하든 경주하듯 빨리 걷는 것을 좋아하든 말이다. 다음은 몇 가지 걷는 방법이다.

1. 코로 숨 쉬며 걷기

이렇게 걸으면서 걸음 수를 늘려가면 이산화탄소 내성(78쪽 참조)을 기를 수 있다. 얼마나 오래 하느냐는 딱히 정해져 있지 않다. 걷는 시간 중 일부분만 이렇게 호흡해도 된다. 그냥 걷는 내내 그러려고 노력하면 되는 것이다.

코로만 숨을 쉬면서 걷기를 시작할 때는 약 10초 동안 최대한 길고 느리게 숨을 들이마신다. 계속 걸으면서 숨을 참을 수 있을 때까지 참다가 코로 천천히 숨을 내쉰다. 참을 수 있는 정도에 따라 1~2분 간격으로 반복한다.

2. 매일 세 번 걷기

시간에 쫓기는 사람이라도 대개 10분 정도는 시간을 낼 수 있을 것이다. 매일 오랫동안 산책하려고 애쓰지 말고 그냥 시간을 잠깐만 내자. 식사 후 10분이라도 걸으면 된다.

3. 맨발로 걷기

맨발로 걷기는 60~70년대에 전 세계에 히피족이 등장한 이후로 인기가 시들해졌지만, 우리는 그 인기가 다시 돌아오기를 바란다. 신발을 신지 않으면 발에 감각 정보가 더 많이 제공되고, 발이 튼튼해지며, 신발이 아킬레스건과 장심, 발의 다른 구조에 무리를 주는 걸 피할 수 있다. 안전하다면, 즉 유리 등 다칠 수 있는 날카로운 것이 없는 곳이라면 일주일에 한 번 맨발로 걷거나, 혹은 한 블록을 최소 한두 바퀴 도는 것이 좋다. 여의치 않다면 집 안과 마당을 가능한 한 맨발로 돌아다니라. '맨발의 토요일'처럼 하루를 정해서 그렇게 해도 된다.

추가 점수: 러킹

아마 '무게 싣기(loading)'를 생각하면 자동으로 체육관에서 누군가가 아령으로 이두박근 컬링을 하는 그림이 머리에 그려질 것이다. 하지만 무게 싣기는 신체 부위를 더 강하게 만들기 위해 체중이든 뭐든 무게만 더하면 되는 것일 뿐이며, 굳이 공식화된 저항력 훈련을 통해 실시할 필요가 없다.

이 점을 염두에 두고 러킹을 소개하겠다. 아직 모르는 사람을 위해서 러킹을 배낭에 짐을 지고 걷는 운동(그 이름은 배낭의 군사 용어인 'rucksack'에서 유래했다)이라고 해 두자. 러킹은 하루 걷기의 효과를 증가시키는 우아하고 효율적인 방법이다. 어떤 사람들은 달리기 대신 러킹을 한다. 우리가 관찰한 바로는 20대는 별 탈 없이 모두 잘 달릴 수 있다. 하지만 그 이후로는 체력이 급속히 감소해 40대쯤 되면 주위에 5km 이상을 달리고도 몸이 괜찮은 친구는 한 명 정도밖에 안 된다. 나머지 사람들은 다치거나 더 이상 달리기를 좋아하지 않게 된다. 그래서 이때 많은 사람이 운동량은 같지만 덜 부담스러운 방법으로서 러킹을 선택한다.

어떤 면에서 다들 이미 러킹을 하고 있을지도 모른다. 배낭을 메거나 서류 가방이나 상당히 큰 핸드백을 들고 다니는 것 모두 러킹의 한 형태다. (말이 나왔으니 하는 말인데, 기능적인 면에서 몸 전체에 하중을 분산시키는 백팩이나 크로스백을 메는 것이 좋다. 한쪽 어깨에 메는 가방으로 같은 효과를 보려면 어깨를 자주 바꿔 메야 한다.) 신체 훈련에 러킹 효과를 더하는 가장 쉬운 방법은 몇 가지 가정용품, 예를 들어 캔 몇 개, 책 몇 권, 밀가루 한 포대 등을 배낭에 넣고 평소대로 산책하는 것이다. 장애물 경기인 스파르탄 레이스(Spartan Race)의 창시자인 조 데 세나(Joe de Sena)는 가는 곳마다 20kg짜리 케틀벨을 가지고 다니는 것으로 유명하다. 우리 부부도 걸을 때 가끔 13kg짜리 모래주머니를 들고 다니기도 하고 기회가 되면 항상 물건을 들고 다니는 걸 선택한다. 예를 들어, 여행할 때는 짐을 운반해야 하므로 여행 가방을 굴리는 대신 더플백(윗부분의 줄을 당겨 묶는 천으로 된 원통형 가방-역주)을 선택한다. 러킹 전용 장비도 있다. 미 육군 특수부대 출신인 제이슨 매카시(Jason McCarthy)와 그의 아내 에밀리 매카시(Emily McCarthy)

가 운영하는 고럭(GORUK)은 무게가 실린 판과 다른 관련 장비를 넣을 주머니가 달린 배낭을 판매한다. 제이슨 매카시는 러킹을 다음과 같이 멋지게 요약한다. "러킹은 근력 운동과 유산소 운동을 하나로 묶은 것입니다. 달리기를 싫어하는 사람에게는 유산소 운동으로, 무거운 걸 들기 싫어하는 사람에게는 근력 운동으로 작용하는 거죠."

더 많이 걷기 위한 9가지 전략

- 말을 하면서 걷는다. 밖이든 혹은 집이나 사무실 공간 주변이든 개인적인 전화를 거는 기회로 활용하고 심지어 전화 회의도 해 본다.

- 직접 소통한다. 직장에서 전화를 걸거나 클릭하기 전에 동료에게 직접 가서 말하라.

- 개를 산책시킨다! 개를 기르지 않는 사람이 이런 이야기를 들으면 한 마리 키우고 싶게 될 것이다. 영국의 한 연구는 개를 기르는 사람들이 그렇지 않은 사람들보다 적어도 하루에 22분 더 많이 걷는다는 사실을 발견했다. 그게 안 되면 이웃집 개라도 빌려 보라. 한 번 더 나가는 것을 싫어할 개는 거의 없으니까.

- 아이와 학교까지 걸어서 간다. 안전하기만 하다면 아이를 위해 건강한 일을 하면서 더 많이 걷는 데 이만한 방법이 없다. (160쪽, '걸음 수, 공동체, 그리고 외로움 감소' 참조)

- 계단을 이용한다. 그렇다. 어디서 한번 들어봤을 것이다. 하지만 계단을 이용하는 것이 정식으로 걸으러 나가지 않고도 걸음 수를 늘리는 또 다른 방법이라는 사실을 반드시 알려 줘야겠다.

- 직접 쇼핑하러 나간다. 코로나19 대유행 기간에 많은 사람이 식료품을 집에서 주문하는 등 그냥 모든 것을 온라인으로 처리하는 데 익숙해졌다. 하지만 직접 매장을 돌아다니면 키보드 위에서 손가락 운동을 하는 것보다 더 많이 움직이게 된다.

- 가려는 곳에서 멀리 떨어진 곳에 주차하거나 버스나 지하철에서 목적지 전에 내린다. 목적지 바로 앞까지 차를 타고 가란 법은 없다. 우리가 그런 것에 익숙해져 있을 뿐이다. 그런 습관에서 벗어나야 한다. 목적지까지 걸어갈 수는 없을지도 모르지만, 그렇다고 조금이라도 걷지 못할 이유는 없다.

- 기다리는 시간을 이용해 걷는다. 다른 사람이 의사나 치과 의사에게 갈 때 동행한다면 대기실에서 그냥 시간을 보내지 말고 시간을 내서 걷자. 마찬가지로 자녀의 축구 경기에서 휴식 시간이 있다면(거의 항상 있다) 경기장 주변을 몇 바퀴 걷고, 음식점에서 자리를 기다릴 때는 차례가 될 때까지 주변을 걸어 다니자.

- 집 주변을 걷는다. 우리는 날씨가 안 좋다거나 공기가 나쁠 때 나가기는 꺼려지고 걸음 수는 늘려야겠고 해서 집 안에 장애물 코스를 설치한 사람들도 있다고 들었다. 맞다. 그래 봐야 몇 km를 더 걷게 되는 것은 아니지만, 전혀 안 하는 것보다 낫다. 아니면 러닝머신을 고려해 보라. 〈투데이쇼〉의 기상캐스터인 알 로커(Al Roker)는 전립선암을 진단받은 후 더 많이 걷기로 다짐했다. 뉴욕 시의 추운 날씨를 피해(그리고 언제 실내에 머물러야 하는지를 누가 기상캐스터보다 더 잘 알겠는가?) 알은 제자리 걷기를 시작했다. 좋은 생각이다.

VITAL SIGN **5**

미래에도 쓸 수 있는 목과 어깨
컴퓨터, 스마트폰 사용자의
목과 어깨 문제 해결하기

평가 항목
파트 1: 공항 보안 검색대에서 팔 올리기 테스트
파트 2: 어깨 돌리기 테스트

신체 훈련
어깨 굴곡, 등과 회전근개 가동 운동

바 이털 사인 3에서 말했던 공항 보안 전신 스캐너를 기억하는
가? 다시 교통안전국 검색대로 돌아가 몸에 대해서 또 어떤
정보를 얻을 수 있는지 알아보자. 그런데 이번에는 하체에 초점을
맞추는 대신 상체, 좀 더 구체적으로 목과 어깨에 관심을 가져 보자.

우리는 사람들이 팔을 머리 위로 올리는 것을 지켜보면서 겨우 몇
초 동안 팔을 들어 올리려고 목과 다른 신체 부위를 비트는 것을 여
러 번 보았다. 그들의 몸은 문제를 해결하고 있었던 것이다. 아마도
목과 바나나 모양의 등을 과도하게 폈겠지만 그런데도 팔을 오랫동
안 들고 있는 것은 고사하고 높이 드는 것조차 어려웠다. 이는 무언

가, 즉 어깨의 가동 범위가 부족하다는 것을 보여 주는 것이다.

어깨와 그 인접 신체 부위인 목과 흉추('T-척추' 또는 등 위쪽이라고도 알려져 있음)는 사람들이 통증이 생기거나 할 수 있다고 생각했던 동작을 할 수 없게 될 때까지는 그다지 신경 쓰지 않는 부위다. 강아지에게 공을 던지고, 아이를 안아 어깨에 올리고, 자유형으로 수영장을 한 바퀴 돌고, 높은 선반에 이불을 올려놓고, 머리 위 짐칸에 여행 가방을 들어 올리고, 공항 보안 검색을 받기 위해 팔을 들어 올리는 것 같은 동작들 말이다. 이러한 기본적인 동작을 수행할 수 없다면 팔을 뻗거나 들어야 하는 새로운 활동을 익히기 어려울 수도 있다. 수영이나 웨이트 트레이닝, 턱걸이를 제대로 해 보고 싶다고 치자. 이건 어려울 수도 있겠다. 그렇다면 침실을 페인트칠하고 싶다고 치자. 그림을 어떻게 그리느냐에 따라 다르지만, 팔을 오래 들어 올릴 수 없으면 캔버스에 그림을 그리는 것마저도 거의 불가능할 수 있다. 최악의 경우 (그럴 가능성이 없는 것은 아니지만) 나이가 들면서 어깨의 가동 범위가 제한되면 스웨터를 머리 위로 당겨 벗거나 머리를 감는 행동조차도 하기 힘들어질 것이다. 하지만 어깨의 유연성을 유지하는 데 필요한 동작을 해 준다면 마음껏 턱걸이를 하거나 집의 벽을 새로 칠할 수 있다.

위에서 언급한 모든 동작이 우리가 매일 하는 동작이 아니라는 것을 눈치챘을 것이다. 우리는 더 이상 창을 던지지도 않고, 조상들처럼 머리 위로 물건을 옮기거나 나무에 오르지도 않는다. 수영을 하거나 팔을 들어올려야 하는 특정 운동(예를 들어, 오버헤드 프레스)을 하지 않는 한, 사람들은 대부분 어깨에 힘을 쓰지 않는다. 견상 자세(downward dog, 일명 다운독-역주)가 고대 요가 수련 체계의 주요 특징인 데는 이유가 있다. 팔을 들어 올리고 어깨를 사용해야 한다는 것은 오랫동안 믿어 온 생각이다. 그렇게 하지 않으면 결국 하루의 대부분을 앉아 있게 돼서 어깨가 앞으로 말릴 수밖에 없다. 목에도 많은 자극이 가해지지 않는다. 자신이 얼마나 자주 눈이 부신 컴퓨터나 텔레비전 화면을 정면으로 바라보는지 생각해 보라. 후방 카메라가 장착된 자동차에서는 더 이상 후진이나 평행 주차를 하려고 어깨 너머로 주변을 볼 필요가 없다. 아마도 당신은 온종일 목과 허리를 구부리고 휴대폰이나 노트북을 보고 있을 것이다. 고개를 숙이면 아무래도 목이 조금밖에 안 움직이게 된다. 하지만 다른 자세들과 마찬가지로 너무 많이 취하면 대가를 치러야 한다. ('거북목'이라는 이름도 있을 정도다.) 그런데도 대부분의 경우 고개를 충분히 돌리는 사람은 거의 없다. 그리고 고개를 돌릴 때 목이 아프다는 것을 알게 된다.

목 통증에는 여러 가지 원인이 있을 수 있다. 앞서 언급한 전자 제품이 유도한 자세가 원인일 수 있다. 호흡이 효율적이지 않거나, 자녀의 대학 입시 문제로 걱정이 많아서 자면서 이를 갈고 있거나, 골칫덩어리 배우자 때문에 스트레스를 받아서 숨을 얕게 쉬어서 목이 아플 수도 있다. 그런데 어깨의 기능 장애는 종종 목 통증을 유발하거나 악화시킨다. 앞서 지적했듯이 신체의 모든 부위는 연결되어 있다. 즉 몸은 서로 연결된 부분들로 구성된 시스템이란 말이다. 특히 목과 어깨는 한 쌍이다. 그래서 우리는 목 통증으로 찾아오면 자동으로 통증의 잠재적 원인이자 해결책으로서 어깨의 가동 범위를 조사한다.

몸은 항상 유동적이고, 가동 범위는 살아 숨 쉬는 생명체와 같다. 아기를 낳고 몸이 어떻게 변하는지(그리고 어떻게 다시 돌아오는지) 지켜보라. 마라톤을 뛰거나 밤 비행기로 집으로 돌아와 가동 범위가 얼마나 줄어들었는지 확인해 보라. 대학원에서 2년 동안 논문을 쓰며 지내다 보면 결국 '와, 몸이 예전 같지 않아'라는 생각이 들 것이다. 이런 상황을 이해한다면 멈춰 있는 신체 부위들이 어떻게 정상적인 움직임을 회복하는 것이 가능한지 이해할 수 있을 것이다. 여기에는 어깨도 포함된다.

어깨와 목은 복잡한 부위라는 것과 이들 부위에는 다양한 문제가 많이 발생할 수 있다는 사실을 가장 먼저 말해 두겠다. 메이저리그에는 선수들의 어깨와 목의 고충을 전담하는 어깨 전문의가 있고, 올림픽 선수들의 어깨 재활을 전문으로 하는 스태프도 있다. 나이가 들면 회전근개 손상과 어깨가 굳어지는 것 같은 문제가 불쑥 나타난다. 중국과 일본에서는 어깨 관절이 이렇게 '유착'되는 것을 '오십견'이라고 부른다. 하지만 여기서는 이렇게 지엽적인 부분은 다루지 않는다. 대신, 이 바이털 사인은 당신이 몇 가지 간단한 동작을 통해 어깨가 취할 수 있는 모든 동작을 할 수 있도록 어깨 부위의 기본적인 작동 방식을 소개할 수 있게 계획되었다. 이 동작들은 어깨 부상과 통증을 피하는 데 도움이 될 수는 있지만, 치료법은 아니다. 여기서 우리의 목표는 당신의 어깨가 할 수 없는 동작이 아니라 본래 할 수 있도록 되어 있는 동작이 무엇인지 생각하게 하는 것이다. 이는 목을 포함해 그 주변 부위에 영향을 미치고 전신의 기능을 향상시킬 뿐 아니라, 목과 어깨의 문제를 완전히 예방하는 데 도움이 될 것이다.

당신은 왜 이 일을 하는가

몇 년 전, 약국 체인인 독모리스(Doc Morris)가 우리의 철학을 완벽하게 요약한 광고를 냈다.

이 광고는 해가 뜨기 전에 한 노신사가 침대에서 일어나 가족사진을 쓸쓸하게 찾는 것으로 시작한다. 여전히 잠옷을 걸친 채 그는 창고를 향해 비틀거리며 나간다. 그리고 거기서 오래된 케틀벨을 발견한다. 하지만 그것을 들지 못한다. 그 신사는 매일 아침 일찍 일어나서 자기를 보고 놀란 이웃의 참견을 무시하고 케틀벨 운동을 한다. 그러다 점점 케틀벨의 무게를 더 늘릴 수 있게 된다.

광고가 끝날 무렵, 노신사는 옷을 차려입고 선물을 포장한 뒤 크리스마스를 축하하기 위해 딸의 집으로 차를 몰고 간다. 어린 손녀가 선물을 열어 보는데, 크리스마스트리에 매달 크고 빛나는 별이 나온다. 그런 다음 그는 높은 나무 위까지 손녀를 들어 올린다. 슬로건은 이렇다. "그러면 인생의 소중한 것을 돌볼 수 있습니다." 물론 우리는 울었다 우리는 왜 건강해져야 하는지에 대한 관점을 잃기 쉬운 세상에 살고 있다. 더 멋져 보이려고? 경쟁 욕구를 충족시키려고? 두 가지 동기 모두 문제 될 것은 없다. 하지만 궁극적으로는 나 자신과 내가 사랑하는 사람들, 그리고 나를 사랑하는 사람들을 위해 튼튼하고 건강해지는 것보다 더 좋은 이유는 없다. 아침에 일어나서 어깨 회전 운동이나 산책을 하고 싶지 않은 날에는 이 사실을 기억하라. 그러면 침대에서 일어나는 데 도움이 될 것이다.

평가 항목
파트 1: 공항 보안 검색대에서 팔 올리기 테스트
파트 2: 어깨 돌리기 테스트

이 장의 평가 항목들은 어깨 가동성의 두 가지 특정 요소를 살펴보기 위해 설계되었다. 첫 번째는 어깨 굴곡을 살펴본다. 즉 팔을 머리 위로 올려 뒤로 젖히라는 요청을 받았을 때 팔이 얼마나 멀리 갈 수 있는가? 원래 타고난 가동 범위의 최대치인 끝 범위에 얼마나 가깝게 갈 수 있는가? 두 번째 테스트는 어깨의 외측(몸 바깥쪽) 회전을 평가한다. 다시 말하면 어깨가 뒤로 젖혀질 수 있는 가장 먼 지점까지 도달할 수 있는가?

언뜻 봐서는 그저 타고난 유연성을 측정하는 지표라고 생각할 수 있다, 하지만 기억하라. 이 평가는 기준이 되는 가동 범위에 접근하는 능력을 평가하는 것이지 슈퍼 히어로 체조 선수의 동작 수행 능력을 평가하는 것이 아니다. 이 두 가지 평가의 목표는 당신의 현재 가동 범위를 확인하고 이를 당신이 얼마나 잘 사용할 수 있는지 확인하는 것이다.

파트 1: 공항 보안 검색대에서 팔 올리기 테스트

이 테스트의 이름은 사람들의 어깨 가동성을 관찰할 수 있는 가장 눈에 띄는(그리고 공개적인) 장소의 이름을 따서 지었다. 이 테스트는 단순히 두 팔을 머리 위로 올리는 것보다 조금 더 정교하지만, 그래도 아주 간단하다.

준비

이 테스트를 하기 위한 가장 이상적인 도구는 길이 60cm의 PVC 파이프다. 이것이 없으면 가벼운 빗자루나 다른 가벼운 막대기 모양의 물건으로도 충분하다. 이것마저 없으면 수건을 사용하거나 손에 아무것도 들지 않은 상태에서 테스트를 진행해 보라.

테스트

바닥에 엎드려 팔을 앞으로 쭉 뻗으며 PVC 파이프를 두 손으로 잡는다. 엄지손가락을 천장 쪽으로 향하게 하고 파이프가 엄지손가락과 집게손가락 사이 골에 놓이게 한다. 계속 이마와 배를 바닥에 댄 채 팔을 나란히 곧게 펴고 엄지손가락을 위로 한 상태에서 팔을 최대한 높이 들어 올린다. 숨을 다섯 번 들이마시고 내쉰다. 숨을 참거나 팔꿈치를 구부리지 않는다.

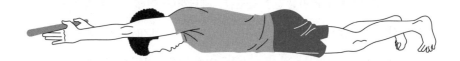

식탁에서 똑바로 앉으라고 말씀하신 할아버지가 계셨다면 이 자세가 더 어려울 수 있다.

테스트 결과의 의미

어떤 느낌이었는가? 테스트를 해 보는 것만으로도 어깨가 얼마나 긴장되어 있는지 알 수 있다.

팔을 들 수 없다 – 당신은 있어야 할 곳보다 훨씬 아래에 있다. 이렇게 된 게 어쩌면 머리 위로 팔을 올릴 기회가 거의 없기 때문일 것이다. 좋은 소식은 매일 신체 훈련을 하면 빠르게 좋아질 것이라는 사실이다.

바닥에서 팔을 들어 올릴 수는 있지만 유지하지 못하거나 숨을 쉬지 못한다 – 이렇게라도 조금 움직였으니 용기를 가져라. 이 자세를 취하기 위해 노력한다면 더 많은 동작을 할 수 있게 될 것이다.

바닥에서 4~5cm 들어 올린다 – 이럴 수 있다는 것은 저 자세를 할 수 있다는 신호다. 하지만 아직은 아니다. 약간 지치면서 자세를 오래 취하지 못할 수도 있다. 신체 훈련은 가동 범위뿐만 아니라 체력까지 좋아지는 데 도움이 될 것이다.

바닥에서 5cm 이상 들어 올린다 – 대단하다. 어깨 굴곡 부족은 당신이 걱정할 일이 아니다. 당신은 매일 벽에 몸 걸기(195쪽 참조)를 하지 않아도 될 것 같다. 하지만 그래도 이런 굴곡을 유지하려면 이 자세가 당신의 할 일 목록에 남아 있어야 한다.

테스트는 언제 다시 하는 것이 좋은가?

일주일에 한 번.

파트 2: 어깨 돌리기 테스트

앞의 테스트들과는 달리 이 테스트는 센티미터로 측정할 수 없다. 이어지는 내용을 더 읽어야 한다. 당신이 하게 될 행동은 팔을 바닥에 대고 얼마나 세게 누를 수 있는지 측정하는 것이다. 역기는 고등학교 때 체육관에서 들어 본 게 마지막이었고, 스스로 힘이 세다고 생각하지 않는다면 '힘'이라는 말에 현혹되지 말라. 테스트는 힘을 측정하는 것이 아니라 힘을 낼 수 있게 해 주는 회전을 얼마나 많이 할 수 있는지 가늠해 보는 것이다. 사람들은 대부분 일상적인 활동을 하는 데 필요한 근력을 가지고 태어나지만, 근력은 근육에만 의존하지 않는다. 관절이 얼마나 잘 움직일 수 있는가에 따라서도 달라진다. (이두박근이 불룩하게 튀어나왔다고 해서 저절로 움직일 수는 없는 것이다.) 따라서 근력은 당신이 필요하지 않다고 생각하더라도 필요하다. 정도의 문제일 뿐이다. 그런 이유로 사무직 직원에서부터 프로 운동선수까지 모든 사람이 가동성에 주의를 기울여야 한다. 특히 회전근개가 더 기능적이 되면 어깨의 효율성, 안정성 및 내구성이 훨씬 더 좋아진다.

준비

이 테스트를 위해 특별히 필요한 것은 없다. 바닥만 깨끗하게 치우면 된다. 그리고 손목에 시계나 액세서리를 차지 말아야 한다.

테스트

등을 바닥에 대고 누워서 발바닥을 바닥에 대고 무릎을 구부린다. 양팔을 몸 양옆으로 벌리고 손바닥을 위로 향하게 한 채 팔꿈치를 90도 각도로 구부린다. 자, 이제 소켓에 들어가 있는 어깨를 뒤로 굴려서(이 동작은 미세하게 움직이는 것이다) 손등과 손목 뒷부분으로 바닥을 얼마나 세게 누를 수 있는지 확인한다. 다섯 번 숨을 들이쉬고 내쉬면서 계속 누른다. 숨을 참지 않는다.

테스트 결과의 의미

이 테스트에는 점수가 없다. 단지 얼마나 힘을 많이 쓸 수 있었는지 감을 잡고 가동 훈련 후와 비교하면 된다.

테스트는 언제 다시 하는 것이 좋은가?

어깨 회전 테스트는 처음 회전근개 가동 운동을 하고 난 직후에 다시 해 보길 권한다. 이 운동이 어깨 회전에 극적인 변화를 주기 때문이다. 그러고 나서 일주일간 신체 훈련을 하면서 기다린 다음 테스트를 다시 해 본다. 또 일주일 후에 한 번 더 테스트한다. 그 이후에는 때가 되었다 싶을 때 얼마나 발전했는지 테스트해 본다.

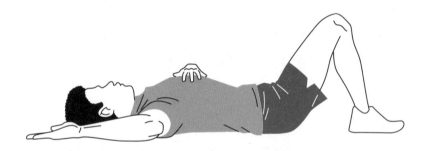

어깨마다 회전근개가 완전히, 그리고 힘차게 한 바퀴 돌아가야 한다.

문어와 대문자 C

어깨가 어떻게 움직이는지는 아는가? 안다면 어깨가 몸의 다른 부위와 관련해서 왜 그렇게 중요한지를 이해하는 데 도움이 될 것이다.

어깨는 기본적으로 삼각형 모양의 커다란 뼈로 이루어져 있는데, 이 뼈는 쇄골에 붙어서 등 윗부분을 가로질러 평평하게 놓여 있다.

어깨뼈 또는 견갑골이라고 하는 이 뼈는 한쪽에 팔의 윗부분이 부착되는 소켓('상완골'이라고 하는 공 모양의 구조)이 있다.

이 구조에는 또한 팔과 어깨를 지지하고 움직일 수 있도록 하는 근육과 결합 조직이 거미줄처럼 얽혀 있는 근육인 회전근개도 포함되어 있다. 이제 시각화해 보자. 회전근개는 머리부터 조개껍데기로 헤엄쳐 들어가는 문어처럼 보인다. 그 조개껍데기가 바로 어깨뼈라고 할 수 있다.

그리고 그 어깨뼈 안에서, 이 문어 모양 회전근개는 '다리'를 뻗어 상완골을 조종하고, 안내하고, 위치를 정하고, 배치하고, 안정시키고, 회전시킨다. 이렇게 해서 팔이 해야 할 일을 할 수 있게 되는 것이다.

현대인들이 자주 취하는 자세의 문제점 중 하나는 장시간 컴퓨터 사용으로 어깨가 앞으로 말리고 등이 위로 솟는다는 것이다. 그래서 C자 모양의 유기체가 된다. 이는 문어와 조개껍데기의 관계를 방해한다. 몸이 습관적으로 C자 모양 자세를 취하면서 조개껍데기가 앞으로 당겨져 문어인 회전근개가 제 기능을 하지 못하게 되기 때문이다. 갑자기 문어의 다리가 더 이상 상완골을 균형 있게 잡아 주지 못하게 되는 것이다. 어떤 다리들은 엄청나게 길게 뻗어 있고, 어떤 다리들을 짧게 수축되어 있다. 이렇게 되면 팔을 들려고 할 때 (또는 팔이 해야 할 다른 일을 할 때) 제대로 되지 않는다. 이게 무슨 말인지 알고 싶으면 어깨를 앞으로 구부리고 한쪽 팔을 들어보라. 그런 다음 가장 크게 숨을 쉴 수 있게 자세를 바꿔서(이는 말할 것도 없이 C자 모양 등을 편다는 것을 의미할 것이다) 다시 팔을 들어 보라. 차이가 느껴지는가? C자 모양 자세에서 벗어나면 회전근개가 훨씬 더 잘 기능하게 된다.

C자 모양 자세는 책상이 내린 저주만은 아니다. 때로는 스포츠를 즐기느라 C자 모양의 자세를 취해야 한다. 하지만 대부분은 그러면 안 된다. 예를 들어, 근력 운동은 몸이 구부정한 상태에서 하면 안 된다. 물 위에서 보면 노를 잘 젓는 사람들은 자세를 꼿꼿하게 유지한다. 그러면 힘을 더 많이 낼 수 있을 뿐 아니라 부상 예방에도 도움이 되기 때문이다. 과거에 우리는 노잡이들이 갈비뼈가 부러지고 금이 가는 걸 본 적이 있다. 근육이 안쪽으로 말려 들어가면서 갈비뼈를 잡아당기고 있었기 때문이다. 그러니 온종일 무엇을 하든지 가능한 C자 모양이 되는 자세를 피하도록 하라.

(여기에 덧붙여서, '손은 영리하다'라는 옛 격언이 있다. 이 말은 비록 회전근개의 기능이 아주 제한적이고 어깨의 가동 범위가 최악이어서 거의 팔을 들 수 없는 상태라 하더라도 자연은 당신을 배고프게 놔두지 않을 것이라는 사실을 암시한다. 당신은 생존 본능이 발동해 얼굴을 손에 갖다 대서라도 자신을 먹여 살릴 것이다. 손과 팔뚝의 놀라운 솜씨는 어깨가 잃어버린 가동 범위를 상당 부분 대신해 줄 것이다. 어깨의 가동 범위가 좋지 않은 것이 사실 골프엘보나 테니스엘보의 근본 원인 중 하나일 수도 있다. 하지만 손과 팔뚝이 보상해 주기 때문에 잠깐은 눈에 띄지 않는다.)

어깨에 대해서는 할 말이 더 있다. 어깨뼈는 또한 승모근에도 붙어 있다. '옷걸이 근육'으로 더 친숙하게 알려진 이 근육은 머리 아래와 목 윗부분에서 어깨뼈를 가로질러 등의 절반 아래까지 확장되어 있다. 그리고 심지어 쇄골에도 붙어 있다. 무엇보다도 승모근은 어깨를 으쓱하고 머리를 좌우로 움직이는 데 도움을 준다. 어깨뼈를 앞으로 회전시키는 '전인'이라는 동작을 하면 승모근은 목을 지탱하느라 아주 바빠진다. 이 동작을 지속하면 근육이 혹사당하는 것이다. 다시 한 번, 어깨 부위 구조의 또 한 부분이 할 일을 못 하면 한 구조가 자기 몫 이상의 일을 하게 되는 불균형이 생긴다. 어깨와 목에 긴장이나 불편감, 통증과 같은 오류 신호가 나타나기 시작하는 것은 당연하다. 거기다 기능이 상실되는 증상도 나타나기 시작한다.

이제 목이 등장했으니 생각해 봐야 할 다른 부위가 있다. 바로 머리다. 몸이 잘 배열되어 있고 머리가 목 위에서 완벽하게 균형을 잡고 있으면 사실 머리는 짐이 되지 않는다. 이런 걸 보면 우리는 힘이 세다. 심지어 아기들도 때가 되면 그 작은 머리를 가눌 수 있다. 하지만 계속해서 휴대폰을 들여다보고 있거나 둥근 C자 모양 자세를 취하느라 머리가 앞으로 나와 있다고 가정해 보자. 머리가 3cm 앞으로 나올 때마다 목에 하중이 4.5g씩 더해진다. 이에 대응해 승모근과 어깨를 둘러싸고 있는 다른 근육과 결합 조직이 뻣뻣해지기 시작한다. 경직되고 고정된 자세가 무거운 머리를 들어 올리기 더 쉽기 때문이다. 몸은 기술적인 문제를 해결하기 위해 온갖 지혜를 동원해 필요한 조치를 취하겠지만, 대개 그로 인해 기능적인 측면이 영향을 받는다. 고개를 앞으로 내밀고 어깨너머를 바라보라. 멀리 볼 수 없다는 것을 알 수 있을 것이다.

팔 들어 올리기: 개인적인 이야기

2019년 초, 나(줄리엣)는 두 팔을 머리 위로 들어 올렸다. 나는 이 일을 급류타기 세계 선수권 우승 및 두 아이의 출산과 1, 2등을 다투는 나의 가장 위대한 신체적 업적 중 하나라고 생각했다. 이것이 그렇게 중요하게 된 것은 그러기 약 한 달 전에 유방 재건 수술을 받았고, 그보다 2주 전에는 이중 유방 절제술을 받았기 때문이다. 마지막 수술 후 6주 후에야 나는 턱걸이를 할 수 있을 정도로 완벽하게 팔을 들어 올릴 수 있었다(나는 먼저 매달리기부터 시작했다). 내 어깨의 가동 범위가 그렇게 감사한 적이 없었다.

나는 2018년 말에 유방암 1기 진단을 받았다. 예전부터 덩어리가 만져지고 혹이 좀 있어서 주치의가 이미 10년 정도 내 유방 상태를 관찰하고 있던 터였다. 이 특별한 문제는 정기적인 산부인과 검사를 통해 발견되었다. 나의 암은 수술로 치료될 가능성이 매우 커서 화학요법이나 방사선 치료를 하지 않아도 되었다. 그런 점에서 나는 운이 좋았다. 하지만 암에 걸린 사람들이 모두 하는 질문을 나도 해야만 했다. 어쩌다 걸린 걸까? 유전자 검사에서는 유방암에 대한 유전적 위험이 없는 것으로 나타났다. 많은 사람이 유방암에 걸릴 가능성을 증가시키는 것은 BRCA 유전자뿐이라고 생각한다. 사실, 이 질병에 걸릴 위험에 기여할 수 있는 유전자는 110가지 정도 된다. 나는 다른 암의 유전적 소인에 대한 검사도 받았다. 그것 또한 음성으로 나왔다. 그런데 나는 어떻게 유방암에 걸렸을까? 아마도 환경적인 요인이겠지만 알 수 없는 일인 것은 확실하다.

유방에 대한 이상 병력과 암의 재발 가능성 때문에 나는 이중 유방 절제술과 재건술을 받기로 했다. 몸 상태가 좋고 건강해서 두 수술을 거의 연속해서 받을 수 있었던 나는 월요일에 유방절제술을 받으러 갔다가 2주 후에 재건술을 위해 다시 병원으로 돌아갔다. 그 뒤로는 심지어 수술이 발전해서 몇 년 뒤 유방암에 걸린 친구는 두 수술을 한꺼번에 받았다. 하지만 어떻게 받든 두 수술은 육체적으로나 감정적으로 여전히 힘든 큰 수술이다.

두 번의 수술을 그렇게 짧은 시간에 연달아 받으면 생기는 부작용 중 하나는 가동성이 치명적으로 떨어질 수 있다는 것이다. 특히 팔을 머리 위로 올리기 매우 힘들어진다. 유방 절제술과 재건술을 함께 받은 또 다른 내 친구는 9개월 내내 팔을 들어 올리지 못했다. 나는 그 지경까지는 가지 않겠다고 결심했다. (그 친구는 시간이 지나면서 가동성을 회복할 수 있었지만, 그러기 위해 많은 노력을 기울여야 했다.) 이것은 사실 어깨 가동성의 문제가 아니라 흉벽 근육(광배근 등)과 결합 조직의 문제지만 내 경우는 어깨 가동성이 좋았던 것이 정상으로 돌아오는 데 확실히 도움이 되었던 것 같다. 그 후에 나는 많은 사람이 나에게 이렇게 말했던 것이 기억에 남는다. "어머, 정말 빨리 나았네요. 하지만 당신은 달라요. 저랑 다르죠. 저라면 그렇게 빨리 회복되지 못했을 거예요." 하지만 나도 다르지 않다. 나는 특별하거나 엄청나게 우량한 몸이 아니다.(결국 암에 걸리지 않았는가?) 내 몸에 다른 사람한테는 없는 다른 치유 능력이 있는 것은 아니다. 나도 내 친구들과 마찬가지로 인간이다. 그렇다. 나는 기초 체력 향상부터 시작했다. 그리고 수술로 인한 근육 소모를 상쇄하기 위해 가능한 한 많이 자고 단백질 섭취를 늘리는 데 초집중했다(239쪽 참조). 하지만 이것들은 엄청난 일이 아니라 단지 기본일 뿐이다.

내가 수술 후 회복하는 데 있어 다른 사람과 달리 한 것이 있다면 바로 몸을 쓰기로 한 것이다. 이것이 신체 회복력의 열쇠다. 수술을 받은 지 48시간도 안 돼서 나는 실내 자전거를 타고 있었다(핸들은 잡지 않고). 그리고 매일 걸었다. 다리는 괜찮으니 자전거를 타거나 걷지 못할 이유가 없지 않은가? 나는 또한 체질 개선을 위해 호흡을 활용하기 시작했다. 그러고 나서 의사는 6주 후라고 말했지만 나는 가능한 한 빨리 매우 가벼운 무게를 사용해 팔을 머리 위로 천천히 움직이기 시작했다. 그런 것은 운동에 집착하거나 살찌는 것을 걱정해서가 아니었다. 이 일을 하면서 움직이면 혈류가 증가하고, 혈류는 치유를 가속화하며, 움직이지 않으면 가동 범위가 축소될 수 있다는 사실을 알게 되었기 때문이다. 이 점을 명심하고 나는 계속 움직이고, 움직이고, 또 움직였다.

의사들은 당연히 수술 후에 환자들이 조심하기를 바라지만, 때때로 그로 인해 사람들이 너무 소심하고 방어적으로 되어서 수술 후 3개월 동안 가동성을 잃어 가면서 완전히 앉아서만 생활하게 된다. 내 경험에 따르면 의사가 허락한다면 움직이면서 어떤 느낌이 드는지 확인하는 게 더 낫다. 나는 뭔가 '이상한' 느낌이 들면 재빨리 하던 행동을 멈췄다. 내 몸에 천천히 다가가 귀를 기울인 것이다.

절대 암에 걸리지 않는 것이 가장 이상적이지만, 우리 중 40%가 어느 순간 그 무시무시한 진단을 받게 될 테고, 혹은 살다가 예기치 못한 건강 관련 문제를 겪게 될 것이다. 몸이 더 튼튼할수록 그러한 도전을 더 쉽게 견딜 수 있다. 나에게 그것은 인생의 비극적인 사건이 아닌, 하나의 일시적인 사건으로 끝났다. 나는 운도 좋았지만, 회복 중에는 내가 내 운을 만든 셈이었다.

어깨와 목의 문제 해결

신체가 처한 많은 곤경과 마찬가지로 어깨와 목의 문제에도 호흡이 문제를 푸는 열쇠다. 숨을 크게 쉴 수 있는 자세를 취할 수 있다는 것은 근육과 관절의 기능이 제한되는 것을 막고 제 기능을 최대한 발휘할 수 있도록 몸이 배열되어 있다는 신호다. 바이털 사인 2에서 '배열'에 대해 이야기했던 것을 기억할 것이다. 우리는 '자세'보다 '배열'이라는 단어를 더 선호하는데, 자세는 종종 지나치게 긴장하고 신체 일부를 과도하게 구부리거나 펴는 군대식 자세를 하는 것으로 잘못 해석되기 때문이다.

사실, 살다 보면 어떤 스포츠나 과제들은 '완벽한 자세'로 해내는 것이 불가능하다. 반면 '배열'은 몸이 호흡을 깊고 충분히 할 수 있는 위치에 있게 하는 것을 의미한다. 그리고 결과적으로 타고난 가동 범위의 끝 지점까지 이용할 수 있게 된다는 것을 의미한다. 우리는 이러한 끝 범위를 회복해야 한다. 어깨와 목을 위한 것을 비롯해 이 책에서 소개하는 가동 운동들은 모두 바로 그러기 위한 것들이다. 하지만 사람마다 각자 타고난 가동 범위가 다른 것도 맞다. 완벽한 자세란 없는 것이다.

그렇긴 하지만, C자 모양으로 말린 등이 호흡이나 가동성을 좋지 않게 한다는 것은 분명한 사실이다. 몸이 일자로 펴져 있을 때 팔을 올리는 것과 C자 모양일 때 팔을 올리는 것을 비교해 보라. C자 모양일 때는 우리가 '자세 억제(positional inhibition)'라고 부르는 문제가 생긴다. 이 말은 몸이 약하다는 것을 의미하는 것이 아니라, 자세 때문에 마치 몸이 약한 것처럼 효과적이고 힘차게 움직이지 못한다는 뜻이다. 몸이 균형 잡힌 형태로 배열되면 어깨와 팔의 가동성이 향상되고, 따라서 목에 가해지는 스트레스가 줄어들 것이다. 그러면 세상이 달라질 것이다.

C자 모양 등의 다른 해로운 측면들도 이야기해 볼 만하다. 어깨와 목, 흉추 부위는 세 가지 시스템에서 기능적 완전성을 얻는다. 그중 하나는 어깨뼈와 척추뼈, 관절과 같은 뼈 구조로, 신체의 골격을 제공한다. 다른 하나는 근육계로, 피트니스 세계에서 주로 집중하는 주요 부위인 흉근, 이두박근, 삼두박근, 승모근뿐만 아니라 척추의 안정성, 그리고 공간에서 몸의 위치를 인식하는 데 기여하는 척추골 사이의 작은 근육들도 여기에 포함된다. 세 번째 시스템은 근막과 같은 결합 조직으로 근육과 장기를 둘러싸고 제자리에 있게 하면서 우리가 움직일 수 있도록 도와준다. C자 모양 자세로 앞으로 웅크리고 있는 시간이 길어지면 결국 우리는 이들 시스템에 매달려 있게 된다. 그 결과 이 시스템이 손상된다. 이는 스웨터를 잡아당기는 것과 같다. 스웨터를 자주, 그리고 아주 오래 잡아당기면 원래 모양을 잃고 축 늘어진다. 그래도 보온이라는 본연의 기능은 수행하겠지만 옷이 잘 맞을 때만큼 제대로 하지는 못할 수 있다.

당신이 등 위쪽의 구조적, 기능적인 시스템들에 계속 매달려 있으면 이러한 시스템이 거기에 적응한다. C자 모양 자세가 기본자세가 되고, 그 결과 우리 몸은 결국 인생에서 흥미를 느낄 수 있는 것(컴퓨터를 보는 것 이외에도)을 모두 할 수는 없게 된다. 그렇기 때문에 신경을 써야 한다. 통증이 없으면 중요하지 않다고 생각할 수도 있다. "아프지 않으면 난 괜찮아." 하지만 원활하게 움직이는 것은 그 자체로 가치가 있다. 당신은 평생 움직여야 할 것이다. 그것도 잘 움직여야 할 것이다.

하지만, 한 가지 더 말해 보자. 때로는 몸이 온종일 바른 자세를 유지하는 것이 불가능할 수도 있다. 그것이 허용되지 않는 직업들도 있다. 10G의 힘을 받으며 좁아터진 조종석에 앉아 있는 전투기 조종사들을 생각해 보라. 형편없는 디자인의 책상 앞에 8시간 동안 앉아 있는 것이 일인 병원이나 사무실의 접수 담당자도 생각해 보라. 다른 듯 다르지 않다. 항상 완벽한 자세를 취할 수는 없다. 그래도 괜찮다. 이것이 바로 이 장의 신체 훈련을 하는 목적이다. 만약 일상에서 더 건강한 자세를 취할 기회가 없다면 목과 어깨를 위한 이러한 표적화된 운동으로 훈련하면 된다.

그렇다. 당신은 C자 모양의 이상한 자세를 취할 일이 없는 사람보다 신체 훈련을 더 자주 해야 할 수도 있다. 한 방향으로 너무 오래 가고 있는 유조선은 돌리기 어렵다. 하지만 좋은 소식은 당신은 할 수 있다는 것이다! 가동 운동 훈련에 전념하면 좋지 않은 자세의 영향이 상쇄되어 몸을 움직일 수 있게 되기도 하고, 움직일 수 있었던 것은 더욱 활기차게 움직일 수 있게 된다.

그리고 만약 통증이 있다면, 특히 목에 통증이 있다면? 어딘가 아플 때 변화를 원하는 부위와 연결된 부위를 살펴보는 것은 항상 좋은 방책이다. (253쪽에서 통증을 유발하는 원인을 파악하기 위한 업스트림/다운스트림 접근 방식에 대해 자세히 설명하겠다.) 앞서 언급했듯이 목과 어깨는 한 쌍이다. 그리고 어깨에 집중하면 목의 통증을 해소하는 데 도움이 될 수 있다는 것을 보여 주는 좋은 증거가 있다.

지난 2008년에 덴마크의 연구진이 목 통증을 겪고 있는 94명의 여성을 대상으로 연구를 시행했다. (특히, 이 중 79%는 하루의 대부분 키보드 작업을 하는 사람들이었다.) 이 연구의 논문에서 연구진은 목과 어깨의 근력을 단련하는 운동 프로토콜이 통증을 75% 감소시켰다고 언급했다. 연구진은 이것을 어깨 강화 훈련이라고 불렀다. 연구를 자세히 들여다보니, 그것은 어깨 등척성 운동이었다. 우리는 여기서 어깨가 통증 없는 목의 열쇠라는 사실과, 목 상태를 호전시키는 방법은 대부분의 사람이 목 통증 치료를 위해 하는 목 스트레칭이 아니라 강화성 등척성 운동이라는 사실을 알 수 있었다. 근육이 경직되고 가동성이 떨어지는 이유는 어떤 부위를 장기간 움직이지 않다가(예를 들어 머리를 좌우로 움직이지 않는 것) 쓰려고 하면 뇌가 제동을 걸기 때문이다. 뇌가 몸의 가동 범위가 그러한 동작을 할 만하다고 믿지 않는 것이다. 등척성 운동은 뇌에 몸이 그 동작을 할 만한 가동 범위를 갖추고 있다는 것을 상기시키는 좋은 방법으로 해당 부위의 타고난 기능을 회복하는 데 도움을 줄 수 있다.

팔 회전을 늘리는 것으로도 어깨 가동성을 향상시킬 수 있다. 사람들은 대부분 팔이 앞쪽으로는 꽤 잘 회전하지만, 뒤로 회전할 때(외회전)는 얘기가 달라진다. 그러나 팔을 소켓 안에서 약간 뒤로 돌리는 것은 좋은 휴식 자세로 상체에 유리한 조직을 발달시키고 팔에 힘이 더 생기게 한다. 올림픽 봅슬레이 금메달리스트에게 어깨 외회전을 연습시켰더니 썰매에 더 강하게 밀착할 수 있어서 속도가 증가했다. 물론 대부분 우리는 시속 140km로 달리는 봅슬레이를 탈 일이 없지만, 팔에 힘이 더 좋아지면 필요할 때, 예를 들어 쇼핑 카트를 밀 때부터 바닥을 짚고 일어나야 할 때에 이르기까지 어떤 경우에든 도움이 될 것이다.

가동 동작들은 외회전을 향상시키는 데 도움이 될 것이다. 그런데 외회전은 상박(어깨에서 팔꿈치까지의 부분-역주)이 어깨와 만나는 지점에서 팔을 뒤로 부드럽게 돌리는 것을 기억해 내는 것만으로도 매일 연습할 수 있다. 빨래 바구니를 들고 있다면 바구니를 반 토막 낸다고 생각해 보라. 마트에서 카트나 유모차를 밀 때도 마찬가지다. 이 동작은 어깨에서 외회전이 일어나게 한다. 가슴의 흉근이 평평해지고 손바닥이 약간 앞으로 향하면 제대로 하고 있는 것이다.

외회전 얘기가 나온 김에 요가를 하는 사람들에게 한마디 해야겠다. 요가를 규칙적으로 한다면 아마 어깨와 목에 좋은 자세를 꽤 자주 취하게 될 것이다. 요가에는 팔을 머리 위로 올려야 하는 자세가 많은데, 그중 견상자세는 어깨를 굴곡 범위 끝 지점까지 가져가기에 좋다. 전사 자세 II는 고개를 옆으로 돌리게 한다. 그래서 요가에는 어깨와 목의 가동성을 좋게 하는 방법들이 많다. 그러나 요가가 좋은 어깨 운동에 접근하는 방법을 잘못 해석한다고 생각하는 부분이 있다. 선생님들은 종종 학생들에게 어깨뼈를 뒤로 젖히고 아래로 내린 상태를 유지하라고 가르친다. 하지만 어깨뼈는 사실 온 사방으로 움직일 수 있어야 한다. 더 나은 접근법은 앞서 설명한 대로 소켓 안에서 팔을 외회전시키는 것이다. 이들 생각은 미묘하게 다르지만, 몸이 어떻게 배열되고, 그래서 얼마나 잘 움직일지는 크게 달라지게 할 수 있다.

신체 훈련: 어깨 굴곡, 등과 회전근개 가동 운동

현대의 생활 방식이 우리의 움직임 목록을 줄여 놓았기 때문에 대부분 우리는 타고난 몸의 주요 모습을 놓치고 있다. 이 장에서 언급했듯이, 특히 어깨 부위가 그렇다. 이들 가동 운동들은 관절과 근육을 평상시에는 사용하지 않는 방식으로 움직이도록 설계되었다. 사용하는 도구(이들 동작의 경우에는 공)는 그저 원활하게 움직이는 데 도움을 줄 뿐이다.

가능한 한 자주 이러한 운동을 하는 것이 좋지만, 특히 어깨와 목 부위가 뭉치고 뻣뻣하다면 그 부위를 움직일 수 있는 다른 방법들도 생각해 보라. 이는 더 움직여야 한다는 신호다. 그러니 안전하다면 사다리에 오르지 말고 팔을 뻗어 물건을 잡으라. 아침에 침대에서 일어날 때 팔을 돌리며 잠에서 깨고. 책상에 앉으면서 위에서 얘기했던 것처럼 어깨를 뒤로 젖히고, 차를 후진할 때는 후방 카메라는 잠시 쉬게 하고 고개를 돌려 뒤를 돌아보라. (후방 카메라가 없던 시절에는 다 그렇게 했다. 다시 그럴 수 있다.) 그리고 산책할 때 고개를 돌려 주위를 돌아보면 승모근이 쉴 수 있을 뿐 아니라 걷기가 100배는 더 즐거워질 것이다.

벽에 몸 걸기(Wall Hang)

이 동작은 싱크대 앞에 서나 견상자세로 수행할 수 있다.

먼저 벽에서 약간 떨어져 선다. 허리를 구부려 등을 평평하게 펴고 손바닥으로 벽을 짚는다. 머리를 팔 사이에 끼운 채 어깨를 바깥쪽으로 돌리고 (팔을 돌려 팔꿈치 안쪽이 되도록 하늘을 향하게 한다) 벽에 몸을 '거는' 느낌으로

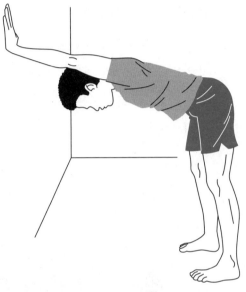

필라테스에서 요가, 체조, 올림픽 수준의 역도에 이르기까지 모두 팔을 머리 위에 올리는 동작이 있다. 다행히도 이 자세는 언제 어디서나 쉽게 할 수 있다.

선다. 열 번 크게 숨을 쉬면서 등과 흉곽을 확장시키려고 노력한다.

흉추 가동 운동 2

이 가동 운동은 공을 사용해 척추뼈와 등 윗부분의 연조직을 가동한다. 이 동작은 또한 매우 중요한 자세인 팔을 머리 위로 올리는 자세를 할 수 있게 해 준다.

무릎을 구부리고 바닥에 누워서 오른쪽 목 맨 아래쪽이자 견갑골 맨 위쪽에 공을 놓는다. 오른팔을 머리 위로 올리고 엄지손가락을 바닥을 향하게 한 채 손을 바닥으로 내린다. 이때 팔꿈치는 머리 가까이 붙인다. 숨을 쉬면서 편안한 속도로 팔을 올렸다 내렸다 하는 동작을 10회 실시한다. 이제 공이 등 아래, 견갑골 중간쯤으로 더 내려가도록 조금 롤백한다. 팔을 올리고 내리는 동작을 10회 반복한다. 마지막으로, 공을 롤백해 견갑골 아래로 옮긴다. 팔을 올리고 내리는 동작을 10회 반복하고 팔을 바꾼다. 가동 운동의 강도를 높이려면 브리지 자세로 허벅지를 바닥에서 들어 올린 상태에서 동작을 하면 된다.

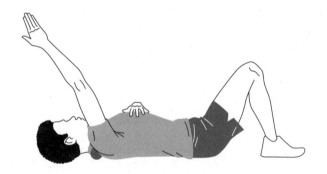

등 윗부분의 조직을 가동하면서 팔을 머리 위로 움직이면 이 가동 운동이 좀 더 풍부해진다.

회전근개 가동 운동

이 운동이 어깨 회전에 미치는 영향은 놀라울 따름이다. 얼마나 효과가 극적인지 확인하려면 어깨 회전 테스트를 다시 수행하면서 연습을 이어가는 것이 좋다. 매번 테스트를 다시 할 필요는 없지만 회전근개 가동 운동을 처음 한 후에 테스트를 다시 해 보면 노력이 헛되지 않겠다는 생각이 들 것이다.

바닥에 엎드려 무릎을 구부린다. 오른쪽 어깨와 상박이 만나는 부위 아래에 공을 놓고 회전근개 근육(팔 아래가 아님)에 정확히 대도록 몸을 오른쪽으로 약간 돌린다. 오른팔을 옆으로 뻗어 팔꿈치를 90도 각도로 구부린 다음 팔뚝을 바닥에 수직으로 세운다. 이 상태에서 공이 닿은 근육을 수축하면서 천천히 숨을 들이마시고 이완시키면서 숨을 내쉰다. 이 동작을 10회 반복한 후, 그 상태에서 팔꿈치를 바닥에 대고 팔뚝을 최대한 멀리 앞뒤로 번갈아 움직인다. 이렇게 10회 반복한 후 팔을 바꾼다.

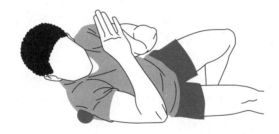

어깨 아래에 놓인 공은 목표한 조직을 가동할 뿐 아니라 해당 부위를 의식하게 해 준다.

거꾸로 생각하기: 팔굽혀펴기를 하는 올바른 방법

우리가 당신에게 큰 상자를 건네주면 어깨를 앞으로 내밀고 팔을 크게 벌릴 것인가, 아니면 팔을 굽히고 상자를 몸에 밀착시켜 잡을 것인가? 두 가지 방법으로 실험해 보고 무엇이 올바른 방법인지 확인해 보라.

팔을 앞으로 내미는 것이 더 무리를 주기 때문에, 팔을 몸에 가까이 붙이는 것이 대답이 될 가능성이 높다. 그렇다면 왜 그렇게 많은 사람이 어깨와 몸 전체에 힘을 길러 주는 가장 좋은 운동 중 하나인 팔굽혀펴기를 팔을 옆으로 빼고 하는 것일까? 그렇게 하면 비효율적이고 힘들기까지 한데 말이다. 우리는 더 좋은 방법이 있다고 생각한다.

바닥에 엎드린 채로 팔을 앞으로 내밀어 바깥으로 원을 그리다 재빨리 몸통 옆으로 가져와 손바닥을 바닥에 댄다. 바닥에서 몸을 급히 일으키려고 할 때 취하게 되는 자세 말이다. 그러면 저절로 완벽한 팔굽혀펴기 자세가 된다. (요가 수련자들이여, 이 자세는 차투랑가를 하기 위한 올바른 자세이기도 하다.)

거기서 엉덩이에 힘을 주고 바닥에서 들어 올려 플랭크 자세(손바닥과 발가락만으로 바닥을 짚은 채 몸을 곧게 펴고 바닥 위로 띄움)를 취한다. 이 자세에서 숨을 쉬고 바닥 위 몇 센티까지 몸을 다시 내린다. 반복한다. 팔굽혀펴기를 하는 동안, 마치 손을 접시 위에 딱 붙이고, 오른손은 시계 방향으로, 왼손은 시계 반대 방향으로 '움직이면서', 접시들을 땅속으로 비틀어 넣으려고 한다고 상상해 보라.

이 동작은 계속하면 어깨의 회전이 좋아지고 안정성도 향상된다. 팔굽혀펴기에서 몸이 올라갔을 때 몸이 부들부들 떨리고 꼬일 수도 있다. 그래도 괜찮다. 우리는 몸을 비비 꼬면서 팔굽혀펴기 하기를 정말 좋아한다! 아이들에게도 그렇게 하라고 가르친다. 그리고 바닥에서 시작해 몸을 비비 꼬아서 올라오는 팔굽혀펴기를 한 번도 못 하는 사람을 본 적이 없다. 결국 힘이 더 생기면 몸을 덜 꼬게 되고 마침내 부드럽게 올라갔다 내려갔다 할 수 있을 것이다. 팔굽혀펴기를 처음 할 때, 무릎을 바닥에 대고 하는 것보다 이렇게 하는 것이 더 좋은 방법이다. 정기적으로 무릎을 대고 팔굽혀펴기를 해 봐야 효과를 본 사람은 거의 없다. 게다가 그러면 어깨 가동 범위에 문제가 생길 수 있다. 몸을 꿈틀대면서 해 보라! 이 기법은 팔굽혀펴기를 더 잘하게 해 줄 뿐 아니라 둔근을 활성화하고, 척추를 약간 늘려 주고, 우리의 움직임 목록에 어깨 확장을 일부 계속 넣어 두라는 신호를 주기도 한다.

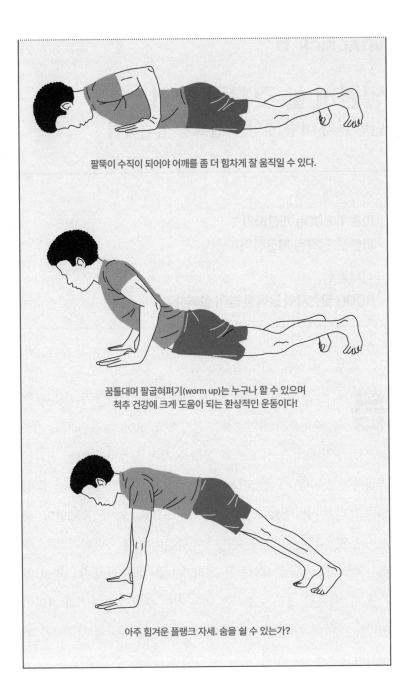

팔뚝이 수직이 되어야 어깨를 좀 더 힘차게 잘 움직일 수 있다.

꿈틀대며 팔굽혀펴기(worm up)는 누구나 할 수 있으며
척추 건강에 크게 도움이 되는 환상적인 운동이다!

아주 힘겨운 플랭크 자세. 숨을 쉴 수 있는가?

영원히 살 것처럼 먹기
단백질과 미량 영양소 필요량 섭취하기

평가 항목
파트 1: 800g 계산하기
파트 2: 단백질 계산하기

신체 훈련:
800g 챌린지와 단백질 많이 섭취하기

음식은 물론 우리에게 많은 것을 준다. 그러나 위안이나 문화, 즐거움과의 연관성을 잠시 잊고 보면, 음식은 가장 기본적으로 우리 몸의 구성 요소와 그것을 계속 작동하게 하는 연료를 공급하는 것이다. 새삼스러운 말이 아니다. 프랑스의 미식가 장 앙텔름 브리야 사바랭(Jean Anthelme Brillat-Savarin)이 1826년에 '당신이 무엇을 먹는지 말해 주면 나는 당신이 어떤 사람인지 말해 주겠다'라고 쓴 이후로 사람들은 우리가 먹는 것이 바로 우리라고 말해 왔다. 하지만 새로운 소식은 먹는 것이 우리의 움직임과 관련이 있다는 것이다. 우리는 음식 문제를 해결하지 않은 채 지구력을 향상시키고 가동성을 회복하는 프로그램을 개발할 수 없었다.

정말로 당신은 브리야 사바랭의 말대로 먹는 대로 움직인다. 하루에 섭취한 영양소는 연골과 뼈뿐만 아니라 근육, 힘줄, 인대, 그리고 다른 조직들을 포함하여 당신을 움직일 수 있게 해 주는 모든 요소에 영향을 미친다. 그리고 또한 몸의 염증 수준에도 영향을 미치고 움직임에도 영향을 미칠 수 있다. 제대로 먹지 않으면 부상을 당하거나 수술을 한 후 회복이 더딜 수 있다. 켈리는 물리 치료사로서 이런 경우를 여러 번 보았다.

개업한 첫해에 그는 무릎을 감싸고 충격을 흡수하는 연골 조직을 교체하는 수술인 반월상 연골 이식술을 받은 고객을 치료했는데, 이는 특히 기억에 남는 일이었다. 이 고객은 무릎이 붓고 염증이 생긴 상태였다. "무릎이 왜 이렇게 성나 있는 거지요?" 켈리는 어떻게 된 건지 궁금해서 물었다. 그때 갑자기 어떤 생각이 떠올랐다. 그래서 다시 물었다. "아침으로 뭘 드셨어요?" "시리얼 한 상자요." 고객이 대답했다. 그 비싼 수술에 수천 달러를 썼건만, 세상에 조심성이라고는 없는 십 대처럼 먹었던 것이다! 그가 '아침 식사'라고 생각한 것은 사실 단백질과 미량 영양소라고는 거의 들어 있지 않은 설탕 폭탄이었다. 그의 식단은 수술 후 회복에 필요한 영양분을 제공하지 못했다. 그리고 그 결과가 나타나고 있었다.

다시 말하지만, 먹는 것이 곧 당신이다. 영양분을 제대로 공급받지 못하는 조직은 다르게 행동할 뿐 아니라, 일부 마사지 치료사들은 만져만 봐도 느낌이 온다고 보고한다. 민감한 치료사는 고객이 고도로 가공된 음식을 먹고 사는 것도 알 수 있다. 고도로 가공된 음식들은 몸 전체에 염증이 생기게 하는 것은 물론, 겉으로 보이는 다른 문제들에도 영향을 준다. 수분과 영양이 부족한 조직은 그것들이 풍부한 조직과 똑같이 작동하지 않는다. 친구들과 피자와 맥주를 야식으로 먹은 다음 날 아침에 거울을 본 적이 있는가? 폭삭 늙어서 다른 사람이 된 것 같을 수도 있다! 결론은 사람이든 집이든 무엇을 만들어 내든 간에 최고의 원료를 사용해야 더 나은 결과를 얻을 수 있다는 것이다.

사실 당신은 어떤 일을 당해도 살아남을 수 있고, 때로는 그래야 할 필요가 있을 수도 있다(216쪽 추가 점수 평가 항목 참조). 영양에 대한 우리의 접근법은 모두 좋은 연료, 즉 양질의 영양소에 관한 것이다. 우리는 영양소들을 구성하는 방법에 대해서는 까다롭지 않다. 예를 들어, 우리는 팔레오 식단(구석기 식단-역주), 앳킨스 식단(고단백, 고지방, 저탄수화물 식단-역주), 지중해 식단, 홀30 식단(30일 동안 특정 음식을 금하는 식단-역주), 키토 식단(일종의 저탄고지 식단-역주), 또는 다른 특정한 식단을 찬성하거나 반대하지 않는다. 당신이 철저한 채식주의자든 고기만 안 먹는 채식주의자든 육식주의자든 상관없다. 우리는 위의 식단들로 성공을 거둔 사람들을 모두 알고 있다. 사람마다 효과가 있는 식단이 다른 게 분명하다. '형편없는 가공식으로 식단을 채우지 말라'라는 포괄적인 충고 외에도, 우리가 주로 관심을 두는 것은 단백질과 미량 영양소, 단 두 가지다. 우리의 경험상 이 두 가지에 집중하면 칼로리 조절과 건강한 식습관을 포함한 다른 모든 것이 해결된다.

식단의 이 두 가지 요소는 의학박사 케이트 섀너핸(Cate Shanahan)이 '세계 요리의 네 기둥(Four Pillars of World Cuisine)'이라고 부르는 것에도 들어맞는다. 그녀의 책《왜 우리는 전통 음식을 먹어야 하는가?》(에코리브르, 2014년)에서 섀너핸은 세계의 거의 모든 문화에서 영양학적으로 동등한 음식을 먹는다고 설명한다. 음식은 서로 달라 보일 수 있다. 어떤 문화의 순무 피클은 다른 문화의 김치가 된다. 어떤 나라에는 돼지고기 라면이 있고, 다른 나라에는 깔또데 뽀요(멕시코의 닭고기 수프-역주)가 있다. 하지만 그들은 서로 공통점이 있고, 그러한 공통점은 우연이 아니다. 인간으로서 우리는 조상들이 아주 현명하게 의심해 보고, 적절하게 준비하는 법을 배우고, 문화적 전통을 통해 전해 준 음식을 먹고 번성하게 되어 있다. 이는 DNA가 기다려 온 것이다! 섀너핸은 연구를 통해 최적의 인간 식단에서 다음 네 가지 공통 요소들을 뽑아냈다. 뼈에 붙은 고기, 발효 및 발아된 음식, 장기와 다른 내장, 신선한 동식물 제품. 섀너핸이 추천하는 세부적인 내용에는 동의하지 않을 수도 있지만(예를 들어, 우리가 알기로는 내장육은 잘 팔리지 않는다), 그래도 우리 몸이 가장 큰 미량 영양소 공급원인 과일과 채소를 포함하여 단백질과 첨가물이 섞이지 않은 음식을 필요로 한다는 그녀의 네 가지 기본 원칙은 활용할 수 있다.

이 바이털 사인의 테스트와 신체 훈련은 식생활을 단순하게 하도록 설계되었다. 그리고 빠른 해결책을 제공하지도 않으며, 당신을 잔근육이 드러난 복근을 뽐내는 인스타그램 모델로 만들 생각도 없다. 이들은 어떤 체형을 타고났든 간에 튼튼하고 건강한 몸을 유지하기 위한 영양 전략이다. 그리고 다시 말하지만 몸은 모든 것을 단순하게 유지하도록 설계되었다. 우리를 둘러싼 세계는 절대 복잡하지 말아야 할 것에 대해 계속해서 복잡한 해결책을 내놓고 있다. 5시간 지속되는 에너지 드링크? 키토 캔디? 또 뭐가 있을까…? 최근에 영양제 코너에 가 본 적이 있는가? 물론 보충제는 특정 상황에서 도움이 되기도 하고, 매일 종합비타민을 복용하는 것은 훌륭한 보험이 될 수도 있다. 하지만 어떤 것도 진짜 음식을 대신할 수는 없다.

우리가 병원에서 어린 딸을 집으로 데려왔을 때보다 이 점이 더 분명했던 적은 없었다. 딸아이는 태어난 후 3주 동안 신생아 집중 치료실에 있었다. 아이가 병원에서 퇴원할 때 의사들은 몇 가지 비타민을 집으로 보냈다. 비타민은 맛이 형편없었다. (우리는 그것들을 직접 먹어 보고 아이에게 주려고 했다!) 우리는 갓난아기인 딸이 거기에 의지하게 하고 싶지 않았다. 게다가, 이 무렵 딸아이는 철저히 모유를 먹고 있었다. 즉 완벽한 음식을 제공받고 있었던 것이다. 그리고 아이는 필요한 영양분을 모두 섭취하고 있는 듯했다.

우리는 "아기에게 왜 이것들이 필요한가요?"라고 물었다. 그랬더니 이런 대답이 돌아왔다. "샌프란시스코에 사는 여성들은 햇빛을 전혀 받지 않아서 비타민 D를 충분히 생성하지 못하기 때문이지요." (우리 몸은 햇볕을 쬐어 비타민 D를 스스로 생산한다.) 아, 왜 선생님은 그렇게 말하지 않았을까? 간단한 해결책이 있었다. 샌프란시스코에서는 안개가 짙게 끼는 것으로 유명한 8월이었지만, 우리는 햇볕이 잘 드는 마린 카운티(Marin County)에 살고 있었다. 그래서 우리는 갓난아이의 머리를 가리고 하루에 5분씩 햇볕을 쬐게 해 주었다. 줄리엣 또한 짧은 시간 동안 태양 아래 앉아 있었기 때문에 비타민 D를 적절히 생성할 수 있었다. 우리 딸은 모유만으로 튼튼하고 건강한 아기로 성장했다. 복잡하고 인위적인 해결책 없이 문제가 해결된 것이다.

단순한 해결책이 더 나은 것으로 판명된 다른 사례가 하나 더 있다. 2000년대 초반에 아주 잠깐 동안, 경기를 뛰는 선수들이 링거를 통해 수분을 공급받는 것이 유행이었던 적이 있었다. 광고에 의하면 이는 운동 후에 신체의 수분을 최적의 수준으로 되돌리는 '마법 같은' 방법이었다. 그런데 공교롭게도 사람들은 링거를 통해 수분을 공급받아도 여전히 갈증을 느낀다. 왜냐하면 뇌가 수분이 들어온 걸 인식하지 못하기 때문이다. 직접 마셔야만 수분이 채워지고 갈증이 해소된다. 다시 한 번 말하지만 복잡한 대책은 더 많은 노력이 필요할뿐더러 더 나은 해결책도 되지 못한다.

이런 이야기를 들려주는 것은 모유나 물병의 장점을 칭송하기 위해서가 아니라 기본으로 돌아갈 수 있는 근거를 만들기 위해서다. 우리 식단에 필요한 것은 필수품만 파는 일반 식료품점에서 모두 살 수 있다. 거기서부터 넓히면 된다. 요리를 좋아하면 간단한 재료들을 가져다 한번 만들어 보라. 마찬가지로 외식을 좋아하는 경우에는 음식을 주문할 때 단백질과 미량 영양소가 권장된다는 것을 염두에 두면 된다. 마라톤 훈련을 하고 있다면 탄수화물을 더 추가하고, 살을 빼려고 한다면 칼로리를 줄이라. 그러기 위해 높은 수준의 과학이 필요하지는 않다. 그리고 그 대가는 눈에 보일 것이다.

단백질을 적당히 섭취하고 그 보상을 받아 보라. 단백질은 근육 생성과 유지에 결정적인 역할을 한다. 그리고 물론 근육의 유지는 몸의 기능성에 결정적으로 관여한다. 단백질은 또한 모든 결합 조직과 소장의 내벽 같은 신체의 다른 부분을 유지하는 데도 참여한다. 우리는 사람들에게 식단에 대해 설명하면서 나이가 들수록 단백질이 더 필요해진다는 사실이 널리 알려지지 않았다는 것을 알게 되었다. 점차, 그러나 젊은 나이 때부터 몸의 근육량이 줄어들기 시작할 수 있다. 근육은 30대부터 유전적 요인과 활동량, 단백질 섭취에 따라 10년에 3~5%씩 계속 손실된다. 나이와 관련된 근육 손실에는 많은 요인이 있지만, 그중 하나가 식이 단백질을 근육으로 바꾸는 신체 능력 저하다. 그러니 우선 단백질을 충분히 섭취하지 못한다면 그 결과가 어떨지 상상해 보라. 이 점이 우리가 신체의 작은 근육 공장들을 잘 유지하라고 그렇게 부르짖는 이유다. 여러 해 동안 단백질을 충분히 섭취하면 당신은 인간이라면 피할 수 없는 이런 제약을 늦출 수 있다.

우리가 우선순위가 높다고 생각하는 또 다른 영양소인 미량 영양소도 움직임 건강에 중요한 역할을 한다. 미량 영양소는 건강에 필수적인 비타민과 미네랄이다. 이들은 식물성 식품에서 종종 건강에 이로운 것으로 알려진 플라보노이드나 페놀산, 이소플라본, 커쿠민, 이소티오지아네이트류, 카로티노이드와 같은 화합물들이다. (대량 영양소는 지방, 탄수화물, 단백질과 같은 거물들이다.) 이 작지만 강력한 성분들은 세포의 성장과 발달, 면역 기능, 에너지 생산, 신경 전도와 근육 수축, 그리고 몸이 문제없이 움직이게 하는 수백 가지의 다른 과정들을 돕는다.

미량 영양소는 최소한의 양으로도 그럭저럭 살아갈 수는 있지만, 아예 없이는 살 수 없다. 하지만 누가 그냥 그럭저럭 살고 싶겠는가? 비타민 C를 괴혈병에 안 걸릴 정도로 섭취하는 것만으로도 충분한가? 아니면 몸이 조직(화장품에 비타민 C가 종종 추가되는 이유인 피부 조직을 포함해)을 신속하게 회복하는 데 도움이 되는 양을 섭취해야 하겠는가? 구루병(가난한 아이들 사이에 뼈가 물러지는 병이 만연했던 1930년대에 미국에서 우유에 비타민 D를 첨가하기 시작한 이유)에 안 걸릴 정도로만 비타민 D를 섭취하면 되겠는가? 아니면 골다공증을 예방하는 데 도움이 되는 양을 섭취해야 하겠는가? 미량 영양소도 마찬가지다. '그냥 그 정도면 되는 양'에 만족하면 안 된다. 질병과 싸우고, 가동성을 최대한 높이고, 그리고 그냥 전반적으로 잘 살기를 바란다면 미량 영양소를 아주 많이 섭취하기 위해 애써야 할 것이다.

테스트에 뛰어들기 전에 우리의 영양 철학의 큰 그림에 대해 한 가지 더 말해 두겠다. 건강한 식생활은 타협에 관한 것이다. 식사는 즐거워야 한다. 당신은 식단을 너무 제한하느라 어디에도 못 가고 먹는 즐거움을 놓치는 사람이 되고 싶지는 않을 것이다. 정반대로 자기가 소비하는 것에 대해 전혀 신경 쓰지 않는 사람이 되고 싶지도 않을 것이다. 목표는 그 중간 어딘가에 있는 것이다. 어디서 행복할지 그 지점을 찾으라.

평가 항목
파트 1: 800g 계산하기
파트 2: 단백질 계산하기

이 바이털 사인에 대한 두 가지 테스트는 단백질과 미량 영양소를 필요량만큼 잘 충족하고 있는지 현장 점검하는 것이다. 일반적으로 우리는 음식의 무게를 재고 계량하는 것을 지지하는 사람들이 아니지만, 자기 식단에 대한 생각이 현실과 일치하는지 확인하기 위해 가끔은 그렇게 해 볼 가치가 있다고 생각한다. 기준치에 못 미친다거나 혹은 초과한다고, 아니면 기준치를 잘 충족하고 있다고 생각하더라도 막상 실제로는 그렇지 않을 수 있기 때문이다. 항상 건강한 식습관을 가지고 있다고 생각했던 한 고객은 무릎 인공관절 수술을 준비하면서 미량 영양소 평가를 해 보고 큰 충격을 받았다. 알고 보니 그녀는 미량 영양소가 풍부한 식품을 하루 평균 겨우 100g 섭취하고 있었다. 이는 우리 모두 섭취해야 하는 800g에 훨씬 못 미치는 양이었다. 이에 그녀는 충격을 받았다.

요즘은 음식의 양을 측정하는 것이 어떤 사람들에게는 삶을 통제하는 수단이 될 수 있다는 것을 인정할 만한 시대다. 하지만 그것은 여기서 말하려는 게 아니다. 그리고 섭식 장애로 어려움을 겪고 있거나 아무 때나 자신에게 벌을 주려고 무언가를 제한하는 수단으로 음식의 양을 사용하고 있다면 그냥 이 테스트를 건너뛰라. 여기서 목표는 완벽해지는 게 아니다. 이 책의 모든 테스트와 마찬가지로 이들 미량 영양소가 함유된 음식과 단백질 계산의 주요 목적은 당신이 이제껏 무시해 왔거나 앞서 말한 인공관절 수술을 한 여성처럼 단순히 잘못 판단해 왔을지도 모르는 것을 인식하게 하는 것이다. 측정 여부와 관계없이 한 번 보기만 해도 재평가가 필요한지 알아보고 건강한 변화를 이루는 데 도움이 될 수 있다.

파트 1: 800g 계산하기

외과학 석사이자 인지신경과학회 회원, 공인 영양 전문가인 이시 싱코우스키(EC Synkowski)는 우리가 10년 넘게 상담해 온 메릴랜드의 영양 코치다. 그동안 그녀는 영양 섭취에 관해 혼란스러운 상황을 연구해 왔다. 온 세상에 영양 섭취에 관한 권고들이 넘쳐나고 있었다. 어떻게 그녀는 그 모든 것을 가장 중요한 본질 하나로 요약할 수 있었을까? 이시는 단순하지만 기발한 생각을 해냈다. 비타민, 미네랄, 항산화제, 피토케미컬 등을 하나하나 충분히 섭취하고 있는지 걱정하는 대신, 이시는 연구에 기반한 간단한 기준을 만들어 냈다. 이 기준은 식사에 관한 권위 있는 여러 의견들을 따라 하기 쉬운 도전 과제 하나로 정리했다. 바로 매일 과일과 채소를 800g(무게 기준)씩 섭취하는 것이다.

그것이 전부다. 과일과 채소는 신선 상태로 둘 수도 있고, 익히거나 냉동하거나 통조림으로 만들 수도 있어서 선택지가 풍부하다. 음식의 무게를 측정하기 때문에 (시간이 지나면 딱 봐도 알 수 있어서 저울이 필요 없게 되겠지만) 음식의 크기나 음식이 속한 그룹, 음식 피라미드, 또는 다른 혼란스러운 건강식에 관한 지침을 신경 쓰지 않아도 된다. 그리고 이시의 800g 챌린지(이 책에 맞게 수정되었기 때문에 우리는 이렇게 부르지만 엄밀히 말하면 '#800gChallenge®'이다)의 장점은 식단에 음식의 종류가 더 많이 추가된다는 점이다. 날마다 식단에서 무언가를 빼라는 말만 듣고 있는 우리에게 이 접근법은 신선하게 느껴진다.

이것들이 평가를 하기 위해 지금 당장 알아두어야 할 기본 사항이다. 이 장의 뒷부분에서 이시가 이 수치를 어떻게 생각해 냈는지와 이 수치를 충족시킬 수 있는 몇 가지 방법에 대해 자세히 설명하겠다.

준비

과일과 채소의 양을 정확하게 측정하는 가장 좋은 방법은 주방 저울을 사용하는 것이다. 저울은 일반적으로 그다지 비싸지 않다. (그리고 계량컵이나 스푼보다 더 정확한 측정 방법인 무게로 재료를 넣는 레시피를 따를 때 유용하다.) 하지만 저울이 없다고 당황할 것 없다. 원물 800g은 컵으로 치면 약 여섯 컵이다. (그리고 원물 1컵은 크기가 대부분 주먹만 하다.) 한 가지 주의할 점이 있다. 부피는 커도 가벼운 것들, 예를 들면 시금치나 케일, 콜라드(케일의 변종-역주), 근대와 같은 생잎 채소들은 같은 1컵이라도 브로콜리와는 무게가 다르다(예: 시금치 5컵 = 브로콜리 1컵).

모니터링을 실시할 날은 평소 식습관과 비슷한 날로 정한다. 외식을 하거나 배달 음식을 먹지 않는 날을 택하면 아마 테스트가 더 원활하게 진행될 것이다. 하지만 매일 외식을 하거나 배달 음식을 먹는다면 그렇게 자주 먹는 음식을 반드시 계산에 넣는다. 컵 계량법을 숙지하고 접시에 담긴 과일과 채소 중 기준에 맞는 것이 있는지 잘 살펴본다.

테스트

아침에 눈을 뜨자마자 입에 넣은 음식부터 밤에 마지막으로 먹은 음식까지 온종일 섭취한 과일과 채소의 무게를 저울로 재서 가급적 모두 기록한다(위의 내용 참조). 숫자를 모두 더하면 점수가 된다.

예상했겠지만 800g 계산에는 몇 가지 규칙이 있다. 예를 들어, 프루트룹스(과일 맛 젤리나 시리얼 제품 브랜드-역주)와 감자튀김(감자라서가 아니라 튀긴 것이기 때문에)은 여기에 포함되지 않는다. 아마 그럴 거라 생각은 했을 것이다. 그 밖에도 알아 두어야 할 사항에 대한 지침은 다음과 같다.

계산에 넣을 것	계산에 넣지 않을 것
생과일과 채소(드레싱을 곁들여도 좋음)	말린 과일과 채소(예: 건포도, 건대추, 말린 콩)
익혀서 얼리거나(소스나 조미료를 넣지 않고) 통조림으로 만든(물을 넣어서) 과일과 채소	식물성 우유(예: 두유, 아몬드유)
스무디나 살사, 스프 같은 요리에 들어간 과일과 채소(넣기 전에 무게를 재거나 요리법을 보고 만든 요리가 몇 인분인지에 맞춰 계산한다.)	주스
두부	젤리와 잼
콩류	감자튀김 같은 튀긴 채소와 덴푸라(튀김의 건강하지 않은 요소가 채소의 건강한 요소를 상쇄함)
기름이나 설탕이 추가되지 않은 토마토 소스	곡물류
영양 목록에서 자주 제외되는 과일과 채소: 토마토, 옥수수, (말리지 않은) 풋콩, 완두콩, 아보카도	모든 종류의 가루(아몬드와 병아리콩 포함)
피클과 김치 같은 채소를 발효한 음식	채소로 만든 파스타
올리브	견과류
설탕을 넣지 않고 졸인 과일(사과소스 같은)	팝콘

테스트 결과의 의미

당신의 점수는 하루에 섭취한 그램 수다.

이 테스트는 거의 성공했다거나 아깝게 실패했다고 할 여지가 없다. 800g의 과일과 채소를 섭취하고 있거나 그렇지 않거나 둘 중 하나일 뿐이다. 하루에 800g 이상의 과일과 채소를 섭취하고 있다면 성공이다. 과일과 채소의 좋은 점을 상쇄하는 가공식품을 많이 섭취하지 않는 한, 지금처럼 계속하면 된다. 800g에 도달하지 못했다면 그때까지 섭취량을 늘려야 한다. 이 장의 뒷부분에서 이를 위한 몇 가지 아이디어를 소개하겠다.

테스트는 언제 다시 하는 것이 좋은가?

고민 없이 무엇을 어떻게 먹어야 800g을 채울지 알 것 같다고 느껴질 때까지 매일 그램을 측정한다.

파트 2: 단백질 계산하기

거의 모든 사람이 식단을 통해 단백질을 어느 정도 섭취한다. 그래도 우리는 여전히 많은 사람이 단백질 섭취가 부족할 것으로 추정한다. 먼저 하루 적정 단백질 섭취량에 대한 의견이 분분하다는 점을 미리 말하고 싶다. 체중 1kg당 1.5~2.2g의 단백질을 섭취하라는 우리의 권고량은 미국 농무부의 보수적인 일일 권장량(체중 1kg당 약 0.9g)과, 자기처럼 온종일 단백질 셰이크를 먹으라고 조언하는 헬스장 트레이너가 권하는 양 그 중간에 있다. 즉 우리의 권고량은 일반인을 위한 지침보다는 높지만 안전하고 합리적이며 미국 농무부의 지침이 시대에 뒤떨어질 수 있음을 보여 주는 여러 연구들을 기반으로 한다(단백질 계산에 대한 자세한 내용은 214쪽 참조).

물론, 단백질은 붉은 고기, 가금류, 해산물에 다량 함유되어 있고, 유제품에도 일부 존재하는 다량 영양소다. 견과류와 씨앗, 콩, 콩과 식물(렌틸, 땅콩, 콩, 완두콩과 같은) 일부 채소와 마찬가지로 곡물, 특히 통곡물에도 약간의 단백질이 존재한다. 이 평가에서는 모든 단백질 공급원의 단백질을 그램으로 추가해야 한다. 단백질 파우더를 사용하는 경우('단백질 파우더 – 과연 좋은가, 나쁜가?' 234쪽 참조) 그것들도 포함한다.

준비

단백질 측정 시스템과 여러 가지 식품에서 얻은 단백질의 그램수를 합산하기 위한 도구(계산기, 연필, 종이)가 필요하다. 하루 단백질 섭취량을 측정하려면 과일과 채소의 양을 계산할 때보다 할 일이 더 많다. 순수 단백질 공급원들 중 어떤 것은 무게를 재도 된다. 예를 들어, 닭다리나 옆구리살 스테이크의 무게는 전체가 거의 단백질의 무게이기 때문에 이것들은 주방 저울에 올려놓고 무게를 잰 뒤 바로 계산에 넣으면 된다. 하지만 다른 단백질 공급원들은 약간의 연구가 필요할 수 있다. 예를 들어, 아침에 먹는 시리얼에도 단백질이 함유되어 있을 수 있으므로 그 양이 얼마인지 알아보려면 포장 상자 옆면에 있는 영양 정보를 확인해야 할 것이다. 심지어 채소에도 단백질이 약간 포함되어 있을 수 있어서(브로콜리 1컵당 2g 함유), 그것들이 들어간 요리들도 고려해야 한다. 콩과 치즈를 넣은 부리또에는 단백질이 얼마나 들어 있을까? (콩 7g + 치즈 7g + 토르티야 1g = 15g) 식품의 성분표 외에도 미국 농무부의 푸드 데이터 센트럴(Food Data Central) 웹사이트의 검색 엔진(fdc.nal.usda.gov)과 영양소 데이터를 제공하는 다양한 웹사이트(myfooddata.com) 및 앱(MyFitnessPal) 등에서 도움을 받을 수 있다.

눈대중도 잘하면 도움이 된다. 손바닥 크기만 한 생선, 닭고기, 고기 1인분의 무게는 약 3oz 또는 23g이다. 콩이나 콩류 반 컵은 한 주먹 정도 되는데, 콩이나 렌즈콩은 반 컵당 7.5g에서 8.5g의 단백질이 들어 있다.

이전 테스트와 마찬가지로 외식이든 집밥이든, 아니면 이 둘의 조합이든 무엇이든 상관없이 평소대로 식사한 날을 모니터링한다. 자신에게 솔직해져야 하며 평소 삶을 그대로 보여 줄 수 있는 날을 선택해야 한다.

테스트

아침에 눈을 뜨자마자 입에 넣은 음식부터 밤에 마지막으로 먹은 음식까지 온종일 섭취한 단백질을 가급적 모두 그램으로 기록한다. 여기에는 식물성이든 동물성이든 모든 형태의 단백질과 단백질 보충제 또한 포함된다. 숫자들을 모두 더한 것이 점수가 된다.

테스트 결과의 의미

이 공식에 따라 점수를 매긴다. 체중 1kg당 단백질 1.5~2.2g. 많이 움직이지 않은 날에는 이 범위의 최저치를 달성해도 괜찮다. 적당히 운동을 한다면(예를 들어 일주일에 몇 번 30분간 하이킹을 하거나 펠로톤 페달을 밟거나 그에 준하는 운동을 하는 경우) 중간 수치 쪽에 가까워야 한다. 그리고 운동선수이거나, 수술받을 예정이거나, 수술 후 회복 중이거나, 60세 이상이라면 최고치를 달성하려고 노력해야 한다.

'800g 계산'과 마찬가지로, 여기서 점수는 성공 아니면 실패일 뿐이다. 당신은 일일 필요 단백질을 섭취하고 있거나 그러지 못하고 있거나 둘 중 하나인 상태다. 목표는 그것을 달성하는 것이어야 한다. 목표에 가까워지고 있거나 향상되고 있는 것이 가치가 없다는 뜻이 아니다. 하지만 목표를 높게 잡고 목표 단백질 섭취량에 도달하기 위해 노력해야 할 것이다.

테스트는 언제 다시 하는 것이 좋은가?

매일 어떤 음식들로 단백질을 섭취하고 있는지 잘 알게 되었다고 느껴질 때까지 섭취하는 단백질을 그램으로 측정한다.

추가 점수 평가 항목: 프라푸치노 테스트와 24시간 금식

———

우리가 자주, 그리고 다양한 방법으로 말했듯이 이 책의 목적 중 하나는 당신이 생리학적인 관점에서 자신을 더 잘 알 수 있도록 돕는 것이다. 만약 그것을 받아들이기로 선택했다면 이제 당신이 해야 할 일은 '물질대사 유연성(metabolic flexibility)'이라는 것에 관심을 기울이는 것이다.

물질대사 유연성은 연료 사용률의 변화에 따라 연료 사용을 조정하는 신체 능력으로 설명할 수 있다. 이는 실생활에서 신진대사가 유연한 사람은 아침에 일어나서 아무것도 먹지 않고도 봉크 현상(보통 연료 공급이 잘되지 않아 지치게 되는 것을 의미) 없이 운동하거나 출근할 수 있으며, 속이 쓰리거나 설사를 하는 일 없이 지방과 칼로리가 과도한 음식을 잘 소화할 수 있어야 한다는 것을 의미한다.

이는 많은 위대한 운동선수들이 증명할 수 있는 사실이다. 전설적인 빅 웨이브 서퍼인 레어드 해밀턴(Laird Hamilton)이 즐겨 지적했듯이, 빅맥만 먹을 수 있는 상황에서 소화기관이 너무 예민해서 그것을 소화할 수 없다면 당신은 곤경에 처할 것이다. 항상 완벽한 음식을 구할 수 있는 것은 아니기 때문이다. 특히 집 밖에 있을 때는 말이다.

레어드가 토인 서핑(tow-in surfing, 큰 파도에서 서핑하기 위해 제트 스키나 헬리콥터 등의 인공 장비의 인력을 활용한 서핑-역주)을 위해 제트 스키를 사용할 때처럼 여러 명과 한꺼번에 작업하는 경우 탈진하면 문제가 될 수 있다. 울트라 마라톤(Untramarathon, 정규 마라톤 거리 42.195km를 크게 상회하는 초장거리 경주-역주) 선수 딘 카르나제스(Dean Karnazes)는 200마일 경주 도중 피자를 배달해 먹은 것으로 유명하다. 이후 그는 방법을 바꿨지만(당시 <스포츠 일러스트레이티드>는 그의 냉장고를 납치된 홀 푸드(Whole Foods) 창고처럼 보이게 그려 놨고, 카르나제스 자신은 설탕을 많이 먹지 않으면 더 잘 회복된다고 말하기도 했다.) 그의 전설적인 피자 연료는 신진대사가 유연하면 어떤 이점이 있는지를 보여 준다. 이런 운동선수들이나 우리가 이런 종류의 음식을 규칙적으로 먹는 것을 옹호하는 것은 아니다. 오히려 그 반대로 가능한 한 최상의 연료를 선택하라. 하지만 인간은 잡식동물이기도 하고, 필요할 때 먹을 수 있는 것을 먹어도 되게 만들어졌다. 우리 몸은 생각만큼 민감하지 않다.

다시 말해, 인간은 변덕스러운 환경에서도 번성하도록 진화했다. 선사시대에는 어떤 날은 동물만 먹었고, 어떤 날은 식물만 먹었으며, 어떤 날은 아무것도 못 먹었다. 우리 몸은 융통성이 필요했다. 융통성이 있었기에 에너지를 더 많이 생산할 수 있었고, 음식에 대한 갈망을 줄였으며, 어떤 종류의 연료가 주어지든 여전히 최적의 상태로 작동할 수 있었다. 이제 환경이 변했다 해도 여전히 물질대사 유연성의 이러한 측면을 위해 노력할 가치가 있다. 특히, 물질대사 경직성(metabolic inflexibility)이 당뇨병의 특징이라는 것을 고려하면 더욱 그러하다.

물질대사 유연성이 있으면 또한 혈당이 일정한 상태를 유지하기 때문에 2시간 동안의 하이킹 같은 비교적 간단한 운동을 하면서 항상 간식을 먹거나 몸에 연료를 재공급할 필요를 덜 느낄 것이다. 확실히 지구력 운동선수들은 영양 섭취를 잘 계획해야 한다. 그 계획에는 보통 긴 운동 중에 연료를 재공급하는 게 포함되지만, 일부 선수들은 GU 등 여러 종류의 보충제를 너무 자주 사용하고 있다. 간단히 말해, 물질대사 유연성이 있으면 칼로리를 그렇게 많이 섭취할 필요가 없고, 그러면 체중 조절이 더 쉬워질 가능성이 크다.

물질대사 유연성은 어떻게 달성되는가? 하루에 800g의 과일과 채소를 먹고 단백질 섭취량을 모니터링함으로써 영양소를 측정하는 이 장의 신체 훈련은 건강한 자연식품으로 주요 식단을 구성하고 건강에 해로운, 혈당 롤러코스터를 일으키는 고당분, 고가공 식품이 들어갈 여지를 줄임으로써 물질대사 유연성을 증진시킨다. 온종일 식사를 하고 간식을 먹거나 오후에 카페인을 보충하는 대신 규칙적인 식사를 하는 것도 물질대사 유연성을 높이는 데 도움이 된다.

당신의 현 상태를 확인할 준비가 됐는가? 다음은 두 가지 평가 항목이다.

1. 프라푸치노 테스트

이 테스트는 의사들이 종종 환자들에게 실시하는 '포도당 유발 검사(glucose challenge test)'와 관련이 있다. 이 검사는 환자에게 설탕이 든 액체를 마시게 해서 혈당 수치를 상승시킨다. 혈당이 상승하면 췌장을 자극해 인슐린 호르몬이 분비되는데, 이 호르몬의 역할은 혈액에서 포도당을 제거해 그것을 에너지로 사용하는 근육과 신체의 다른 부위에 들어가도록 돕는 것이다. 그러면 혈당 수치가 낮아지는데, 이것이 정확히 당신이 바라는 바다. 왜냐하면 고혈당 상태가 장시간 지속되면 혈관이 손상되고 당뇨병과 다른 질병의 위험이 증가하기 때문이다.

혈당이 높게 유지된다는 것은 일반적으로 세포가 인슐린의 포도당 전달에 반응하지 않는 상태인 인슐린 저항성의 징조다. 췌장은 이 문제를 해결하기 위해 인슐린을 더 많이 분비하지만, 시간이 지남에 따라 그 노력은 헛된 것이 되고 인슐린 저항성은 완전한 제2형 당뇨병으로 발전할 수 있다.

프라푸치노 테스트는 의학적인 검사가 아니라 아프거나 혈당의 급격한 변화 없이 설탕을 많이 섭취할 수 있는지를 측정하는 한 가지 방법이다. 이 테스트로 인슐린 저항성이 있고 없고를 가릴 수는 없다.

하지만 당뇨병은 특히 미국에서 인구의 10% 넘는 사람들에게 영향을 미치는 것을 비롯해 온 지구를 괴롭히고 있는 질병이기 때문에 우리는 이 테스트가 인슐린 저항성에 대한 인식을 높이고 심지어 자신에게 어떤 증상이 있는지 확인하는 데 도움을 주기를 바란다. 이 음료를 마신 후 집중이 안 된다거나 긴장되거나 기분이 언짢지 않아야 한다(카페인에 민감하다면 커피가 들어 있지 않은 프라푸치노를 주문한다). 이런 증상들은 혈액에서 설탕이 제거되지 않을 수도 있다는 신호다. 약국에서 흔히 구할 수 있는 혈당 측정기를 사용하면 더 정확한 수치를 알 수 있다. 어떤 식으로든 인슐린 저항성이 의심되는 경우 의료 기관을 찾아 확인해야 한다.

준비

우리는 이 테스트를 위해 스타벅스 프라푸치노를 선택했지만, 유사한 설탕 폭탄이라면 어느 것이든지 유효하다. 그런데 사이즈(473ml) 캐러멜 프라푸치노에는 설탕이 48g 들어 있다. 만약 최대치를 테스트해 보고 싶다면 설탕이 68g 들어간 벤티 사이즈(591ml)도 있다(특별한 맛에는 설탕이 더 많이 들어 있을 수 있다). 마지막으로 식사한 후 최소 4시간 이상 지난 공복 상태에서 테스트를 실행하고 다시 4시간 동안 아무것도 먹지 않도록 한다.

테스트

그냥 마시고 난 다음 4시간 동안 기분이 어떤지 기록하면 된다.

테스트 결과의 의미

스스로 이런 것을 점검해 본다. 프라푸치노를 먹고 난 후 기분이 어땠는가? 만약 짜증이 나거나, 메스껍거나, 초조하거나, 답답하거나, 설사를 했다면 이것은 대사 유연성이 없다는 것을 보여 준다. 아무런 문제 없이 하루 일을 계속할 수 있었다면 대사 유연성이 아주 높은 것이다. 그런데 여기 혼란스럽게 하는 현상이 하나 있다. 이미 프라푸치노를 많이 먹고 있다면 아무 문제도 생기지 않는다는 것이다.

항상 당신이 원하는 방식이 아니더라도 몸은 적응한다. 아무 문제를 안 겪었다고 생활 방식이 건강하다고 볼 수 있는 걸까? 물론 아니다. 그리고 어떤 영향도 느끼지 않은 것이 확실한가? 정크 푸드를 먹으면 정말 기분이 나빠질 수도 있다. 당신은 이제 막 정크 푸드와 함께 사는 법을 배웠다. 이제 재평가할 때가 왔다.

바라건대, 이 작은 실험이 당신에게 자신의 몸이 음식에 어떻게 대처하는지에 대한 통찰력을 주었기를 바란다. 프라푸치노를 먹고 문제가 있었든 아니든, 과일과 채소 800g 섭취 도전을 이어가고 단백질 요구량을 충족하고 있는지 확인하라. 그러면 반드시 물질대사 유연성을 유지하거나 시간이 지나면서 갖게 될 것이다. 프라푸치노가 당신 내성의 한계를 넘어섰다면 바이털 사인 6의 신체 훈련을 실시하고 2주 후에 다시 테스트를 해 보라. 상황이 개선될 가능성이 높다.

2. 24시간 금식

인간의 역사를 통틀어 사람들은 종교적 전통(라마단, 욤 키푸르)에서 나온 것이든, 영적 훈련(일부 힌두교도들은 일주일에 하루를 단식함)의 일환이든, 체중 감소(간헐적 단식: 243쪽 참조)를 위해서든 항상 자발적 단식을 해 왔다. 식량 불안정이 잦아들지 않은 세상에서 건강과 관련된 자기 발견을 위해 단식을 한다는 게 일종의 특권이라는 점을 염두에 두고, 자신과 음식과의 관계를 평가한다는 명확한 목표를 갖고 24시간 동안 금식을 시도해 보라.

오랜 시간 동안 음식을 먹지 않는 것은 한때 인간 경험의 매우 중요한 부분이었다. 우리 DNA에 그렇게 내재되어 있으므로 우리는 모두 안 먹고 충분히 견딜 수 있을 것이다. 하지만 그러지 못하더라도 자책하지는 말라. 우리는 현재 글루텐에서 유제품에 이르기까지 모든 것을 제한하는 등 음식에 대해 매우 까다로워졌을 뿐만 아니라, 먹지 않고는 다섯 시간도 버틸 수 없는 문화에 살고 있다.

마이클 이스터(Michael Easter)가 그의 책《The Comfort Crisis》에서 지적했듯이 사람들은 대부분 섭씨 22도의 안전 구역을 벗어나거나, 무거운 것을 옮기거나, 지루함을 견디거나, 죽음에 대해 깊이 생각하거나, 잠시라도 뱃속에 꼬르륵 소리가 나도록 두는 일이 거의 없다. 우리는 인간으로서 유연하게 대처할 수 있는 능력을 잃었다. 하루에 세 끼 식사를 하고 두 번 간식을 먹거나, 심지어 3시간마다 식사를 해야 '신진대사가 활발해진다'는 생각 뒤에는 커다란 대규모 공격이 도사리고 있다. 우리는 동료의 책상 위에 놓인 사탕, 눈길을 끄는 간식, 커피숍 계산대 옆에 수북이 쌓인 페이스트리 등 음식의 이미지와 실제 음식의 폭격을 받고 있다. 사람들이 배가 고프든 아니든 종종 무심코 먹는다는 것은 놀라운 일 아닌가?

그리고 많은 사람이 자식들에게 이런 식의 삶의 방식을 물려준다. 운동할 때는 지속적으로 연료를 공급해야 한다는 잘못된 생각도 있다. 자, 당신이 음식을 안 먹고 탈진한 경험이 있다면 우리는 당신에게 먹지 말라고 말하고 싶지 않다. 하지만 예방적인 소비를 실천하고 있다면 필요한 것보다 많은 음식을 섭취하면 어떤 일이 벌어지는지 지켜봐야 한다. 심지어 세계에서 가장 고도로 훈련된 운동선수들도 경기 당일에는 오렌지 한 조각을 먹거나 하프타임에 주스를 한 모금 마시는 등 음식을 가볍게 먹는다. (243쪽 '덧붙임: 체중 조절, 간헐적 단식, 간식에 대한 생각'에서 자세히 설명할 예정)

24시간 단식은 의지력의 테스트가 아니라 물질대사 유연성 보유 여부와 심리적으로(생리적으로 처리할 수 있다는 것을 알기 때문에) 온종일 음식 없이도 살 수 있는지를 테스트하기 위해 고안되었다(칼로리가 전혀 없는 음료를 마시는 것은 괜찮다). 반드시 간헐적 단식이라는 시류에 편승하라는 것은 아니지만, 식사를 하지 않고 시간을 보내는 데는 충분한 이유가 있다. 예를 들어, 몸이 오로지 저장된 지방만 이용하기를 바라면서도 끊임없이 과자, 특히 고탄수화물 과자를 입으로 집어넣고 있다면 몸이 그럴 이유가 있겠는가?

음식을 먹는 간격을 조절할 수 있는 능력은 좋은 음식을 선택할 수 없는 상황에서 도움이 된다. 5시간 정도 비행기를 타러 공항에 도착했는데 게이트 옆에는 영양가라고는 전혀 없는 먹거리만 있다. 프레첼이나 기름진 치킨샌드위치 따위는 건너뛰고 그냥 비행기에 탈 수 있어야 한다.

정기적으로 잠시 의례적인 식사 습관에서 벗어나면 배고픔과 의례적인 식사를 정직하게 평가할 수도 있다. 정말 배가 고픈 것인가, 아니면 오후 3시에 편의점을 급습하는 것은 단지 오후의 나른하고 지친 몸을 위해서인가? 어쩌면 정말로 배가 고플 수도 있다. 하지만 메트로놈의 박자에 맞춰 먹는 대신 스스로 발견할 기회를 잡아 보라. 이 24시간 동안 그런 통찰력을 얻어보는 것이다.

준비
음식, 또는 신체적으로나 심리적으로 힘든 프로젝트와 관련된 어떠한 사회적 활동도 하지 않는 날을 선택한다.

테스트
금식 전날 밤에는 정상적인 식사를 하고, 다음날 같은 시간에 다음 식사를 하도록 계획한다(예, 금요일 오후 6시, 토요일 오후 6시). 물론 모닝커피(우유나 설탕은 넣지 않고)와 칼로리가 없는 음료(인공감미료가 들어 있는 것은 안 되지만)는 원하는 만큼 마셔도 된다. 온종일 어떤 기분이 드는지 기록한다.

테스트 결과의 의미
다시 한 번 말하지만, 이 테스트는 점수 체계가 없어도 식사를 하지 않은 하루에 대한 당신의 반응이 당신의 물질대사 유연성에 대해 몇 가지 단서를 줄 것이다. 먹지 못하게 되니 엄청나게 먹고 싶어지고 에너지 수준이 급격히 떨어졌다면 그것은 물질대사 경직성의 신호다. 약간 불편함을 느꼈다면, 아마 약간 멍했을 텐데 그래도 크게 영향이 없었다면 더 나은 적응 체계를 갖춘 것이다.

만약 금식이 잘되지 않았다면 당신이 얼마나 자주, 어떤 종류의 음식을 먹고 있는지 다시 평가할 필요가 있다. 물론 사람들마다 몸이 다르다. 다 잘하면서도 하루 동안 단식하는 것만 힘들었을 수도 있다. 이 테스트는 당신 자신을 관찰하고, 잘하고 있는 것은 무엇이고, 잘못된 것은 무엇인지, 그리고 다른 식으로 해야 하는 것은 무엇인지 알아보는 시간을 갖는 것이다.

과일과 채소의 좋은 점

과일 채소류를 접시에 가득 담으라는 이야기를 분명히 여러 번 들어왔을 것이다. 이는 문화적 시대정신에 속하며 모든 아이가 학교에서 그렇게 배운다. 그렇긴 해도 과일과 채소를 충분히 섭취해야 하는 가장 중요한 이유 중 몇 가지를 상기시키지 않는다면 직무태만이될 것이다. 그러니 다시 한 번 정리해 보겠다.

과일과 채소에는 최소한 몸의 모든 체계를 잘 돌아가게 해 주는 비타민과 미네랄이 함유되어 있다. 비타민과 미네랄은 DNA와 호르몬이 구성되는 것을 돕고, 음식과 산소를 에너지로 전환할 수 있게해 주며, 뼈를 유지하고, 혈액이 응고되는 걸 돕고, 체액이 균형을이루도록 한다. 말하자면 길다. 복숭아를 한입 베어 물거나 시금치를 한 젓가락 집어 먹을 때마다, 결핍되면 질병에 걸릴 수 있는 특정물질들을 함께 섭취하는 것이다. 과일 채소류가 부족한 선박에서 괴혈병에 시달렸던 탐험가들에 대해 배운 초등학교 때 수업을 누가 잊을 수 있겠는가? 만약 그들이 비타민 C가 풍부한 과일과 채소를 구할 수 있었다면 그런 일은 일어나지 않았을 것이다. 하지만 미량 영양소를 옹호하는 것은 기본적인 유지와 결핍과 관련된 질병 예방 이상의 의미가 있다.

이시 싱코우스키는 〈국제 역학회지 International Journal of Epidemology〉에 발표된 2017년 연구를 기반으로 '800g 챌린지'를 시작했다. 이들 연구진은 95개의 연구를 분석하고 하루에 800g의 과일과 채소를 먹으면 심혈관 질환과 일부 암, 그리고 그 외 모든 사망 원인의 위험이 낮아진다는 결론을 내렸다. 특히 사과, 배, 감귤류, 녹색 잎채소, 샐러드용 채소, 십자화과 채소(브로콜리나 콜리플라워 등)는 심혈관 질환 발병률과 사망률을 낮췄고, 녹색 및 노란색 잎채소와 십자화과 채소는 암 위험을 낮추는 것과 관련이 있었다. 이 연구는 오랫동안 과일 채소류가 심장병과 암뿐만 아니라 당뇨병과 뇌졸중과 같은 다른 질병도 예방하는 효과가 있다고 주장해 왔다. 그리고 이 연구의 가치 중 하나는 우리에게 목표를 제공한다는 것이다. 바로 800g 말이다.

영양학계에서는 세부 사항에 대해 의견이 분분하지만, 과일과 채소 800g을 먹는 식단에 반대하는 사람은 아무도 없다고 해도 무방하다. 단백질이 우리의 저항력과 체력에 가장 큰 영향을 주는 영양소일 수는 있지만, 과일과 채소 또한 근육을 유지하는 데 중요한 역할을 할 수 있다는 것이 밝혀졌다. 예를 들어, 2015년 일본의 한 연구에 따르면 콩 제품 및 녹황색 채소를 섭취하면 노화와 관련된 근력 감소가 덜한 것으로 나타났다. 다른 연구들 또한 과일과 채소를 많이 섭취하는 노인들이 허약해질 위험이 낮다는 것을 보여 주었다. 그리고 과일과 채소의 신체 강화 효과는 단지 70대 이상에만 국한된 것이 아니다. SWAN 연구로 알려진 전국 여성 건강 연구(Study of Women's Health Across the Nation)는 국립 고령화 연구소(National Institute on Aging), 국립 간호 연구소(National Institute of Nursing Research), 국립 보건 연구소(National Institutes of Health) 등 다른 여러 단체가 공동으로 후원하는 프로젝트다. 중년 여성의 건강을 살펴보기 위해 특별히 고안된 이 연구는 1994년에 시작되어 현재 진행 중이며, 미국 여러 지역에 거주하는 다양한 인종의 여성들을 대상으로 한다. 한 특정 조사에서 SWAN 연구진은 걷기, 오르기, 들기, 옮기기와 같은 활동을 할 수 있는 능력에 식단이 미치는 영향을 조사했다. 실험 대상은 42세에서 52세 사이의 2,160명의 여성이었다. 연구진은 여성들의 음식 섭취량을 평가한 후, 4년 후에 그들이 어떻게 지내고 있는지 조사했다. 그 결과, 과일이나 채소, 섬유질 섭취량이 낮은 여성일수록 일을 하는 도중 얼마 지나지 않아 기능이 떨어지는 것으로 나타났다. 실제로 매일 1인분의 채소를 섭취한 사람은 2.4인분을 섭취한 사람보다 신체적인 한계가 나타날 확률이 50% 더 높았다. 연관성이 그만큼 강했다.

이는 과일 채소류를 섭취하면 갑자기 초능력이 생긴다는 의미가 아니다. 하지만 과일 채소류의 충분한 섭취는 잘 움직이는 몸을 만들고 유지하기 위한 전반적인 요법의 일부다. 그리고 몸을 잘 움직이는 것에 대해 말하면서 우리는 사실 섬유질에 대해서는 아직 이야기를 하지 않았다. 섬유질은 과일과 채소의 셀룰로오스와 리그닌, 펙틴 성분으로 소화 효소에 침투되지 않고 몸 밖으로 노폐물을 옮기고, 혈당 수치를 안정적으로 유지하며, 심장에 위험한 콜레스테롤을 흡수하는 등의 역할을 한다. 섬유질은 또한 공간을 많이 차지하기 때문에 포만감을 오래 유지해 잠재적으로 칼로리 섭취를 낮춰 준다.

이 점이 우리가 이시의 800g 챌린지를 좋아하는 또 다른 이유다. 과일과 채소, 섬유질을 더 많이 먹으면 포만감을 더 느낄 것이고, 간식을 덜 먹을 것이고(먹고 싶은 욕구를 거의 느끼지 않아서 어쩌면 전혀 안 먹을 수도 있다), 전반적인 식단의 질이 향상될 것이다. 그리고 마치 음식을 아주 많이 먹고 있는 것처럼 느낄 것이다! 체리 1파운드(약 450g)를 다 먹어도 겨우 225칼로리다. 그리고 그 이후로 당신은 우버 이츠(Uber Eats)에 전화하지 않게 될 것이다.

모두를 위한 단백질

최근 인스타그램에 비채식주의 식단보다 채식주의 식단이 심장병 예방에 더 효과가 있다는 연구 결과는 소금을 감안해 생각해 봐야 한다는 글이 올라왔다(그렇다. 결말은 예정되어 있었다). 어떤 사람이 결국 "당신 그냥 간접 광고하려고 이런 말을 한 거죠?"라고 물으면서 감정적인 댓글들이 이어졌다는 것만 말하겠다.

영양 분야에서 얼마나 많이, 어떤 종류를, 언제 먹어야 하는지에 대해 단백질만큼 말 많은 주제는 없을 것이다. 지뢰를 밟고 싶다면 이 주제에 뛰어들면 된다. 앞서 언급한 채식주의자와 비채식주의자 논쟁에 관해서 우리는 그 경주에 내보낼 말이 없다. 고기를 먹을지 말지는 개인의 선택이며, 많은 사람들이 어느 쪽이 더 건강에 좋은지와 관계없이 선택을 내린다. 그리고 우리는 이를 존중한다. 하지만 우리는 채식주의 식단만으로는 단백질 요구량을 충족시키는 것이 더 어렵다는 데 주목하고 싶다(물론 가능하긴 하지만). 그리고 단백질 요구량을 충족시켜야 한다는 것 하나는 확실하다. 1g도 빠뜨리지 않겠다며 투지를 불사를 것까지는 없지만, 꾸준히 섭취하는 것은 가치 있는 목표다.

개인적으로 우리는 단백질 공급원에 살코기 식품을 포함시키는데, 그러는 데는 몇 가지 이유가 있다. 건강한 식단에 고기를 포함하는 것을 반대하는 연구 결과들은 어디서나 찾을 수 있지만, 특히 나이가 들면서는 그 반대가 사실이라는 것을 보여 주는 설득력 있는 연구들도 일부 존재한다. 이탈리아의 연구진은 1천 명이 넘는 평균 75세 이상의 성인들을 20년 동안 추적 조사한 결과 동물성 단백질 섭취가 더 오래 사는 것과 관련이 있다는 사실을 발견했다. 사실, 2022년에 발표된 이 연구는 동물성 단백질이 심혈관 질환을 포함한 모든 사망 원인과 반비례 관계에 있다는 사실을 보여 주었다.

단백질 공급원이라는 주제를 벗어나 모두가 동의하는 것이 있다. 단백질은 매우 중요한 다량 영양소라는 사실이다. 단백질의 힘은 단백질의 기본 구성 단위인 아미노산 사슬에서 비롯된다. 아미노산은 20가지 종류의 분자로, 다양한 조합으로 서로 연결되어 다양한 유형의 단백질을 만든다. 일부 아미노산은 우리 몸에서 직접 만들 수 있지만 다른 아미노산은 음식에서 얻어야 한다. 음식에서 섭취하는 아미노산을 '필수 아미노산(EAA)'이라고 한다. 단백질 식품을 섭취하면 우리 몸은 이를 분해하여 필수 아미노산을 방출하고, 이 필수 아미노산은 우리가 스스로 만드는 아미노산과 결합하여 생명 유지와 성장에 필요한 기능을 한다.

아미노산의 가장 중요한 역할은 다음과 같다.

- 효소 생산에 사용된다. 그리고 효소는 몸 안에서 화학 반응을 일으킨다.
- 항체 생성에 기여한다,
- 몸이 살아 움직이게 하는 호르몬의 핵심 재료다.
- 근육을 비롯해 세포와 조직의 구성 요소를 만들어 낸다.
- 근육의 수축과 이완을 돕는다.

이 목록만 봐도 단백질 섭취를 게을리하면 신체에 여러 가지 악영향을 미칠 수 있다는 사실을 쉽게 알 수 있다. 하지만 우리가 강조하는 것은 가동성이므로 단백질이 가동성에 어떤 역할을 하는지에 대해 자세히 알아보자. 우리 사회는 체성분, 즉 지방 감량에만 초점을 맞추고 있다. 더 많은 사람이 지방을 줄이는 데 집중하기보다 근육을 늘리는 데 더 집중한다면 건강에 훨씬 더 좋을 것이다. 그리고 이는 근육이 칼로리에 굶주려 있기 때문만은 아니다. (근육이 많을수록 지방이 더 많이 연소된다.) 또는 살을 뺄 때 지방과 근육이 모두 감소하기 때문만은 아니다. 오히려 '근육감소증(sarcopenia)'이라고 하는 근 손실로 심신이 매우 쇠약해질 수 있기 때문이다. 30대에 들어서면 신체의 근육 형성 과정이 불안정해지기 시작한다. 이러한 둔화

현상은 근육량과 근력이 감소하고 근육의 질이 저하되는 것이 특징이다. 나이가 들수록 근육감소증은 가속화되는데 이는 가동성 저하와 부상 위험 증가에 영향을 미치게 된다. 결국 근육이 지나치게 많이 손실되면 혼자 살 수 있는 힘마저 잃게 된다.

근 손실을 막는 가장 좋은 방법은 역기로 저항 훈련을 하거나 러킹으로 하중을 가하면서 적극적으로 근육을 키우는 것이다. 달리기나 수영, 자전거 타기, 걷기, 요가 등 다른 운동도 약간의 근육을 만들고 보존하는 데 도움이 될 수 있지만, 저항 훈련만큼 효과적인 것은 없다. (이것이 최고의 운동선수들이 종목이 무엇이든 대개 근력 운동을 하는 이유다.) 하지만 체중을 늘릴 마음이 있든 없든, 최소한 식이 단백질을 충분히 섭취하면 이미 가지고 있는 근육을 유지하는 데 도움이 될 수 있다. 운동으로 근육을 만드는 것은 보너스다. 식단을 통한 근육 유지가 기본이며, 이는 누구나 할 수 있고, 또 해야 한다. 근 손실은 운명에 맡겨 변화의 바람에 정해진 대로 흘러가게 할 일이 아니다. 당신이 근 손실을 막을 수 있다!

우리는 근육에 대해 많이 이야기하지만, 인대나 힘줄, 결합 조직, 연골 등 잘 움직이는 데 필수적인 다른 신체 부위들이 모두 단백질로 구성된다는 점도 고려해야 한다. 이는 단백질 합성 과정의 속도 둔화가 다양한 방식으로 영향을 미칠 수 있다는 의미다. 예를 들어, 발을 다치고 싶지 않다면 자신이 발 건강에 중요한 결합 조직의 구성 요소를 지니고 있는지 확인해야 한다. 피부와 피부를 탱탱하게 유지시켜 주는 콜라겐 또한 단백질에 의존한다. 그러니 다른 동기가 없다면 미용 목적으로라도 단백질 요구량을 채우도록 해 보라. 의식적인 식습관을 통해 당신은 무엇이든 끝까지 할 수 있는 튼튼한 몸을 얻고, 최고의 모습을 보여 줄 수 있게 될 것이다.

식단에서 단백질의 역할을 생각할 때 고려해야 할 또 다른 사항은 바로 포만감이다. 탄수화물, 지방, 단백질, 이 세 가지 주요 영양소 중에서 단백질은 칼로리가 가장 낮으면서도 식욕을 가장 잘 달래 주는 영양소다. 이에 대한 과학적 근거는 잘 확립되어 있다. 단백질은 그만 먹게 하는 호르몬의 분비를 자극한다. 그리고 또한 우리를 냉장고 앞으로 가게 하는 호르몬을 감소시킨다. 다시 말해서, 단백질은 식사를 더 빨리 끝내고 다음 식사를 하게 만드는 허기를 늦춘다. 일부 연구에 따르면 고기가 아닌 단백질 공급원도 고기 단백질과 마찬가지로 포만감을 준다. 이는 일반 채식주의자들과 엄격한 채식주의자들에게도 좋은 소식이다.

긴급 질문: 단백질은 얼마나 많이 섭취하는 것이 가장 좋은가?

다시 말하지만 우리가 이 책을 통해 당신이 성취할 수 있게 돕고자 하는 모든 것들, 즉 더 쉽게 움직이고, 근골격계 통증을 덜 겪고, 전반적으로 건강해지는 것을 고려했을 때, 권하는 최적의 단백질 섭취량은 몸무게 1kg당 1.5g~2.2g이다. 이보다 더 낮은 수치도 들어 본 적이 있을 수 있다. 몸을 사리느라 실수하는 경향이 있는 미국 농무부 등 주요 보건 기구들은 더 적은 양(체중 1kg당 0.9g)을 권고한다. 그리고 당신은 더 높은 수치도 들어 본 적이 있을 수 있다. 일부 운동선수들은 우리가 권장하는 양의 2배를 이야기한다. 우리의 권장량은 정확히 그 중간에 있다. 연구 결과들을 직접 살피고 영양 전문가들에게 조언을 구하며 고객에게 가장 효과적인 양이 얼마인지 고민한 결과, 우리는 이 수치가 가장 적당하고 효과적이며 안전하다고 느낀다. 단백질을 지나치게 많이 섭취하면 (그리고 정확히 지나치게 많다는 게 어느 정도인지는 정의가 잘못되어 있다.) 신장에 부담을 준다. 하지만 우리가 제안하는 양은 안전한 범위 내에 있다. 그렇다면 왜 일률적으로 하나의 수치가 아닌 범위로 이야기하는 걸까? 비록 하루에 섭취해야 하는 단백질 그램 수에 대해 의견의 차이가 있을 수 있지만, 어떤 집단의 사람들은 단백질을 특히 더 많이 필요로 한다는 사실에 대해서는 폭넓은 공감대가 형성되어 있다. 이런 집단 중에는 근육 유지를 위해 단백질을 추가로 섭취해야 하는 노인 집단이 있다. 60세 이상이라면 우리가 권하는 적정 단백질량의 높은 쪽(몸무게 1kg당 2.2g)을 섭취하는 것이 좋다.

이 권장량을 뒷받침하는 원칙은 모든 사람이 이해해야 할 중요한 내용이다. 그러니 노인이 아니더라도 건너뛰지 말라. 이는 미래에 활용할 수 있는 정보이며 지금 당장이라도 본인에게 적용될 수 있다. 앞서 언급했듯이 인체는 30세 이후에 근육량이 감소하기 시작하니 말이다. 근 손실은 65세부터 특히 심각해질 수 있다. 하지만 몸을 움직이지 않으면 더 젊은 나이인 50세에도 근육을 상당히 잃을 수 있다. 심지어 더 이른 나이에 관련된 변화를 느낄 수도 있다. 흔치 않은 문제로 우리를 찾은 40대 여성이 있었다. 그녀는 이렇게 말했다. "저는 쉽게 근력이 좋아지고, 탄력이 붙곤 했어요. 그런데 최근에 운동을 다시 시작했는데 이제는 효과가 없어요."

중년을 넘기면서 근육량이나 체력, 근력을 유지하기가 쉬운 일은 아니지만, 근육을 구성하는 적절한 요소가 부족하면 그것은 더욱 힘든 싸움이 될 수 있다. 나이가 들면 우리 몸은 근육 합성을 자극하는 호르몬에 덜 민감해진다. 즉, 최종적으로 같은 물건을 생산해 내려면 기계에 원료를 더 많이 투입해야 한다는 것이다. 체육관에서 열심히 운동한 결과가 흡족하지 않아서 좌절한 그 여성에게 우리가 추천한 것은 검사 결과 기준치보다 낮게 섭취하고 있는 것으로 나타난 단백질의 섭취량을 늘리는 것이었다. 몇 주 후 모든 것이 바뀌었다. 그녀는 자신이 바라던 결과를 얻었고, 예전보다 더 열심히, 혹은 더 자주 운동할 필요가 없었다.

살면서 단백질 필요량이 증가하는 또 다른 시기는 수술 전후다. 우리 몸은 단백질을 이용해 흉터 형성에 필수적인 콜라겐을 생성할 뿐만 아니라, 단백질의 아미노산이 수술 부위의 회복을 돕고 항체 형성을 통해 수술 후 감염 예방에도 도움을 준다. 의사들은 일반적으로 상처 치료를 돕기 위해 수술 전후로 단백질 섭취량을 늘리라고 권고한다. 만약 앞으로 수술을 받는다면 당신도 수술 예정일 몇 주 전부터 더 높은 단백질 권고량을 섭취해야 한다.

더 많은 양의 단백질 섭취를 고려해야 할 마지막 집단은 운동선수들과 격한 운동을 하는 사람들이다. 만약 등산을 하거나, 30분간 산악자전거를 타거나, 일주일에 몇 번 요가 수업을 듣는 것처럼 적당한 운동을 한다면 중간 정도 되는 양의 단백질(몸무게 1kg당 1.8g에서 2g 정도)로도 괜찮을 것이다. 하지만 트라이애슬론 선수이거나 매일 한 시간 이상 열심히 운동하는 사람이라면 최고치를 고려해 보라. 우리 몸은 끊임없이 오래된 근육 세포를 분해하고 새로운 단백질을 사용해 재건한다. 격렬한 운동은 근육 조직을 손상하기 때문에, 이 과정을 좋은 방식으로 증폭시킨다. 이것이 신체가 적응하고, 더 강해지고, 활동의 스트레스를 더 잘 견딜 수 있게 해 주는 근육 분해다. 그러나 그로 인해 추가되는 복구 작용 또한 아미노산의 필요를 증가시킨다. 따라서 식이 단백질에 대한 수요가 늘어난다.

운동하는 사람들은 또한 '단백질 합성 촉진 시간(anabolic window)'이라는 것을 염두에 두어야 한다. 일부 연구는 운동을 끝낸 후 30분 이내에 단백질을 섭취하면 근육 회복이 가속화된다고 주장한다. 운동 즉시 20~30g의 단백질을 섭취하는 것이 좋으며, 단백질 음료의 형태로 섭취하거나 최소 220g의 물과 함께 단백질 공급원을 섭취하면 더 좋다. 단백질 합성은 근육에 수분이 공급될 때 가장 빠르고 효과적으로 이루어지기 때문이다.

단백질 파우더─과연 좋은가, 나쁜가?

우리 부부가 살면서 지키는 규칙 하나는 '진짜 음식 우선'이다. 어떤 보충제도 먹는 즐거움은 말할 것도 없고 복잡한 영양소를 모두 갖춘 실제 음식을 대체할 수 없다. 하지만 시간 제약 때문에 우리가 권고하는 단백질 목표치를 달성하지 못하거나, 집에 식료품이 부족하거나, 진짜 음식을 구할 수 없는 곳에 있는 경우, 우리는 단백질 파우더에 열광한다. 시중에 콜라겐과 목초를 먹인 젖소의 유청 성분을 함유한 질 높은 파우더들이 매우 많이 판매되고 있어서 더욱 그러하다.

단백질 파우더로 보충하는 것은 정말 바쁜 사람들의 전략이다. 냉장고에 달걀이 똑 떨어진 날이나 10대 딸이 밥을 먹지 않은 채 문밖으로 뛰쳐나가려 할 때, 단백질 파우더(또는 미리 만들어 둔 단백질 셰이크)를 넣은 셰이크가 구원자가 되는 것이다. 하지만 그날 늦게 우리 가족은 살코기와 약간의 채식으로 단백질을 채울 것이다. 그러니 도중에 아미노산 요구량을 충족시키지 못할까 봐 걱정하거나 동네 도넛 가게에 들러 그 빈칸을 채우고 싶은 유혹을 받을 필요가 없다.

단백질 파우더는 다양한 성분으로 만들어진다. 어떤 것은 유청(우유 유도체)을 기반으로 하고, 어떤 것은 카제인(다른 우유 유도체)을, 어떤 것은 달걀 단백질을, 어떤 것은 식물성 단백질 공급원을 기반으로 한다. 이러한 일련의 선택지들로 인해 일반 채식주의자들이나 엄격한 채식주의자들, 알레르기가 있는 사람들도 모두 보충제를 선택할 수 있다. 이는 동물성 식품을 전혀 먹지 않거나 먹더라도 조금 먹으면 단백질 권장량인 몸무게 1kg당 1.5~2.2g을 충족하기 어려울 수 있다는 점에서 주목된다. 식물성 단백질 파우더가 유청 기반 파우더만큼 영양가가 높은지에 대해 많은 논쟁과 비판이 있다.

그리고 대부분의 식물성 단백질 파우더는 완전 단백질을 만드는 데 필요한 필수 아미노산을 모두 제공하지 않는 것이 사실이다(우리가 음식에서 얻어야 하는 EAA는 9가지이고, 다른 11개는 우리 몸이 스스로 만들어 낸다).

하지만 사실 한 끼 식사에서 모든 필수 아미노산을 섭취할 필요는 없다. 나중에 단백질이 풍부한 다른 음식을 먹어서 부족한 양을 보충해도 된다. 그리고 연구에 따르면 유당 불내증이나 유제품 알레르기가 있는 사람들에게 중요한 선택지인 식물성 단백질이 실제로 꽤 효과가 좋을 수 있다고 한다. 근력 훈련과 병행했을 때, 근육량 증가 측면에서 콩 기반 단백질 파우더가 유청 기반 파우더와 같은 효과를 내는지를 조사한 연구에서는 결과가 엇갈렸다. 하지만 두 연구에 따르면 근육의 힘과 두께를 증진시키는 데 있어 완두콩 기반 단백질이 유청 기반 단백질만큼 효과적이라는 사실이 밝혀졌다.

이 연구는 아직 초기 단계이기 때문에 식물성 단백질 파우더를 사용한다면 더 많이 사용하거나 다른 종류를 혼합하면서 지나치다 싶을 정도로 주의를 기울이는 게 좋을 것이다. 네덜란드 마스트리히트대학교의 연구진이 유청, 카제인, 콩, 완두콩을 기반으로 하는 단백질 파우더의 EAA를 비교해 봤더니, 각각 43%, 34%, 27%, 30%의 EAA가 들어 있었다. 그러나 EAA가 각기 다르므로 추가적인 노력을 하고 싶다면 다른 파우더를 섞어 보는 것도 해 볼 만하다. 하지만 솔직히 말해 너무 걱정하지 않아도 된다. 그래도 득을 볼 테니 말이다. 유당불내증인 선수가 많은 캐나다 하키팀과 함께 일할 때, 우리는 식물성 단백질 파우더를 섭취하라고 했는데 결과적으로 아무 문제 없었다. 그리고 유제품 기반 파우더 때문에 탈이 나는 것보다 그편이 훨씬 나았다.

자, 단백질 파우더로 무엇을 만들까? 가장 확실한 사용법은 스무디나 셰이크에 넣어 먹는 것이다. 하지만 뜨거운 시리얼과 수프에 넣거나 팬케이크나 머핀 반죽에 섞거나 요구르트나 차가운 시리얼에 뿌려 먹을 수도 있다. 사실 못 해 먹을 게 없다. 맛이 좋은지만 실험해 보면 된다. 그리고 기성 단백질 셰이크 제품을 구매할 수도 있는데, 우리는 이것을 우리가 치료를 맡은 중역 한 명에게 추천했다. 그는 쉴 새 없이 출장을 다니느라 식사할 시간이 거의 없었다. 그 결과 체중과 근육량이 감소하고 있었다. 단백질 셰이크가 세상에서 가장 맛있는 음식이었을까? 아니다. 하지만 배가 고프거나 허접한 음식에 의지하는 것보다는 낫다. 그리고 단기 목표를 달성하는 데도 한몫했다.

신체 훈련: 800g 챌린지와 단백질 많이 섭취하기

다시 한 번 말하지만, 이러한 신체 훈련은 음식 선택의 폭을 넓히는 것이지 제한하는 것이 아니다. 그 반대로 행동하라는 말을 듣는데 익숙한 사람들, 특히 체중과 씨름해 온 사람들은 이런 생각이 공포심을 불러일으키더라도 안심하라. 배고픔을 피하는 데 도움이 되는 음식을 추가하게 될 테니까. 그리고 이는 많은 경우 결국 체중 감소로 이어진다. 자세한 내용은 다음과 같다.

800g 챌린지

그렇다면 800g의 과일과 채소는 어떻게 보일까? 일단 양이 많다(그러나 칼로리는 높지 않다). 가장 좋은 시나리오는 또한 아름다운 모자이크처럼 보이는 것이다. 식물들은 색깔에 따라 서로 다른 영양소를 지니고 있으므로 과일과 채소를 섞으면 최대의 효과를 볼 수 있다. 800g을 맞추는 가장 쉬운 방법은 매 식사와 간식에 과일과 채소를 포함하는 것이다. 콩과 토마토소스, 그리고 피클이나 김치와 같은 것들도 계산에 넣을 수 있다는 사실을 기억하라(212쪽 표로 기억을 되살려 보라).

물론 샐러드와 채소 수프, 특히 다양한 채소가 들어간 수프는 한 끼 식사에 많은 양의 채소를 먹는 좋은 방법이다. 우리 집에서도 저녁 식사 때 세 가지 채소 규칙을 지킨다. 그날 밤 접시에 무엇을 담든

236

무조건 채소 세 종류가 포함되어야 한다는 것이다. 그렇게 하면 목표 달성에 정말 도움이 된다.

이외에도 스탠 에퍼딩(Stan Efferding)의 제안도 도움이 되었다. 세계 최강 보디빌더로 선정된 스탠은 스포츠 영양 전문가로서 많은 운동선수가 건강한 식습관을 유지하도록 돕고 있다. 하지만 운동선수만 스탠이 제안하는 프로그램의 두 가지 특정 원칙을 활용하란 법은 없다.

첫 번째는 미리 계획하라는 것이다. 영양가 있는 음식을 미리 준비한다. 자녀의 축구 경기를 보는 동안 공원의 스낵바에 들르지 않도록 가방에 하나 또는 몇 개의 용기에 음식을 나눠 싸 가는 게 좋다. 5시간이 걸리는 운전 길에 패스트푸드점밖에 없다면 도시락을 챙긴다. 아침 일찍 체육관에 갔다가 바로 출근하는 경우라면 아침 식사를 챙겨 빵집을 건너뛸 수도 있다.

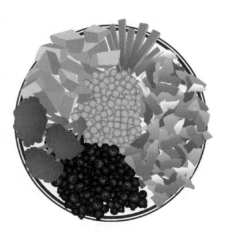

블루베리 1컵(148g)
당근 2개를 길게 자른 것(144g)
병아리콩 1컵(160g)
브로콜리 1과 1/2컵(124g)
로메인 상추 2컵(94g)
칸탈루프 1과 1/2컵(160g)

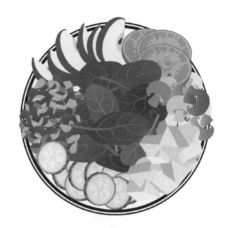

중간 크기 사과 1알(182g)
망고 과육 1컵(165g)
얇게 썬 빨강 피망 1컵(92g)
생시금치 3컵(90g)
얇게 썬 오이 1컵(119g)
고구마 1개(130g)
버섯 슬라이스 1/2컵(35g)

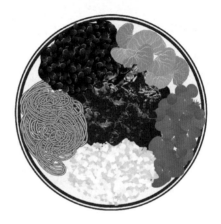

작은 귤 2개(76g)
콜리플라워 밥 1컵(200g)
방울토마토 1컵(149g)
호박 1컵(85g)
데친 케일 1컵(130g)
검정콩 1컵(172g)

한 번에 여러 끼를 준비해서 나중을 위해 몇 끼 포장해 두면 어쩔 수 없이 건강하지 못한 먹거리를 선택해야 하는 상황을 피할 수 있다. 한 끼는 만드는 데 세 끼라고 못 만들겠는가?

우리도 중요하게 생각하는 스탠의 두 번째 지침은 소화 잘되는 음식을 먹는 것이다. 만약 소화불량이나 가스, 복부 팽창을 일으키는 음식을 섭취하고 있다면 목록에서 삭제하라. 그것들이 당신을 괴롭게 하기 때문만이 아니라(그것만으로도 충분한 이유가 된다), 그러다 제산제를 복용하는 지경에 이르면 제산제가 단백질의 분해와 칼슘이나 마그네슘, 철분 등 특정 영양소의 흡수를 방해할 가능성이 크기 때문이다. 스탠의 말에 따르면 채소 중에서는 시금치나 호박, 당근, 오이, 감자(바나나의 3배에 달하는 칼륨 함유), 피망이 가장 소화가 잘되는 채소라고 한다.

하지만 소화에 문제가 없다면 과일과 채소는 제한할 것이 없다. 그런 맥락에서 800g의 과일 채소류에 해당하는 몇 가지 예는 앞쪽을 참조하라.

단백질 많이 섭취하기

지금까지는 단백질을 섭취해야 하는 이유에 대해 많이 이야기했으니, 이제는 '무엇을 먹어야 하는가?'에 대해 이야기해 보자. 여기서 특정 공급원을 지지하는 것은 아니지만, 본래 단백질이 많이 함유된 음식을 선택하면 하루 필요량을 충족하기 더 쉬운 것은 확실하다. 그리고 그런 음식은 동물성 단백질이 단연 최고다. 동물성 단백질은 1회 제공량당 단백질 함량이 가장 높을 뿐만 아니라, 근육 합성 등 여러 다른 기능을 위해 신체가 필요로 하는 9가지 필수 아미노산이 모두 들어 있는 '완전한' 단백질이다. 동물성 단백질을 먹지 않는 사람이더라도 여전히 선택지는 아주 많다.(나중에 나올 표에서 단백질이 매우 풍부한 식품들을 확인해 보라.) 다만 일반 채식주의자나 엄격한 채식주의자를 위한 공급원은 완전하지 않다는 것을 알고는 있어야 한다. 하지만 음식마다 서로 다른 아미노산을 함유하고 있으므로 하루 동안 그것들을 모두 섭취할 가능성이 아주 크다. 그런 이유로 다양성이 당신의 친구가 될 수 있다. 식단을 다양화할수록 영양소를 더 골고루 섭취할 수 있을 것이다.

단백질 섭취량을 늘림으로써 건강에 긍정적인 일을 하고 있다는 것을 명심하라. 그러니 너무 지방이 많거나 가공된 단백질 공급원을 선택해서 결과적으로 그 이점을 깎아 먹는 일은 하지 말아야 한다. (베이컨을 곁들인 2층 치즈버거의 단백질은 근육을 유지하는 데 도움이 될지도 모른다. 그런데 심장은 어찌하랴!) 또한 건강에 좋지만 칼로리가 높은 단백질 공급원을 통해 단백질을 과도하게 섭취함으로써 칼로리를 낮추는 단백질의 이점을 깎아 먹지 않도록 주의해야 한다. 예를 들면 견과류와 씨앗류 말이다. 견과류는 영양가는 높지만 본래 기름 함량이 높아서(생 견과류와 씨앗류 포함) 우리는 지방으로 간주한다. 그렇다고 절대 먹지 말아야 한다는 것은 아니지만(특히 동물성 식품을 먹지 않는다면 견과류가 훌륭한 식물성 단백질 공급원이 될 수 있다) 자신이 얼마나 많이 먹고 있는지 현실을 직시해야 한다. 땅콩버터 한 티스푼이 몇 칼로리인지 알고 있는가? 약 31칼로리다. 땅콩버터를 1티스푼만 먹는 사람은 아무도 없다는 사실만 제외하면 별것 아니다. 하지만 보통은 4테이블스푼(376칼로리) 이상을 먹는다. 우리는 지방을 혐오하지 않는다. 지방은 우리 몸이 영양소를 흡수하는 데 도움이 되므로 닭가슴살은 껍질을 벗기지 말고, 짙은 색 고기도 먹는 등 그냥 모두 합리적인 선에서 하면 된다.

단백질은 또한 포만감을 주는 효과가 있다는 것도 기억하라. 그러니 칼로리를 억제하는 데 잘 활용하라. 큰딸이 갓난아기였을 때, 줄리엣의 어머니가 아파트 위층에서 열리는 휴일 파티에 우리를 초대했다. 파티 장소로 올라가는 엘리베이터 안에서 줄리엣은 고개를 돌려 켈리를 보고는 깜짝 놀랐다. "볼이 왜 그래?" 켈리의 볼이 돼지고기로 꽉 차 있었던 것이다. 켈리는 한쪽 팔로 아기를 안고 제시간에 집을 나서려고 허둥거리면서 파티에 가기 전에 음식을 허겁지겁 먹어 치우려 했다. 당연히 파티라면 음식이 있을 터였다. 그는 그것을 피하고 싶었던 것이었다. 보나 마나 거기엔 무시무시한 치즈버거(맛은 완벽할지 모르지만, 콜레스테롤 및 칼로리 폭탄인)가 기다리고 있었을 것이다. 파티 전에 식욕을 잠재우는 단백질을 그렇게 먹어 치우고 나면 치즈의 향연에 저항할 의지가 생기리라는 것을 켈리는 알고 있었다. 우리 둘은 그 이후로 이 전략을 사용하고 있다. (이제 켈리는 입에 든 것을 다 씹고 집을 나서긴 하지만.)

식단에 단백질을 보충할 때는 온종일 단백질 공급원을 분산해 둔다. 어떤 연구는 단백질을 간격을 두고 섭취하면 근육이 더 많이 형성된다고 한다. 결정적인 증거는 없지만 실제로는 일리가 있다. 끼니마다 단백질 섭취에 더 많은 노력을 기울일수록 목표에 도달할 가능성이 높아지는 것이다.

다음은 앞으로 알아야 할 모든 것이다.

일일 단백질 요구량	
대부분 앉아서 지내는 경우	1.5g/몸무게 1kg
적당한 운동을 하는 경우	1.8~2g/몸무게 1kg
65세 이상, 더 어리지만 근육이 감소하는 경우, 운동선수 또는 격렬한 운동을 하는 경우	2.2g/몸무게 1kg

최고의 단백질 공급원	100g당 g
닭가슴살	30
립아이 스테이크	29
돼지고기 등심	27
참치 통조림	27
새우	22
가자미	22
템페	20
양고기	17.5
두부	17.5
계란(큰 것 2알)	15

기타 단백질 공급원	g
렌틸콩 1컵	18
검은콩 1컵	15
병아리콩 1컵	15
코티지 치즈 1/2컵	12
저지방 그릭 요쿠르트 1/2컵	11
풋콩 85g	10
퀴노아 1컵	8
통밀 스파게티 1컵	7

오트밀 1컵	6
완두콩 1/2컵	4
아스파라거스 1컵	4
구아바 1컵	4
구운 감자 1개	3

덧붙임: 체중 조절, 간헐적 단식, 간식에 대한 생각

바이털 사인을 설계할 때 우리는 몇 가지 목표를 세웠다. 가장 중요한 것 중 하나는 먹을 수 없는 음식이 아니라 먹을 수 있는 음식에 초점을 맞추는 것이었다. 요즘에는 음식에 대한 집착, 특정 유형의 음식 섭취에 대한 두려움, 심지어 과일과 채소, 고기와 같은 기본적인 음식이 충분히 건강에 좋은지에 대한 불안이 많다. 많은 경우, 이는 잘못된 생각이다. 먹는 것이 그렇게까지 어려울 일은 아니다. 그래서 우리는 마이너스 열보다는 플러스 열에 있는 음식에 초점을 맞추고자 한다.

그렇다고 해서 우리가 우리 사회에 존재하는 비만이라는 매우 현실적이고 광범위하며 해결하기 힘든 문제를 잊고 있다는 것은 아니며, 더 정확히 말해 체중 감량을 원하는 사람들과 일하지 않는다는 것도 아니다. 반대로 이 장의 신체 훈련에서 소개하는 영양가 높은 음식에 집중하면, 체중 증가로 이어져 건강에 해로운 수많은 과식 문제를 해결할 수 있다는 사실을 발견했다. 여기 소개된 음식들은 포만감을 주고 대부분 칼로리가 낮거나 중간 정도이며, 음식 선택이나 준비 방식에 대해 엄격한 규칙이 없기 때문에(튀김이 유일한 금지 사항임) 개인 취향에 맞게 가장 만족스러운 음식을 선택할 수 있다. 파인애플을 좋아하면 파인애플을 먹으면 된다. 참마가 일반 아이다호 구운 감자보다 훨씬 더 맛있다는 걸 알게 되었다면 참마를 먹어 보라. 시금치는 올리브유에 볶아 먹는다. 좋아하는 음식을 마음껏 먹으라. 우리의 권장 사항은 융통성이 있으며, 과자나 칩 등 위험 구역에 속하는 다른 음식들이 당기도록 두지 않을 것이다. 만약 간식이 실패의 원인이라면 당신은 심지어 간식을 포기하는 것에 대해서 괜찮다고 느낄 수도 있다.

우리 생각에 간식은 과대평가된 것 같다. 다른 여러 문화권에서는 간식이 필수라고 생각하지 않지만, 미국 사회에는 간식의 필요성이 뿌리 깊게 자리 잡고 있다. 누구나 주머니에 에너지 바 하나씩은 가지고 다니는 것 같다. 신진대사를 활발하게 하려면 간식을 먹어야 한다고 생각하는 것이다. 사실 체중 감량의 열쇠는 칼로리의 섭취량과 소비량뿐이므로, 칼로리 소모를 조금 증가시킨다 한들 그것이 먹은 간식의 칼로리를 태워 없앨 만큼 충분할까? 이는 식사 사이의 간격이 평소와 달리 길 때나 운동 후 소량의 단백질 간식을 먹을 때만 해결할 수 있는 어려운 문제다.

운동선수인 두 딸을 둔 부모로서 우리는 어린이들이 스포츠를 할 때 과도하게 간식을 먹는 것을 많이 본다. 그리고 실제로 아이들이 과도하게 먹는 것 같다는 우리의 확고한 생각에 경악한 몇몇 학부모

친구들을 잃기도 했다. 아이들은 축구나 수구 경기 중 하프타임에 음식을 먹지 않아도 된다. 그리고 '간식 부모'들이 사 대는 과자나 도넛 등 그 많은 고칼로리 음식들이 필요하지 않다. 유명한 뉴질랜드 럭비팀 올 블랙스(All Blacks)의 체력 및 컨디션 조절 코치인 닉 길(Nic Gil)에게 많이 달려야 하는 운동을 하는 아이들에게 하프타임에 필요한 것이 무엇이냐고 물었더니 그는 이렇게 짧게 대답했다. "물 한 모금이지요." 대화 내용을 조금 더 소개하겠다.

"아이들은 운동 후에 음식을 먹어야 하나요?" 우리가 물었다.

"음, 언제 운동하는 거지요?"

"오전 9시라면요?"

"음, 아이들이 점심을 먹을 예정인가요?"

"그럴 것 같아요."

"먹지 말아야 해요. 운동 후 음식을 먹을 필요가 없습니다."

그의 요점은 아이들이 하루 세 끼를 영양가 있게 먹고 있다면 하프타임이나 경기 직후에 음식을 먹지 않아도 된다는 것이었다. 위장이 작은 아주 어린 아이들은 연령이 높은 아이들보다 더 자주 먹어야 할 수도 있다. 하지만 우리는 요즘엔 심지어 유아들도 '간식 과잉'이라고 주장하고 싶다. 이는 단순히 아이들의 즉각적인 요구를 충족시키는 것에 대한 것만이 아니라, 건강한 습관을 기르고, 단지 음식이 있어서가 아니라 배가 고파서 먹는 법을 배우는 것과도 관련이 있다. 어른들도 여기서 배울 점이 있다. 하나는 음식을 계속 제공받던 아이들은 계속 먹어야 한다고 생각하는 어른으로 큰다는 것이다. 그리고 어른들, 특히 운동하는 성인들도 계속 먹을 필요가 없다. 운동을 위한 연료 공급으로도 그럴 필요가 없다. 마라톤 완주를 위해 계속 연료를 공급하는 것은 필요한 일이다. 하지만 그것은 우리가 다루고 있는 것과는 별개의 문제다. "스피닝 수업에 갈 거예요. 먼저 먹어 두려고요." 아니다. 그럴 필요 없다. "테니스를 한 경기 뛰려면 스포츠 음료를 마셔야 해." 아니다. 그럴 필요 없다. (게토레이조차도 여기에 관심을 갖고 '무설탕' 음료를 만든 것을 보라.)

우리가 부탁하고 싶은 것은, 틈틈이 먹어야 한다고 생각했던 오랜 생각을 재고해 보라는 것이다. 당신은 사실 생각만큼 자주 먹지 않아도 된다. 혹은 자주 마시지 않아도 된다. 체중을 안정적으로 유지하기 위한 전략 중 하나는 칼로리가 높은 음료를 마시지 않는 것이다. (스무디도 한 끼 식사만큼 칼로리가 높다.) 우리는 술을 한 모금도 마시지 않는 사람들은 아니기 때문에 여기저기서 축하주를 즐기기도 한다. 하지만 우리 생각에 음료로 칼로리를 얻는 것보다는 800g의 과일 채소류를 섭취하거나 일일 단백질 필요량을 충족시키는 쪽에서 칼로리를 얻는 것이 훨씬 더 낫다.

앞서 말했듯이 우리는 적당한 체중을 유지하는 기본적인 건강식 식습관을 지지한다. 하지만 당신이 더 적극적이어야 할 필요가 있다면 어떻게 해야 할까?

체중 감량 식단이 영양가 있는 음식을 기반으로 하고 지속 가능하다면 모두 효과가 있을 것이다. 만약 식단이 취향에 맞고 에너지가 넘치고 영양이 풍부한 것 같으면 우리는 그 식단을 따르라고 한다. 요즘 많은 사람이 우리에게 매일 일정 시간 또는 일주일에 며칠 동안 단 한 끼만 먹는 식사 전략인 간헐적 단식에 대해 묻는다. 간헐적 단식의 이면에 있는 이론은 상당 시간 동안 음식을 먹지 않고 지내면 몸이 지방을 연소하도록 자극하고 혈압과 콜레스테롤 또한 감소한다는 것이다. 단식과 식사를 반복하면 또한 몸이 결핍을 감지하고 체중을 지키려는 노력의 일환으로 신진대사를 늦추는 다이어트의 전형적인 적응 현상 중 하나가 일어나지 않게 할 수 있다고 한다.

이것이 당신에게 효과가 있다면 잘된 일이다. 하지만 몇 가지 생각해 볼 것이 있다. 2022년에 〈뉴잉글랜드 의학 저널*New England Journal of Medicine*〉에는 간헐적 단식이 아무런 이점이 없다는 연구 보고서가 실렸다. (간헐적 단식의 신봉자였던 한 연구자는 이 소식에 절망했다.) 일부 연구에 따르면 간헐적 단식은 또한 다른 유형의 체중 감량법보다 근 손실을 더 많이 초래할 수 있다고 한다. 근 손실은 어느 유형의 체중 감량에서나 희생양이 되는 경향이 있지만, 샌프란시스코 캘리포니아대학교의 연구진이 주도한 연구는 16:8의 간헐적 단식 식단(8시간 동안 먹고 이후 16시간 동안은 먹지 않는)을 따르는 사람들이 유난히 근 손실을 많이 경험했다는 사실을 발견했다. 그들이 덜어낸 몸무게의 65퍼센트가 지방이 없는 조직이었다. 이는 정상적인 체중 감량에서 일어나는 양의 두 배 이상이었다. 연구진은 이러한 현상이 간헐적 단식 다이어트를 하는 사람들이 단백질을 충분히 섭취하지 않았기 때문일 수 있다는 가설을 제기하기도 했다.

가능한 한 근육을 많이 유지해야 한다고 강력하게 생각하는 사람으로서 이런 사실은 우리를 망설이게 한다. 간헐적 단식은 큰 문제가 될 수 있다. 만약 지금 시도하고 있다면 이를 통해 필요한 미량 영양소와 대량 영양소를 모두 섭취할 수 있는지 알아봐야 한다. 간헐적 단식을 하는 이유가 무엇인지 스스로 물어보라. 단식은 식생활에 주의를 기울이거나 내장이 소화를 잠시 멈추고 휴식을 취할 수 있는 시간을 주는 데 정말 효과적인 도구가 될 수 있다. 하지만 휴가를 가거나 정장을 잘 빼입으려고 굶고 있다면 사실상 장기적 면에서 득이 될 게 없다.

다쳤을 때 해야 할 일

통증은 변화를 요구하는 것이다

통증은 죽음과 마찬가지로 인간이라면 누구나 겪어야 하는 인간의 조건 중 하나다. 그리고 우리 몸은 놀라운 치유력을 지닌 기계이기 때문에 통증을 이겨 낼 수 있는 것 또한 인간의 조건 중 하나다. 그러니 근골격계 통증은 불쾌하고 흔한 일이지만, 아프다고 당황할 것 없다. 대부분의 경우 근골격계 통증은 저절로 사라진다. 그렇지 않으면 대개 바꾸거나 조절하거나 약화시키거나 제거할 수 있다. 이 책의 10가지 신체 훈련을 꾸준히 실천하는 것만으로도 현재 겪고 있는 통증을 완화하고 향후 통증과 불편함을 예방하는 데 큰 도움이 될 것이다.

더 많이 움직이고, 충분히 쉬고, 잘 먹고, 스트레스를 덜 받는 것도 통증과 불편감에 대한 뇌의 내성과 회복력을 키우는 데 큰 도움이 될 수 있다. 하지만 응급 처치가 필요한 경우, 다음 몇 가지 사항을 고려해 봐야 한다.

통증은 변화를 요청하는 것이다. 뇌는 영향을 받은 신체 부위로부터 정보를 입력받은 다음 그 정보가 위협인지 아닌지 해석하여 궁극적으로 당신이 무언가 다르게 행동해야 한다는 메시지를 보낸다. 얼마나 달라야 하는지는 상황에 따라 다르다. 통증이 있다고 반드시 다쳤거나 조직이 손상된 것은 아니다. 실제로는 그렇지 않은 경우가 대부분이다. 우리는 뼈가 피부를 뚫고 나온 경우라든지 발목이 통나무처럼 크게 부풀어 오른 경우처럼 눈에 보이는 부상을 입었거나, 통증이 가시지 않는 상황이거나, 일상적인 생활을 영위할 수 없는 상태로 부상을 정의한다. 가족을 돌볼 수 없다거나, 일을 할 수 없거나, 식은땀이나 발열, 현기증, 메스꺼움을 느끼거나, 이유 없이 체중이 감소하거나 증가하는 것 같은 설명할 수 없는 소위 '위험 신호'로 불리는 증상이 있다면 의료 기관에서 진찰을 받아야 한다. 명백한 부상이나 건강 이상, 삶을 뒤흔드는 통증 모두 의학적 응급 상황에 해당되기 때문이다.

그러나 요즘 사람들이 겪는 대부분의 근골격계 통증(무릎 통증, 허리 통증, 어깨 결림)은 부상이 아니라 현대인의 생활 방식이 반영된 결과다. 하지만 무릎(또는 다른 부위)이 쑤시는 것을 수면 부족과 온종일 움직이지 않는 습관, 제한된 가동 범위, 순환이 되지 않는 조직과 관련짓는 사람은 드물다. 우리는 어디든 차를 타고 가고, 컴퓨터 앞에 죽치고 앉아 있고, 다른 사람들에게 돈을 주고 개를 산책시키는 그런 환경에 살고 있다. 많은 사람이 더 이상 코스트코 매장을 돌아다니지 않는데, 요즘엔 많은 물건을 집 앞까지 배달받을 수 있기 때문이다. 다양한 근육과 관절을 사용하지 않는 생활 습관은 결과적으로 우리의 운동 능력에 영향을 미치는데도 통증에 대한 대화에는 좀처럼 등장하지 않는다.

켈리가 대중 연설강연에서 종종 "통증이 있는 분은 손을 들어보세요"라고 말하면 심지어 청중의 일부가 15살짜리 아이들인 경우에도 95%나 되는 사람들이 손을 번쩍 든다. 그러니 그 많은 사람이 의사에게 달려가고 있는 것이 놀랄 일도 아니다. 2013년 메이요클리닉(Mayo Clinic)의 연구에 따르면 성인들이 일차 진료 병원을 찾는 가장 큰 이유 중 하나는 관절염과 관절 기능 장애, 허리 문제로 인한 통증이다. 그보다 더 많은 이유는 유일하게 피부 문제뿐이다.

우리는 그렇게 많은 사람이 명백한 부상도 아닌 통증으로 의사나 다른 의료진을 찾는다는 사실에 놀라지 않는다. 아무도 다른 말을 하지 않기 때문이다. 사이클링 수업을 받다가 무릎 통증이 계속되면 강사가 의사나 물리 치료사를 찾아가라고 할 가능성이 크다. 또 어디로 갈 것인가? 문제는 사람들이 제때 도움을 요청하지 않는다는 것이다. 사람들은 통증을 알아서 해결하며 버틸 때까지 버티다가 도저히 참을 수 없을 때 의사를 찾는다. 아니면 진통제나 술, THC(마리화나에서 발견된 향정신성 물질-역주) 등 통증을 느끼지 못하게 하는 것들로 통증을 덮어 버리고 살던 대로 계속 살아가려고 한다. 우리가 다른 해결책을 제안해도 되겠는가?

일차 진료 병원의 의사들에게 나쁜 감정이 있는 것은 아니지만(켈리의 아버지와 할아버지는 의사다), 그들은 종종 명백한 부상 이외의 것을 보도록 잘 훈련받지 않는다. 사실 우리와 함께 일하는 의사들은 이 책의 내용에 대해 환자들과 이야기할 시간이 충분하지 않을 뿐이라고 자주 불평한다. 그런 걸 보면 의료 체계가 생활 방식이나 신체 조직의 건강, 움직임의 질과 가동 범위보다는 병리와 죽음을 다루도록 설정된 것 같다. 따라서 그들은 특정 진단명을 찾을 수 없으면 비스테로이드성 소염진통제나 아편제, 기타 약물들과 같은 약제들로 통증 관리를 돕는 방법을 제공한다. 운동을 하는 사람들에게는 대개 이런 조언도 할 것이다. "운동을 그만두세요." 운동을 하는 게 사는 낙이라거나 운동으로 스트레스를 해소하는 사람들에게 이 말은 죽으라는 말과 같을 수도 있다. 의사들은 우리를 위해 많은 일을 해 줄 수 있지만 연약한 발목과 요통에 관한 한 별로 해 줄 게 없다. 하지만 사실 당신에게는 스스로 몸살과 통증을 치료할 방법이 매우 많다. 실제로 대부분의 경우 자기 몸의 기본적인 유지 관리는 스스로 할 수 있다. 당신에게는 당신의 몸 상태를 더 좋아지게 할 간단한 일을 할 수 있는 힘이 있다. 이제 그 방법에 대해 이야기해 보자.

응급 처치 키트

당신이 몸에 대해 알아야 할 한 가지 사실은 몸이 생각만큼 연약하지 않다는 것이다. 당신은 어떤 위험이나 곤란한 상황에도 꽤 잘 견디는 강한 유기체로서 100년은 끄떡없도록 설계되었다. 그렇다고 해서 아파도 된다는 것은 아니다. 신체 조직을 눌러도 아프지 않은 것이 사실 정상이다. 누르는 것은 마사지처럼 기분이 좋거나 그냥 단순한 압력만 느껴져야 한다. 그런데 가끔 아픈 건 왜일까? 여러 가지 이유가 있을 수 있다. 조직이 과도하게 예민해서인지, 과로해서인지, 수분 부족인지, 수면 부족인지, 피자를 너무 많이 먹어서인지 우리는 모른다. 어떤 것이든 이유가 될 수 있다. 단서들을 따라가 원인을 알아내 보라.

문제의 핵심을 생각하는 업스트림-다운스트림 사고

우리가 가장 좋아하는 인용구 중 하나는 롤핑(Rolfing)이라고 불리는 신체 조작 훈련을 개발한 아이다 롤프(Ida Rolf)가 한 말이다. 도대체 왜 그런 말을 했는지는 모르겠지만 롤프는 '당신이 생각하는 것이 무엇이든, 그것은 아니다'라고 말한 적이 있다.

우리는 몸의 어떤 부위가 아플 때 해당 부위에 문제가 있어서가 아니라 그 아래(다운스트림) 또는 그 위(업스트림)에서 어떤 일이 일어나고 있기 때문인 경우가 많다는 사실을 알게 되었다. 예를 들어, 무릎 통증은 경직된 근육과 대퇴사두근이나 햄스트링, 종아리 근육의 결합 조직들의 증상일 수 있고, 등이 아픈 것은 대퇴사두근이나 햄스트링, 어쩌면 엉덩이가 경직된 데서 비롯된 것일 수도 있다. 우리 몸은 여러 부위의 단순한 합이 아니라, 각각의 요소들이 다른 요소들에게 영향을 줄 수 있는 상호 연결된 체계다. 우리는 책을 통해 당신에게 진단을 내릴 수는 없지만, 당신이 정신적으로 변하는 데 도움을 줄 수는 있다. 아프면 아픈 대로 그냥 가만히 있지 말고 혹 진행 되고 있을지도 모르는 다른 원인을 살펴보라. 상류를 살펴보고 하류 를 살펴보라.

여기서는 좀 즉흥적으로 해야 한다. 그렇게 할 수 있는 한 가지 방법은 신체 부위의 위쪽이나 아래쪽에 치료를 위한(긴장을 풀기 위한) 압력을 가했을 때 어떤 일이 일어나는지 보는 것이다. 문제가 되는 자세와 관련된 부위에서 수축과 이완을 반복해 시도해 보라. 치료용 볼 또는 롤러를 이용해 수행하면 더 좋다. 다음은 특정 부위에 진정 효과를 주어 참조성 통증(다른 부위의 통증이나 부상으로 인해 발생하는 통증)을 해결하는 데 도움을 주는 두 가지 예다. 한 가지 주의할 점은, 폼 롤러를 사용할 때는 좌우로 움직이면 더 많은 '주변 조직'에 자극을 줄 수 있으므로 위아래로만 움직이지 말라는 것이다. 스테이크를 고깃결 반대로 자른다고 생각하면 된다.

장시간 앉아 있어서 생기는 통증 완화

오랫동안 앉아 있다가 어떻게 엉덩이로 파니니를 만들게 되는지에 대해 이야기했던 것을 기억하는가(60쪽)? 무엇보다도 당신이 의자로 사용하고 있는 조직에 가하는 모든 무게는 그 체계의 혈류와 수분 공급을 방해한다. 그 결과 허리가 뻣뻣해지고 통증이 생긴다. 그러니 혈액 순환을 다시 정상으로 되돌릴 방법을 알려 주겠다. 우선 폼 롤러가 필요하다.

팔걸이가 없는 의자나 벤치에 앉아서 폼 롤러의 끝을 한쪽 엉덩이 아래에 놓고 엉덩이뼈를 그 위에 단단히 붙인다. 균형을 잃지 않도록 조심스럽게 둔근과 햄스트링을 롤러 위에서 좌우로 굴린다. 이 동작은 근육 체계에만 영향을 주는 게 아니라 둔근과 허리의 근막에도 자극을 줄 수 있다는 것을 기억하라. 더 이상 아무 일도 일어나지 않는 것처럼 중립적인 느낌이 들 때까지 굴리라. 그런 다음 다리를 바꾼다. 한쪽 다리당 3~5분간 이 동작을 한다. 이것이 허리 아래 조직을 가동하고 해당 가동 운동(앉기)에 자세적 맥락을 부여하는 예다.

통증이 있는 조직 자가 진정시키기

신체 부위의 조직을 눌렀을 때 아픈 경우, 수축/이완 기법을 사용하면 해당 부위를 둔감하게 만들 수 있다. 공이나 롤러로 조직을 수축시키면 뇌는 이를 위협적이지 않은 자극으로 더 쉽게 이해할 수 있다. 이 동작은 영향을 받는 부위의 근육, 또는 해당 근육 위쪽과 아래쪽을 몇 초 동안 조였다가 몇 초 동안 이완시키면서 호흡을 함께 하는 것이다. 이는 모든 신체 부위에 실행할 수 있지만, 무릎 통증을 치료하는 방법은 다음과 같다.

얼굴을 아래로 향하게 하고 엎드린 채 공이나 롤러를 대퇴부(상부 대퇴) 아래에 놓는다. 4초간 숨을 들이마시며 대퇴사두근을 수축시킨 다음, 8초간 숨을 내쉬며 이완시킨다. 통증이 있던 부위에 다른 느낌이 들 때까지 이 과정을 반복한다. 클리닉에서 우리는 이런 말을 즐겨 한다. "변화가 생길 때까지, 혹은 변화가 멈출 때까지 움직이세요."

냉찜질을 해야 할까, 하지 말아야 할까? 의문의 여지가 없다

2012년에 우리는 '근육 냉찜질 정보(Icing Muscles Information)'라는 제목의 동영상을 유튜브에 올렸다. 결론은 아프거나 다친 근육에 냉찜질을 하지 말라는 것이었다. 절대로. 그러자 신속하고 격렬하게 반발이 일었다. 사람들은 냉찜질을 포기하지 않으려 했는데, 이해는 간다. 찬 기운은 통증을 느끼지 못하게 하기 때문이다. 우리는 항상 냉찜질을 하라는 말을 들어왔다. 우리 엄마도 해 주셨고, 우리도 아이들이 머리를 어디에 부딪히면 해 준다. 냉찜질은 항상 지혜로운 행동으로 받아들여져 왔다. 그러나 통증을 완화하는 데 효과가 있긴 하지만(일시적으로) 그 외에 다른 도움은 되지 않는다. 분명히 말하지만, 우리는 276쪽에서 설명하고 있는 얼음 목욕을 말하고 있는 게 아니다. 통증이 있는 일정 부위에 얼음을 대는 것은 다른 문제다. 근육에 외상이 있을 때는 근육을 빨리 치유하는 것이 목표가 되어야 하며, 실제로 우리 몸은 이를 위한 매우 효과적인 체계를 갖추고 있다. 이 일에서 가장 먼저 해야 할 일은 '사고' 현장과 그 주변의 손상된 조직과 세포, 즉 생리학자들이 '노폐물'이라고 부르는 것을 제거하는 것이다. 두 번째로 이루어져야 할 것은 새로운 근섬유와 결합 조직의 재생이다. 우리 몸은 수리 및 청소 팀을 파견해 두 가지 작업을 모두 처리한다. 냉찜질은 일반적으로 손상된 부위로 수리 및 청소 팀이 달려가게 하는 화학 신호를 지연시킴으로써 사실상 그들을 멈춰 있게 할 뿐이다. 바로 제거되지 않은 노폐물은 거기 머물러 있는 경우가 많고, 해당 부위는 정체된다. 얼음주머니가 닿은 조직이 마비되면 림프계가 다공성이 된다는 증거도 있다. 이는 이미 격리된 모든 노폐물이 손상된 현장으로 다시 유입된다는 것을 의미한다. 그래서 통증을 빨리 줄이려고 냉찜질을 하면 치유가 지연되거나 제한되는 상태가 된다. 또 하나 고려해야 할 것은 부상 후에 생기는 염증은 나쁜 것이 아니라는 사실이다. 염증 반응은 치유의 원동력이지 잘못된 게 아니다. 이 점도 근골격계 부상을 항염증제로 치료하는 데 의문이 제기되는 이유 중 하나다. 통증을 차단하면 치유 반응도 약화된다. 이 분야에 대한 연구는 계속되고 있지만, 이부프로펜과 같은 항염증제에 대한 평가는 아직 나오지 않았다.

우리가 2012년에 처음으로 냉찜질을 거부하자는 이단적 주장을 제기한 이후로 사실, 냉찜질을 하지 않는 것이 관행으로 여겨지기 시작했다. 1978년에 책을 통해 RICE(휴식rest, 냉찜질ice, 압박compression, 높이 올리기elevation) 기법을 권고하면서 이 모든 것을 시작한 스포츠 의학 의사 게이브 머킨(Gabe Mirkin)조차도 더 이상 냉찜질을 지지하지 않는다. 연구 결과에서도 냉찜질의 폐해가 입증되고 있다. 2021년의 동물 연구에서 고베대학교와 다른 기관의 연구진은 사람과 유사한 근육 조직을 가진 쥐에게 과도하게 운동한 근육을 냉찜질한 결과, 냉찜질을 하지 않은 쥐들보다 회복되는 데 시간이 더 오래 걸린다는 사실을 발견했다. 연구진이 쥐들의 근육을 현미경으로 관찰한 결과 냉찜질한 쥐의 회복 세포가 유효 수준에 도달하는 데 4일이 더 걸리는 것을 확인할 수 있었다. 몇몇 연구는 또한 냉찜질이 근력과 지구력, 속도에 방해가 될 수 있다는 것을 보여 주었다. 그러니 특히 운동선수들은 얼음팩을 조금 쉬게 해 주는 것이 좋다.

　냉찜질이 퇴출되어야 한다면 온찜질은 괜찮다는 말인가? 온기는 진정 효과가 있으며, 특히 근육이 경련을 일으킬 때는 정말로 통증 완화에 도움이 될 수 있다. 찬 기운과는 달리 온기는 혈액 순환도 촉진시켜 치유 속도를 높일 수 있다. 온기를 주는 데는 뜨거운 물 목욕이나 샤워, 온수 욕조 목욕이나 사우나, 온열 패드, 온수병 등 여러 가지 방법이 있다. 통증을 완화하고 치유를 늦추지 않는 것이 목표라면 온기가 냉기보다 낫다. 스포츠계는 약어를 좋아해서 지금은 RICE 대신 또 다른 인기 있는 프로토콜이 권장되고 있다. 캐나다 연구진이 영국 스포츠 의학 저널에 간략히 소개한 이 프로토콜은 'PEACE & LOVE'라 하는데, 자세한 내용은 이러하다.

P: Protect 보호하기(부상 후 처음 며칠 동안 통증을 더하는 활동을 피함)

E: Elevate 들어 올리기(가능하면 부상당한 팔다리를 심장보다 높이 들어 올림)

A: Avoid anti-inflammatories 항염증제 피하기(항염증제와 냉찜질
은 치유를 지연시킴)

C: Compress 압박하기(부종을 줄이기 위해 탄성 붕대나 테이프 사용)

E: Educate 훈련하기(불필요한 수동적 치료는 피함)

&

L: Load 무게 싣기(다시 무게를 실어도 될 때가 오면 몸이 당신에게 알려 줌)

O: Optimism 낙관하기(자신감 있고 긍정적인 태도 유지)

V: Vascularization 혈관 신생(통증 없이 심박수를 높이기 위해 심장 강
화 활동 선택)

E: Exercise 운동(회복을 위해 활동적인 접근법 선택)

VITAL SIGN **7**

쪼그려 앉기
신체 가동 범위를 최대치까지 끌어올리는 훈련

평가 항목
쪼그려 앉기 테스트

신체 훈련
쪼그려 앉기 변형 동작

무릎을 접고 엉덩이를 바닥에 떨어뜨린 채 몸을 완전히 웅크려 본 것이 마지막으로 언제였는가? 아마 오늘 아침에 체육관에서였을 수도 있고, 어쩌면 세 살짜리 아이와 눈을 맞추려고 몸을 숙였던 게 마지막이었을 수도 있다. 서양 문화에서 쪼그려 앉는 것은 근력 강화 운동으로 간주되거나 드물게 꼬맹이들과 이야기해야 할 때나 취해야 하는 자세로 여겨진다. 하지만 쪼그려 앉는 것은 인간이 본래 할 수 있는 자세로 몸을 쓰는 것이다. 우리 몸은 쪼그리고 앉도록 만들어졌고, 그런 자세는 많은 문화권에서 의자에 앉는 것만큼 흔한 자세다.

2018년에 〈디 애틀랜틱The Atlantic〉은 이른바 '아시아의 쪼그려 앉기(the Asian squat)'에 대한 기사를 실었는데, 사진을 찍고, 식사를 하고, 담배를 피우고(권장하지 않음!), 고객을 기다리고, 미술 작품을 감상하는 사람들의 사진이 곁들여졌다. 어떤 모습인지 알 것이다. 직접 볼 수는 없지만, 아시아에서는 아직도 많은 사람이 쪼그리고 앉아 볼일을 보는 재래식 화장실을 사용한다는 것은 잘 알려진 사실이다. 어떤 여성들은 그런 자세로 출산을 하기도 한다. 우리는 〈디 애틀랜틱〉을 사진으로 아름답게 장식한 사람들이 아주 쉽게 쪼그려 앉은 것을 보고 놀랐다. 거기에는 정장을 차려입은 싱가포르의 총리도 있었다.

우리는 소위 쪼그려 앉는 문화는 아니지만, 누구나 하루에도 몇 번씩 자기도 모르게 쪼그려 앉기와 유사한 자세를 취하게 된다. 의자에 앉았다 일어서거나 변기에 앉았다 일어설 때마다 사실 중간급 쪼그려 앉기를 하고 있는 것이다. 여기서 우리가 요구하는 것은 싱가포르의 총리가 매우 우아하게 보여 준 것과 같은 풀레인지 스쿼트(full-range squat), 즉 완전히 쪼그려 앉기로 한 걸음 더 나아가는 것이다. 몸을 끝까지 아래로 내려 그 자세를 오래 유지하는 것 말이다. 물론 하루에 몇 번씩 의자로 몸을 낮춘다면 그리고 스쿼트 운동을 하고 있다면 이미 반 이상은 달성한 셈이다.

다양한 자세는 서로 다른 관절을 정상 가동 범위의 최대치까지 움직이게 한다. 예를 들어 우리가 고관절 확장(바이털 사인 3)과 어깨 회전(바이털 사인 5)을 위한 가동 운동을 시키는 것도 바로 이 때문이다. 쪼그려 앉기는 고관절 굴곡과 외회전, 무릎 굴곡, 발목 배측굴곡 등 여러 가지 정상적인 가동 범위를 연습할 수 있게 해 주는 드문 자세

중 하나다. 이것은 모든 정형외과 의사와 물리 치료사들이 사용하는 가동 범위 차트에서 해당 관절들이 할 수 있어야 한다고 하는, 그것도 동시에 해야 한다고 하는 것을 실제로 보여 주는 자세다. 어떤 사람들에게는 쪼그려 앉는 것이 어려워 보일 수도 있다. 하지만 다시 말해 신은 우리 몸을 그런 자세를 취할 수 있게 설계했다.

쪼그려 앉는 능력을 향상시키면 몇 가지 눈에 보이는 변화가 일어난다. 그중 하나는 허리 통증 예방이다. 고관절 굴곡이 부족할 때는 고관절이 해결해야 할 움직임 문제를 해결하기 위해 요추를 대신 사용하게 된다. 정원에서 잡초를 뽑으려고 몸을 구부리거나 공항에서 짐을 들려고 몸을 구부려야 한다고 치자. 이런 동작들은 정원 여기저기를 돌아다니거나 매표소에서 공항 보안 센터나 스낵 코너로 갈 때 반복적으로 취하게 되는 동작들이다. 만약 이러한 동작으로 전환하기 위해 사실상 쪼그려 앉을 수 없다면 몸을 구부리기 위해 등을 둥글게 말아야 하므로 움직임 체계를 비효율적으로 만들 수밖에 없다. (골반은 척추보다 훨씬 강하고 하중을 받는 상태에서도 가동 범위가 더 좋다.)

이것이 바로 스쾃을 할 수 있다는 게 좋은 이유 중 하나다. 스쾃을 하면 발목의 가동 범위가 좋아지는 훈련까지 되므로 균형 감각과 날씨 문제에 대한 발목의 대응력에도 도움이 된다. 뇌가 발목이 가동 범위 끝까지 가도 괜찮다는 것을 알게 되면 몸을 재빨리 움직여 울퉁불퉁한 바닥 위에서나 레이업슛을 하고 착지할 때 안정을 유지할 수 있다. 발목을 삐끗하면? 발목이 정상적으로 움직일 수 있으므로 부상을 모면할 가능성이 더 크다.

우리는 어렸을 때 자연스럽게 쪼그려 앉을 수 있었다. 하지만 어른이 되어서 한동안 그러지 않았다면 이 자세가 어렵게 느껴질 수 있다. 다음 평가는 이 자세를 연습해야 하는 사람들에게 좋은 출발점이 될 것이다. 그리고 무게중심을 엉덩이에서 발목으로 쉽게 내릴 수 있는 사람들에게는 저 네 가지 주요 가동 범위, 즉 고관절 굴곡과 회전, 무릎 굴곡, 발목 배측굴곡 능력이 잘 유지되도록 주기적으로 이 자세를 취해 봐야 한다는 것을 상기시켜 줄 것이다.

평가 항목: 쪼그려 앉기 테스트

우리는 모든 사람이 기준 발 위치(발가락은 앞으로 똑바로 뻗고, 발볼과 발뒤꿈치에 체중이 골고루 실리는)에 발을 나란히 두고 고관절의 접히는 부분을 무릎 아래로 내린 상태로 쪼그려 앉을 수 있어야 한다고 생각한다. 그리고 몸통이 똑바로 서야 한다고 주장할 정도로 엄격하지는 않다. (이것은 다른 동작으로 스쾃 운동에 적합하다.) 몸통은 앞으로 기울어도 된다. 사실 그래야 쪼그려 앉을 때 균형을 유지하기 쉽다. 믿기지 않겠지만, 일단 이 자세에 익숙해지면 정말로 계속 그러고 있어도 편할 것이다.

이 모든 것이 불가능하게 들린다면 우리는 대부분의 사람이 결국 거기까지 갈 수 있다고 장담한다. 이제 당신 상태가 어떤지 확인해 보자. 그리고 나서 쪼그려 앉기를 정복하려면 어떤 노력을 해야 하는지 알려 주겠다.

준비

바닥이 깨끗한 공간이 필요하다. 편안한 옷을 입고 원하면 신발을 신는다. 맨발도 괜찮다.

테스트

테스트를 하기 전에 등의 자세에 관해 주의할 것이 있다. 스쿼 자세로 무거운 것(역기 등)을 들고 있을 때는 허리를 곧게 펴고 몸통을 세우는 것이 최적의 자세다. 하지만 아무것도 들지 않고 그냥 쪼그리고 앉아 있을 때는 등이 곧든 말든 중요하지 않다. 사실 엉덩이를 완전히 내리는 딥 스쿼(Deep Squat) 자세에서 등을 구부정하게 만들면 디스크의 수분 보충을 도와 척추의 회복에 매우 좋다. 그러니 이 테스트를 하는 동안 등 걱정은 하지 말고 엉덩이와 발에 집중하라. 다음은 수행할 동작이다.

발을 골반 너비나 그보다 더 넓게 벌리고 똑바로 선다. 발 사이의 간격은 중요하지 않다. 넓을수록 쪼그려 앉기 더 쉬우니 편한 대로 서면 된다. 그런 다음 발을 정면을 향하게 하고 발뒤꿈치와 발볼에 체중을 골고루 실으면서 무릎을 구부려 엉덩이를 바닥으로 내린다. 균형을 유지하는 데 도움이 된다면 팔을 앞으로 내밀고 몸통은 앞으로 기울인다. 쪼그려 앉기 자세에서는 척추의 모양은 신경 쓰지 않는다. 이제 다음 중 한 가지 쪼그려 앉기 자세를 해 본다. 어떤 자세를 취하든 숨을 다섯 번 쉬면서 유지한다.

1. 당신이 목표로 하는 이상적인 자세는 바닥에서 몇 센티 위까지 엉덩이를 내려 무릎 아래로 크게 접고, 발끝을 앞으로 향하게 한 채 발뒤꿈치를 바닥에 평평하게 붙이는 것이다.

2. 넘어지지 않고 1번 자세를 취할 수 없다면 다리를 더 벌려 발끝을 바깥쪽으로 향하게 하거나 정면을 보게 하되 발뒤꿈치를 든다.(버틸 수만 있다면 이 자세가 발끝을 바깥쪽으로 돌린 자세보다 바람직하다.)

3. 만약 그래도 너무 어려우면 엉덩이를 다리와 약 90도 각도가 되도록 의자 높이까지 올려 본다.

4. 마지막 대안으로 엉덩이를 가능한 위치까지만 낮춘다.

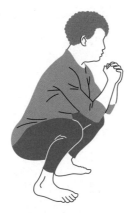 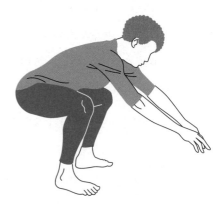

우리는 이런 자세로 오래 놀지 못하는 어린아이를 본 적이 없다. 우리의 목표는 어렸을 적 움직임을 되찾는 것이다. 된다. 가능하다.

발을 바깥쪽으로 돌리면 더 깊게 쪼그려 앉을 수 있지만 움직임과 힘에 제한이 생길 수 있다.

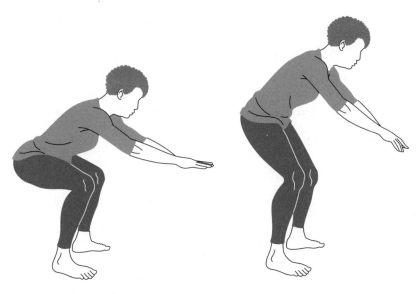

이 쪼그려 앉기 자세는 의자 높이에 해당한다는
사실에 주목하라. 우연의 일치일까?

여기서 시작하는 게 아니라, 이 상태를 끝내는
것이다. 계속하라!

테스트 결과의 의미

1번 자세를 취할 수 있다면: 닌자가 아닌가! 이 결과는 당신의 골반
과 무릎, 발목의 가동 범위에 대한 희소식이다. 평소 우리가 권하는
바와 같이, 자신의 쪼그려 앉기 실력을 당연하게 여기면 안 된다. '앉
았다 일어서기' 신체 훈련(273쪽)은 생략할 수 있지만, 일주일에 적어
도 세 번은 쪼그려 앉기 자세를 오래 취하는 연습을 해야 한다.

2번 자세를 취할 수 있다면: 거의 다 왔다. 발을 앞으로 향하게 하는
것이 쪼그려 앉기의 가장 어려운 부분이다. 많은 사람이 발을 비스듬
히 벌린 상태로 쪼그려 앉을 수 있는데, 그래도 괜찮지만 발이 벌어진

266

상태에서는 발목과 골반의 가동 범위 부족이 잘 드러나지 않을 수 있고 발의 장심을 안정적으로 유지하는 데 도움이 되지 않는다. 그렇기 때문에 발의 위치를 개선해 볼 가치가 있다. 하지만 가장 중요한 것은 1번 자세를 취한 사람들처럼 쪼그려 앉기를 규칙적으로 실시하는 건강 유지법의 하나로 삼는 것이다.

3번 자세를 취할 수 있다면: 의자 높이로 몸을 낮추고 유지할 수 있다는 것이 주목할 만하다. 바이털 사인 7의 신체 훈련을 하다 보면 점차 90도 아래로 내려갈 수 있을 것이다.

4번 자세를 취했다면: 이것은 분명히 당신에게 힘든 동작이지만, 우리는 쪼그려 앉지 못하는 사람을 보지 못했다. 우리가 준비한 신체 훈련을 하면 점차 발전할 수 있을 것이다.

테스트는 언제 다시 하는 것이 좋은가?

쪼그려 앉을 수 있으면 매일 테스트하면 된다. 이 자세로 매일 시간을 보내는 것이 좋기 때문이다. 쪼그려 앉지 못하고 앉았다 일어서기 프로토콜(273쪽)을 따르고 있다면 쪼그려 앉을 수 있게 될 때까지 일주일에 한 번 테스트를 한다. 그 후에는 쪼그려 앉은 자세 유지하기(Deep Squat Hang-Out) 자세를 그냥 매일 테스트하면 된다.

훨씬 아래로 내리기

우리가 유튜브에 올린 첫 번째 동영상은 '10분 쪼그려 앉기 테스트'였다. 2010년에 오래된 우리 집 뒷마당에서 촬영한 이 동영상은 켈리가 10분 동안 쪼그리고 앉아서(그리고 말도 하면서) 그가 하는 동작의 장점과 골반과 발목, 무릎의 가동 범위를 극대화하는 방식으로 쪼그려 앉을 수 있는 방법을 설명하는 것이었다. 프로 운동선수였던 우리는 그때까지 전 세계를 꽤 많이 돌아다니면서 쪼그려 앉는 사람들을 보았다. (그리고 우리도 직접 쪼그려 앉아야 하는 변기를 몇 번 사용해 보기도 했다.) 하지만 집에 돌아와 보니 극소수의 사람만이 자기 몸을 이렇게 중요한 모양으로 만들어 보려고 하고 있었고, 거기다 그들 중 다수가 노력해도 그렇게 하지 못한다는 사실을 알았다. 우리는 그것을 바꾸고 싶었고, 그럴 만한 이유가 있었다.

우리는 이 나라에 환자들에게 건강을 위해 쪼그려 앉으라고 조언하는 의사가 없다는 데 내기라도 걸 수 있다. 그렇지만 쪼그려 앉기가 정말로 당신이 잘사는 데 영향을 줄 수 있다는 증거가 있다. 중국과 미국 대학교의 연구진은 중국과 미국 노인들의 고관절염의 유병률을 비교한 연구 결과를 2002년에 공동 발표했다. 이 연구에 따르면 중국 남녀의 고관절염 통증 발생률이 미국 남녀보다 80~90% 더 낮았다. 그 차이는 어쩌면 어느 정도 유전적 요인에 의한 것일 수도 있지만, 어느 정도는 또한 중국인들이 매일 몸을 쓰는 방식에 기인한다고 연구진은 결론지었다. 연구진은 다음과 같이 썼다. "쪼그려 앉기는 직립 자세에서는 하중을 받지 않는 고관절 연골 부위를 최대 가동 범위까지 이용하는데, 이는 그러지 않으면 사용하지 않아서 스트레스에 취약해지고 얇아지는 연골의 회복과 재생을 자극할 수 있다."

쪼그려 앉으면 다른 두 개의 관절인 발목과 무릎도 함께 움직인다. 특히 발목은 관심을 덜 받는 부위다. 발목은 균형을 유지하는 데 매우 중요하며, 이에 대해서는 바이털 사인 8에서 더 자세히 다룰 예정이다. 발목은 바닥에서 일어날 때도 중요한 역할을 한다. 발목의 가동 범위가 좋으면 바이털 사인 1의 바닥에 앉았다 일어서기 테스트에서 높은 점수를 받을 가능성이 높으며, 이는 넘어져도 일어날 수 있다는 것을 의미하기도 한다. 발목의 적절한 가동성은 운동선수들에게도 도움이 된다. 발목이 전 범위로 가동되면 달리기나 점프, 옆으로 걷기, 수영장 벽 밀어내기와 같은 역동적인 동작에 힘을 더 많이 실을 수 있다. (육상 선수들은 쪼그려 앉아서 고관절 굴곡을 연습하면 사이클링 파워가 향상될 것이라는 점에도 주목해야 한다.) 그리고 다시 말하지만, 발목 가동성이 좋으면 부상도 예방할 수 있다.

여기서 중요한 또 다른 관절은 무릎 관절이다. 90도 이하로 쪼그려 앉으면 무릎에 나쁘다는 오래된 생각이 있다. 당신은 아마 팔꿈치는 주저 없이 90도로 구부릴 것이다. 관절은 무릎 관절을 포함하여 깊게 구부러지도록 설계되었다. 쪼그려 앉으면 무릎을 아프게 하는 게 아니라 무릎을 지탱하는 근육을 강화하는 데 도움이 되며, 사실 모든 과정에서 가장 인간적인 과정 중 하나는 무릎을 완전히 구부리고 쪼그려 앉는 능력에 달려 있다. 배변에 대해 말하는 것이다. 그럴 만도 하지만 사실 아무도 배변에 대해서 말하고 싶어 하지 않기 때문에 거의 방송을 타지 않는 것이 있는데, 그것은 화장실에 쪼그려 앉는 문화에서 과민성 대장 증후군과 염증성 대장 증후군과 같은 소화기 질환의 발생률이 낮다는 사실이다. 쪼그려 앉기는 가장 자연스러운 신체 기능을 위한 자연스러운 자세다. 좌식 변기는 의자나 스마트폰, 컴퓨터, 자동차 등과 같이 우리 몸의 설계와 맞지 않는 또 다른 현대적 편리다. 그럼 포기하라는 말인가? 물론 아니다. 그러긴 이미 늦었다. 하지만 변기를 보면 쪼그려 앉는 자세가 우리가 규칙적으로 취해야 하는 정상적인 자세라는 사실이 더욱 와닿는다.

자, 좋다. 여행이나 캠핑 중이 아니라면 아마도 화장실에 쪼그려 앉을 일이 없을 것이다. 하지만 반드시 언젠가는 바닥에서 물건을 주워야 할 때가 온다. 쪼그려 앉을 수 있다는 게 정말 쓸모 있어지는 순간이다. 필요한 경우 당신은 허리를 편 채 다리를 곧게 펴고 몸을 엉덩이와 90도 각도가 되게 구부릴 수 있다. 하지만 아래로 내려가야 한다면? 바닥에 어떻게 닿겠는가? 기본적으로 두 가지 선택지가 있다. 무릎을 구부려 어떻게 해서라도 장난감이나 세탁물 바구니를 들어 올릴 수 있지만, 그러려면 다리의 큰 근육 대신 등의 작은 근육을 사용해야 할 것이다. 다른 선택은 쪼그려 앉는 것인데, 그러면 몸이 낮아질 뿐 아니라 다리와 엉덩이(몸에서 가장 큰 근육)를 사용해 하체를 펴면서 생기는 힘으로 당신의 몸을 일으키고 물건을 들어 올릴 수 있다. 이것이 더 안전하고 효율적인 선택이며 가동 범위가 다양하게 활동을 시작하도록 연습할 기회를 제공한다.

운동 전 준비 운동

우리는 롤링 운동을 포함한 가동 운동이 준비 운동으로 좋은지 묻는 질문을 자주 받는다. 한 마디로 대답해 그렇다. 주의 사항을 잘 지킨다면 말이다. 만약 관절의 전체 가동 범위를 사용해야 하는 운동이나 스포츠를 하는 경우(거의 모든 운동이나 스포츠가 그럴 것이다), 가동 범위가 제한적이면 그렇지 않은 경우보다 동작이 잘되지 않을 것이다. 그러니 달리기를 한다면 달릴 때 필요한 고관절 확장 자세를 취하게 해 주는 소파 스트레칭(130쪽)을 준비 운동에 포함시키면 된다. 같은 이유로, 수영하는 사람들은 어깨 운동으로 몸을 풀어야 한다. 그런데 종종 가동 운동, 특히 롤링으로 연조직 가동 운동을 하는 것을 볼 수 있는데, 문제는 이것이 정작 그들이 준비하고 있는 운동에 맞지 않는다는 것이다. 종아리를 풀어 주는 것도 카약 스트로크에 도움이 되지 않는다. 당신이라면 자전거를 타거나 복싱 링에 오르기 전에 마사지를 받겠는가? 준비 운동으로 가동 운동을 활용하되, 반드시 선택한 활동에서 취하게 될 자세를 개선하는 가동 운동을 선택해야 한다.

워밍업의 또 다른 역할은 몸을 데우는 것이다. 근육을 어떤 움직임에 최적의 상태로 만들려면 몸이 더워지고 최소한 땀이 약간 나야 한다. 그러는 데는 줄넘기가 완벽한 수단이다. 줄넘기나 심지어 줄넘기의 수정된 형태(바운싱)를 2~5분 정도 하고 나면 어떤 운동이든 할 준비가 제대로 된다.

그리고 이는 균형 감각을 개선하는 데도 아주 좋은 방법이다(바이털 사인 8에 자세히 나와 있음). 한꺼번에 두 마리 토끼를 잡는 셈이다. 점프나 바운싱을 싫어한다면 그냥 활기차게 걸으면 된다. 본 활동을 할 수 있을 만큼 충분히 몸이 더워질 것이다.

준비 운동은 그날 자신의 몸 상태를 확인하는 기회가 되기도 한다. 켈리는 공중 곡예를 하는 미국 해군 비행 시범 중대인 블루 엔젤스(Blue Angels)와 함께 비행하면서 조종사들이 고도의 기교를 보여 주는 공중 동작을 하기 위해 어떻게 준비하는지 관찰할 기회가 있었다. 일단 비행기가 짐을 싣고 공중에 뜨면 조종사들은 비행기가 완전히 적재되었는지, 그리고 그날 자기 몸이 G-포스에 어떻게 반응할지를 확인하려고 고속 회전을 한다. 항공기에 의해 발생하는 힘에 대한 그들의 민감성은 수분 공급과 수면, 개인적인 내성 등을 포함한 여러 가지 요인에 따라 달라진다. 그들은 그렇게 시스템을 점검하고 있는 것이다.

블루 엔젤스처럼, 우리도 모두 특정한 시도를 얼마나 잘 처리할 수 있느냐에 있어 다양한 영향을 받는다. 사전 준비 운동은 조종사의 시스템 점검과 같다. 즉 그날 몸 상태가 어떤지에 대한 평가인 것이다. 얼마나 피곤한가? 몸이 얼마나 경직되어 있거나 탄력이 있는 것 같은가?

아픈 데는 없는가? 준비 운동 시간을 통해 이러한 질문에 대한 답을 찾고 그에 맞춰 진행하면 된다.

신체 훈련: 쪼그려 앉기 변형 동작

기억나지는 않더라도 어릴 때 쪼그려 앉았던 적이 있을 것이다.

그리고 몸이 처음에는 좋아하는 것 같지 않아도 기억하고 있을 것이다. 이미 파이프가 깔려 있는 것과 같으니 수도꼭지를 틀기만 하면 된다. 이 자세는 놀라울 정도로 회복 가능한 기술이다.

이 신체 연습을 하면서 쪼그려 앉기 기술만 연마하고 있는 것이 아니라는 사실을 기억하라. 당신은 항상 쪼그려 앉는 동작을 하면서 살고 있다. 예를 들어, 넘어질 것 같으면 기본적으로 중심을 잡으려고 결국 외다리 스쿼트를 하게 된다. 계단을 오르내리는 것도 외다리 스쿼트이다. 그러므로 쪼그려 앉을 때는 여러 관절들을 가동 범위 끝 지점까지 가져가는 것 외에도 오르내리기의 근본 언어를 연습하는 것이다.

앉았다 일어서기

이들 동작은 편하게 쪼그려 앉기 위해 몸을 점진적으로 재훈련시키는 방법이 된다. 그리고 처음엔 의자를 버팀목 삼아 시작하다가 좀 나아지면 버팀목 없이 쪼그려 앉을 수 있게 도와준다.

의자 앞쪽에 다리 뒷부분을 바짝 붙이고 선다. 양팔을 어깨높이로 올려 앞으로 쭉 뻗은 상태에서 무릎을 천천히 구부리며 앉는 것처럼 엉덩이를 의자 좌석 위로 내려 살짝 닿았다가 다시 천천히 들어 올린다. 의자에 털썩 앉지 말고 2초에서 3초에 걸쳐 엉덩이를 내린다. 첫째 날에는 이 동작을 한 번 해 보고, 둘째 날에는 두 번 연속으로 하고, 셋째 날에는 세 번 연속으로 한다. 20일째 되는 날까지 매일 한 번씩 더 스쿼트를 한다. 같은 순서로 반복하되, 의자 대신 오토만(위에 부드러운 천을 댄 기다란 상자 같은 가구. 상자 안에는 물건을 저장하고 윗부분은 의자로 씀-역주)이나 커피 테이블처럼 더 낮은 물건을 사용한다. 20일째 되면 순서대로 동작을 반복하면서 엉덩이를 끝까지 내려 쪼그려 앉아 본다.

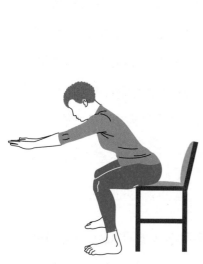

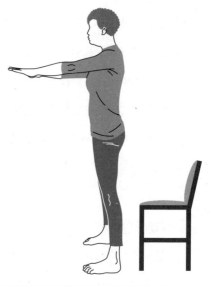

발볼에서 발뒤꿈치까지 발에 체중을 골고루 싣는다. 끝까지 발에 체중이 골고루 실리도록 몸을 움직인다.

쪼그려 앉은 자세를 오래 유지하지 않아도 된다. 그냥 천천히 몸을 내렸다가 같은 속도로 다시 올라온다.

쪼그려 앉은 자세 유지하기

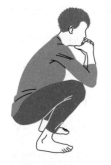

매일 이 자세로 조금 시간을 보내도록 노력하라.

뇌에 당신이 어떤 것을 중요하게 여긴다고 말하는 가장 좋은 방법은 그 자세로 시간을 보내는 것이다. 이미 쪼그려 앉는 데 숙달됐어도 그 능력을 잃지 않으려면 하루에 단 3분이라도 조금 시간을 내야 한다. 근무 중

잠시 쉬면서 몸을 풀 때 해 보거나 저녁에 TV를 보면서 바닥에 앉아서(바이털 사인1) 잠깐 할 수도 있다.

추가 점수: 타바타 스쾃(TABATA SQUATS)

1990년대에 일본의 의사이자 연구원이 간헐적 트레이닝 기법인 타바타(TABATA)를 대중화했다. 그 프로토콜은 20초간 운동하고 10초간 휴식하는 것을 4분간 반복하는 것이다. 이런 종류의 훈련은 근력과 지구력뿐만 아니라 심혈관계를 강화한다. 만약 '쪼그려 앉은 자세 유지하기'(딥 스쾃 행아웃)에 도전하고 있다면 시도해 보라.

기준 발 위치에서 발을 어깨너비만큼 벌리고 선다, (발가락이 정면을 향하게 하고, 발뒤꿈치와 발볼 사이에 체중을 고루 싣고 균형을 잡는다.) 무릎을 구부리고 쪼그리고 앉아 골반의 접히는 부위가 무릎 아래에 오도록 한다. 일어나서 20초 동안 스쾃을 가능한 한 많이 반복한다. 그런 다음 10초간 쉰다. 이렇게 여덟 번 반복하거나 4분 동안 가능한 한 많이 반복한다. 20초 스쾃을 할 때마다 몇 번 했는지 센다. 당신의 '점수'는 한 번에 가장 적게 한 스쾃의 수다. 매번 할 수 있는 스쾃을 최대치까지 끌어올리도록 노력한다.

대조 연구: 냉온수 치료법

우리 부부가 한 최고의 투자 중 하나는 뒷마당에 작은 사우나를 설치한 것이다. 그다음으로는 차가운 물이 떨어지는 욕조를 사우나 바로 옆에 놓은 것이다. 이런 방법으로 우리는 몸을 데웠다가 다시 식히며 '냉온수 치료법'이라고 알려진 과정을 반복했다. 이름의 첫 부분은 열원과 냉원을 오갈 때 노출되는 극과 극의 온도에서 따온 것이다. 그리고 '치료' 부분은 신체에 좋은 스트레스를 준다는 뜻이다. 이 치료법은 혈관을 수축시켰다 확장시켜서 더 많은 양의 산소와 영양분을 근육에 전달하는 혈관계를 위한 운동과 비슷한 원리다. 림프관도 마찬가지로 '빨리 흐르게' 된다. 우리는 운동으로 인해 자연적으로 파괴된 근육 조직의 회복을 가속화하기 위해 냉온수 치료법을 사용한다. 그러면 통증이 줄어들고 그날 기울였던 노력에 몸이 더 빨리 적응할 수 있게 된다.

냉온수 치료를 하려고 굳이 사우나를 할 필요는 없지만, 사우나만 해도 좋기 때문에 우리는 사우나를 좋아한다. 사우나는 고혈압이나 심혈관 질환, 뇌졸중, 알츠하이머의 위험을 낮추고 관절염이나 두통, 독감에도 크게 도움이 된다. 정기적으로 사우나를 하면 면역 기능이 향상되므로 질병 예방에도 도움이 된다. 섭씨 80도에서 100도 사이의 온도에서 5분 내지 20분 정도 사우나를 하면 효과를 볼 수 있다. 핀란드 사람들이 괜히 건강한 게 아니다.

차가운 물에 몸을 담그는 것도 나름대로 좋은 점이 있다. 부상 치료에 하는 냉찜질을 말하는 게 아니다. 그것은 전혀 다른 문제로 추천하지 않는다(256쪽 참조). 부상 부위에 냉찜질을 하면 염증세포가 치료가 필요한 조직의 치유를 돕지 못하게 하기 때문이다.

그것과는 다른 방법으로 차가운 물에 몸을 푹 담그면 열심히 일한 근육과 관련된 낮은 수준의 염증이 줄어든다. 차가운 물에 몸을 담그는 행위는 오랫동안 행해져 왔지만, 추위에 견디는 데 전설적인 능력을 보여주었으며 냉수 샤워와 목욕을 옹호하는 것으로 알려진 빔 호프(97쪽 참조)에 의해 아주 최근에 대중화되었다. 호프가 언급했듯이 차가운 물에 몸을 노출하면 잠을 더 잘 자게 되고 면역력과 심혈관계 기능이 향상된다. 2016년 브라질 연구진이 냉수에 몸 담그기에 대한 9건의 연구 결과를 비교한 결과 섭씨 10~15도에서 11~15분 정도 실시하면 근육이 더 잘 회복되는 것으로 나타났다.

냉온수 치료를 할 때는 발가락을 먼저 담가야 한다. 천천히 해야 한다는 말이다. 냉수나 온수 모두 심박수를 증가시키고 호흡을 빠르게 할 수 있는데, 이는 정상적인 현상이지만 처음에는 불안을 유발할 수 있다. 시작은 작은 부위부터 하라. 특히 냉수에서는 처음에 팔다리를 먼저 넣은 다음 더 큰 부위를 담그는 순서로 해 본다. (대부분의 사람은 온수가 냉수보다 익숙해지는 데 시간이 덜 걸린다고 한다.) 냉온수 치료는 샤워기의 온도 조절기를 사용하는 등 여러 가지 방법으로 실시할 수 있다.

우리의 개인적인 냉온수 치료 프로토콜은 사우나에서 15분 정도 보낸 후 3분간 냉수를 맞는 순서를 여러 번 반복하는 것이다. 냉온수욕 시간은 기분이 아주 좋아지는 것 외에도 우리 집에서 일종의 사교 시간이 되었다는 점에서 우리가 좋아하는 시간이다. 우리는 친구들을 저녁 식사에 초대해 사우나와 냉수욕을 번갈아 하며 저녁을 마무리한다. 이는 자기 전에 먹는 술 한잔보다 훨씬 건강에도 좋고 잠도 잘 들게 해 준다. (냉온수욕은 심부 체온을 낮춰서 몸이 잘 준비를 하는 데 도움이 되므로 우리는 냉수를 맞는 것으로 냉온수욕을 끝낸다.) 그날 밤 우리는 모두 정말 제대로 쉴 수 있다.

균형 감각 찾기
적은 노력으로 낙상사고 피하는 방법

평가 항목
파트 1: 눈 감고 외다리로 서기 테스트
파트 2: 65세 이상의 균형 감각 테스트

신체 훈련
균형 감각 연습 및 가동 운동

줄리엣은 대학을 졸업한 후, 자기 물건을 창고로 많이 옮겼다. 그녀가 보관하고 있던 것들 중에는 이전에 캘리포니아 햇빛을 듬뿍 받았던 다육식물 화분이 있었다. 줄리엣은 창고를 나가려다 한때는 잘 자랐지만 지금은 1년 이상 물과 빛에 굶주려 다 죽어 가는 식물을 발견했다. 그녀는 이렇게 생각했다. '아이고, 이게 뭐야, 물을 주는 게 좋겠어.' 그리고 나서 결국 시들어 버린 다육식물이 다시 살아나는 것을 볼 수 있었다. 식물이 다시 돌아온 것이다. 이것이 바로 이 장에서 우리가 하려는 것이다. 균형을 잡을 수 있는 능력을 다시 되돌리는 것 말이다. 비록 사라져 버린 것처럼 보여도 소생할 여지가 충분하다. 그런데 당신은 이것이 자신에게는 해당 사항 없는

278

일이라고 생각할지도 모른다. 당신은 발을 헛디뎌 넘어지는 일 없이 잘 걸어 다닐지도 모른다. 좋다. 우리가 마련한 평가의 결과가 진실을 밝혀 줄 것이다. 하지만 지금 아무리 두 발로 잘 서 있는다 해도 사람들은 모두 균형 감각 훈련을 할 필요가 있다. 안전을 위해, 두려움 없이 하고 싶은 것과 해야 할 것을 할 수 있다는 자신감을 갖기 위해, 더 쉽게 움직이기 위해, 통증을 줄이기 위해, 더 나은 운동 능력을 위해서 말이다. 그 이유야말로 정말 셀 수 없이 많다.

우리가 가진 많은 신체 능력 중에서 균형 감각은 이름 없는 영웅으로 누구도 중요하게 생각하지 않지만, 가동성의 거의 모든 측면에 영향을 미치는 속성이다. 어쩌면 누구도 중요하게 생각하지 않는다고 말하면 안 될 것 같기도 하다. 60대 이상이 되면 균형 감각 상실의 위험성에 대한 경고를 듣기 시작한다. 그리고 이는 의심할 것도 없이 세계적인 문제이며, 미국의 수치만 봐도 놀라울 정도다. 미국 질병통제예방센터에 따르면, 60대 이상에서 매일 1초에 한 명씩 넘어지는데, 이는 연간 약 3,600만 명에 이르는 수치다. 낙상은 고연령층의 부상 및 부상 관련 사망의 주요 원인이다. 낙상으로 인한 후유증은 또한 사람들을 소극적으로 살게 한다. 여러 활동과 사회적 상호작용에 덜 참여하다 보면 결국 덜 움직이게 되고, 그러다 점점 더 쇠약해지고 균형 감각이 훨씬 더 떨어지는 악순환이 벌어진다.

어떤 면에서 사회에서는 이를 단지 노화의 대가로 받아들이지만, 우리는 그런 소극적인 시각을 거부한다. 우리는 낙상 사고가 반드시 일어날 필요는 없다고 보며, 균형 감각이 유지되고 회복될 수 있다는 것을 알고 있다. 그냥 하는 말이 아니라, 넘어지는 것이 나이 든 사람들만의 문제라는 생각은 잘못된 것이다. 퍼듀대학교의 한 연구팀은 4개월간의 연구 기간 동안 조사 대상인 대학생의 절반이 넘어졌다는 사실을 발견했다. 모든 학생이 일주일에 평균 한 번씩 발을 헛디디거나 삐끗했지만, 대부분의 경우 넘어지기 전에 균형을 잡을 수 있었다. 낙상 사고의 아주 일부는 약물 남용으로 인한 것이었고, 문자 메시지를 보내다 넘어지는 경우도 있었다. 하지만 낙상 사고의 가장 큰 원인은 걸으면서 다른 사람과 대화하는 것이었다. 낙상이 정신없는 대학생들에게만 일어나는 일이라고 생각하지 않게 하는 통계도 몇 가지 있다. 낙상은 18세에서 35세 사이의 사람들이 의도치 않은 부상을 입는 세 번째 주요 원인이다.

이 모든 것이 약간 암울하게 들릴지도 모르지만, 사실은 그 반대다. 중력을 받으면서 직립하는 것은 인간이라면 누구나 할 수 있는 일이다. 그러니 균형 감각이 떨어질 리가 없다. 만약 사람들이 모두 지금 당장 균형 감각에 관심을 기울인다면 그 끔찍한 낙상 통계치는 분명히 가파르게 떨어질 것이다. 게다가 균형 감각에 관심을 기울인다는 게 매일 한 시간씩 공식적인 훈련을 하는 것을 의미하지도 않는다. 균형 감각 기르기는 그리 부담스러운 일이 아니다. 양치질을 하거나 설거지를 하는 동안에도 할 수 있고, 심지어 놀이와도 비슷하다. 당신도 한때는 아이였으니까 이미 잘하는 방법을 알고 있다. 균형 감각은 작은 노력만으로도 엄청난 차이를 볼 수 있는 분야다. 한쪽 다리로 20초도 못 서 있던 사람이 슬랙 라인(slackline,

편평하고 탄성 있는 줄 위에서 균형을 잡으며 다양한 동작을 선보이는 스포츠-역주)에서 균형을 잡더니, 다음엔 눈을 감은 채 균형을 잡고, 그다음엔 저글링을 할 수 있다…. 맞다, 과장 좀 했다. 하지만 약간만 한 것이다. 당신은 정말 성공할 수 있다!

평가 항목
파트 1: 눈 감고 외다리로 서기 테스트
파트 2: 65세 이상의 균형 감각 테스트

균형 감각을 측정하는 방법은 다양하다. 이 두 가지 테스트를 선택한 이유는 이 테스트가 이 능력의 서로 다른 요소들을 평가하기 때문이다. 눈 감고 외다리로 서기 테스트는 평형 상태에서 시각 정보를 제거한 것이고, 65세 이상 균형 감각 테스트는 동적 균형, 즉 움직이면서 균형을 잡을 수 있느냐를 측정한다. 두 테스트 모두 균형 감각과 밀접하게 연결된 발에 대해 많은 정보를 줄 것이다. 만약 발이 뇌에 정보를 전달할 수 있을 만큼 잘 배열되어 있고 민감하다면 이 테스트에서 좋은 점수를 받을 가능성이 크다.

파트 1: 눈 감고 외다리로 서기 테스트

얼마나 안정적으로 서 있는가는 발 그 자체 외에도, 속귀와 근육과 힘줄, 근막, 관절의 감각 수용체, 그리고 시력이라는 세 가지 주요 요인에 달려 있다. 눈은 주변 환경과 관련해 몸이 어떤 위치에 있는지를 알려 줌으로써 안정감을 유지할 수 있도록 도와준다. 볼 수 없으면 신체의 다른 균형 수단에 의존해야 한다. 이 테스트는 이 수단이 얼마나 잘 작동하는지 측정한다. 또한 시각이 균형을 유지하는 데 얼마나 필수적인지를 알게 해 줄 것이다. 눈을 감고 한쪽 다리로 서 있기는 쉬운 일이 아니다. 하지만 조금만 훈련하면 이 어려운 일에도 능숙해질 수 있다.

준비

이 테스트는 눈을 감고 해야 하므로 도움을 줄 사람이 옆에 있는 게 가장 좋다. 초침이 있는 손목시계나 탁상시계가 필요하며, 바닥에 방해되는 물건이 없는 장소에서 맨발로 테스트를 해야 한다.

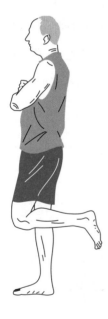

테스트

방해되는 물건이 없는 넓은 공간에 맨발로 선다. 눈을 감고 한쪽 다리를 구부려 편한 높이까지 바닥에서 들어 올린다(높이 들지 않아도 된다). 20초 동안 이 자세를 유지하고 올린 발이 바닥에 닿는 횟수를 세어 본다. 다리를 바꾼다. 불안하면 벽 옆이나 싱크대 앞에 선다.

팔짱은 끼지 않아도 된다. 팔을 사용하지 않고 균형을 잡는 것이 더 어렵다.

테스트 결과의 의미

점수는 다시 균형을 잡으려고 발을 바닥에 댄 횟수다. 다리마다 평가한다.

전혀 바닥에 닿지 않았다 - 이는 균형을 잘 잡았음을 보여 준다. 이 테스트를 매일 실시하는 것이 이 점수를 유지하기 위한 전부다.

한두 번 바닥에 닿았다 - 꽤 잘한 것이다. 조금만 더 훈련하면 이 테스트는 당신에게 식은 죽 먹기가 될 것이다.

세 번 이상 바닥에 닿았다 - 여기 잘 왔다. 당신의 균형 감각은 훈련이 필요하므로 이 장에서 배운 모든 것에 세심하게 주의를 기울여야 한다.

테스트는 언제 다시 하는 것이 좋은가?

이 테스트를 매일 하지 않을 이유가 없다. 테스트 자체가 균형 감각 훈련이다.

파트 2: 65세 이상의 균형 감각 테스트

우리가 이 간단하지만 설득력 있는 평가를 받을 수 있게 된 것은 유명한 지구력 코치이자 에어로빅커패서티닷컴(aerobiccapacity. com)의 설립자인 크리스 힌쇼(Chris Hinshaw) 덕분이다. 테스트의 이름에 속지 말라. 이 테스트는 남녀노소 누구에게도 쉽지 않다. 그렇지만 훈련하면 누구나 통과할 수 있다. 그렇지 않다면 이 책에 넣지 않았을 것이다. 그리고 가동성은 균형 감각과 상호 작용하여 이 테스트를 통과하는 데 도움을 주므로, 지금 하고 있는 다른 모든 훈련이 최종적으로 여기서 A를 받는 데 도움이 될 것이다.

준비

방해되는 물건이 없는 넓은 공간이 필요하고 맨발이어야 한다. 정면 바닥에 끈을 묶는 신발과 양말 한 켤레를 놓아 둔다.

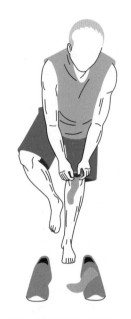

신발 게임은 정말로 신발이나 양말을 신는 기술을 일상 루틴에 적용한 것일 뿐이다. 당신은 살면서 앞으로 내내 신발과 양말을 신게 될 것이다. 엄청난 반복이다!

테스트

오른쪽 다리로 균형을 잡은 채 왼쪽 다리를 몸 뒤로 뻗으며 몸을 아래로 내려 신발을 한 짝 든다. 똑바로 선 자세로 돌아간다.

할 수 있으면 아무것도 붙잡지 말고 왼발을 들어 양말을 신는다. 그런 다음 손을 아래로 뻗어 신발을 집어 왼발에 신는다. 신발 끈을 묶은 다음 왼발을 바닥에 내려놓는다. 오른쪽 다리로도 반복한다. 균형을 잡으면서 숨을 쉬는 것도 잊지 말아야 한다.

테스트 결과의 의미

점수는 다시 균형을 잡으려고 발을 바닥에 댄 횟수다. 다리마다 평가한다.

전혀 발이 바닥에 닿지 않았다 – 이는 당신이 균형을 잘 잡았음을 나타낸다. 테스트를 매일 실시하기만 해도 이 상태를 유지하는 데 필요한 모든 신체 훈련을 하는 것일 수 있다.

한두 번 발이 바닥에 닿았다 – 꽤 괜찮다. 조금만 더 연습하면 이 테스트가 식은 죽 먹기가 될 것이다.

세 번 이상 발이 바닥에 닿았다 – 여기 제대로 온 것이다. 당신의 균형 감각은 훈련이 필요하므로 이 장에서 배우는 모든 것에 세심하게 주의를 기울이라.

언제 다시 테스트해야 하는가?

이 테스트를 매일 해 보지 않을 이유가 없다. 테스트를 하는 것 자체가 균형 감각 연습이므로.

균형 감각, 머리부터 발끝까지

몇 달 동안 아기의 발달 과정을 지켜보면 아기가 이것저것 해 보다가 균형을 잡는 모습을 볼 수 있다. 아기는 앉는 법을 배우면서, 스스로 몸을 바로잡는 것부터 시작해 두 발로 서서 돌아다니기 시작하면서 점점 더 발전해 간다. 그래도 능숙해지려면 시간이 걸린다. 56쪽에서 언급했던 연구를 기억할 것이다.

　연구진이 관찰한 결과, 12개월에서 19개월 된 아기들은 한 시간에 평균 17번 넘어졌다. 하지만 체중이 10kg일 때 넘어지는 것은 50kg일 때나 100kg일 때 넘어지는 것보다 영향이 훨씬 덜하다. (그래서 우리는 넘어지지 않으려고 애쓴다.) 유아들이 얼마나 자주 일어나서 다시 시도하는지를 보면, 넘어져도 이들은 거의 영향을 받지 않는다는 것을 알 수 있다.

　이를 통해 균형 감각이란 아주 어렸을 때 노력해서 획득해야 하는 것임을 알 수 있다. 하지만 평생 유지하려면 조금이라도 노력해야 하건만 우리는 일단 정복하고 나면 무시하는 경향이 있다. 우리가 노력하지 않는 이유는 아마 균형 감각이 신체 여러 곳의 다양한 '도구'를 포함하는 복잡한 시스템이기 때문일 것이다. 사람들은 대부분 무엇이 우리를 안정적으로 두 발로 서 있게 하는지조차 모른다. 그러니 다시 한 번 살펴보자.

　균형 감각은 신체의 감각적 요소와 기계적 요소 간의 정보 교환에 의지한다. 뇌는 발밑에서 눈까지 존재하는 모든 정보원의 데이터를 통합하여 당신이 생각하지도 않은 채 안정적으로 몸을 쓰게 해 준다. 이는 당신이 머리를 들고 몸을 안정적으로 유지하면서 먹고, 대를 잇고, 인간이 해야 할 모든 것을 할 수 있도록 설계된 가장 빠르고 가장 수준 높은 데이터 처리 능력이다.

감각과 반응의 상호작용에는 세 가지 중요한 시스템이 관련되어 있다. 이들 중 하나는 속귀로 알려진 전정계(vestibular system)로써 고리 모양의 여러 관들과 액체로 채워진 작은 기관들로 이루어진 미로다. 그리고 이들은 각각 다른 유형의 움직임에 민감하게 반응한다. 머리가 움직이면 이들 구조 안에 들어 있는 액체가 머리와 함께 움직여 뇌로 자극을 전달하는 미세한 털 세포를 자극한다. 그러면 뇌는 평형을 유지하기 위해 신체가 반응하도록 지시한다.

우리는 또한 '고유 수용성 감각'이라고 불리는 또 다른 시스템에 크게 의존한다. 근육과 관절, 인대, 힘줄에는 신체의 자세와 움직임에 대한 정보를 중추신경계로 보내는 수용체가 있으며, 정보를 받은 중추신경계는 근육이 적절하게 반응하도록 신호를 전달한다. 사실, 중추신경계(뇌와 척수의 이중 처리 센터)가 존재하는 이유는 우리가 환경의 변화를 감지하고, 스스로 방향을 잡고, 무게중심을 유지하기 위해 능숙하게 움직이도록 하기 위해서다. 그것도 유능할 뿐 아니라 신속하게 말이다. 감각의 입력과 보호성 근육 운동(protective muscle movement) 간의 시간 차는 겨우 밀리초에 불과하다.

고유 수용성 감각은 이런 식으로 당신이 러그에 걸려 넘어지려고 할 때 넘어지지 않게 해 주고, 자전거를 타다 휘청거리면 다시 균형을 찾아 몸을 조정할 수 있게 도와준다. 또한 농구 선수들이 아래를 보지 않고 공을 드리블하고, 축구 선수들이 넘어지지 않고 공을 찰 수 있게 도와주기도 한다. 고유 수용성 감각은 당신이 눈 깜짝할 사이에 예리하게 몸을 인식할 수 있게 해 준다. 눈을 감고 정수리를 만져 보라. 그것도 고유 수용성 감각이 작용하는 것이다.

하지만 눈을 뜨면 모든 것이 더 잘 작동한다. 왜냐하면 시각은 균형 감각이라는 삼각대의 세 번째 다리이기 때문이다. 머리가 움직이면 속귀는 시선을 안정시키는 방향으로 움직이도록 눈에 신호를 보낸다. 이러한 시야의 안정성이 없다면 균형을 잃게 할 수도 있는 장애물을 피하기 어려울 것이다. 그러나 시각은 그보다 더 미묘한 일을 한다. 눈 감고 외다리로 서기 테스트를 해 보면 알 수 있듯이, 균형 감각 체계에서 시력을 빼면 평형을 유지하기가 어렵다. 몸이 실제로 움직이지 않더라도, 눈은 똑바로 서 있도록 돕는 정보를 뇌에 전달한다.

'정보'라는 단어에 주목하라. 왜냐하면 이것이 균형을 잡게 하는 열쇠이기 때문이다. 뇌는 신체 내 다양한 곳에서 보내는 정보에 의존한다. 정보가 없으면 말 그대로 모든 것이 흔들린다. 바로 이것이 발에 대해 이야기하기 좋은 지점이다. 우리는 걷기와 관련해 발이 얼마나 중요한지에 대해 이야기했는데(바이털 사인 4), 균형과 관련해서도 발에 대해 추가적인 논의를 해야 한다. 레오나르도 다빈치는 '인간의 발은 공학의 걸작이며 예술 작품이다'라고 말했다. 그가 옳았다. 발은 우리 몸 전체의 무게를 지탱하는 기반이라는 사실을 넘어서, 우리에게 많은 것을 말해 준다. 고유 수용성 감각은 특히 발바닥에 집중되어 있고, 뇌에는 손이 전달하는 정보 해석을 전담하는 공간만큼이나 발에서 보내는 정보를 전담하는 영역이 많다.

대부분의 사람은 맨발로 다니지 않고, 주로 평탄한 곳을 걸으며, 푹신한 신발을 신기 때문에 균형을 잡게 도와주는 입력 정보를 강탈당한다. 인간 움직임 전문가 필립 비치(Phillip Beach)는 신발을 '감각 상실의 공간'이라고 부르고, 켈리는 신발을 '관'이라고 부를 정도다. 어쩌면 다른 결과도 있을 수 있다. 허리 통증이 자신이 공간 어디에 있는지에 대한 정보가 부족하기 때문이라는 가설도 있다. 그만큼 데이터가 충분하지 않으면 뇌는 몸이 어떻게 배열되고 움직여야 하는지에 대해 판단을 잘못하기 시작하고, 이는 잠재적으로 불편감과 기능 상실로 이어진다.

발이 원래 의도된 방식으로 균형 감각에 기여하려면 튼튼하고 자극에 매우 민감해야 한다. 일부 NFL 팀이 선수들을 때때로 맨발로 뛰게 하는데 이는 불필요한 것이 아니다. 발목도 균형을 잡는 데 중요한 역할을 한다. 발과 마찬가지로 발목에도 뇌에 당신이 공간 어디에 있는지 알려 주기 위한 센서들이 크게 집중되어 있다. 발목은 또한 산책로의 돌이나 해변의 모래와 같이 우리를 넘어지게 할 위험이 있는 발밑 상황에 민첩하게 반응할 수 있도록 가동 범위가 좋아야 한다. 정말 훌륭한 스키 선수의 특징은 결코 균형을 잃지 않는 것이 아니라 다시 균형을 회복하는 탁월한 능력에 있다고 말하고 싶다. 균형을 잃는 것은 지극히 정상적인 일이다. 중요한 것은 문제가 생겼을 때 어떻게 관리하느냐다.

발목의 가동 범위가 좋으면 뇌는 그것을 알고 그에 따라 반응하여 환경적 요소들이 균형을 잃게 할 때 다시 균형을 잡을 수 있도록 신호를 보낸다.

발바닥 장심에 대한 조언

발의 장심은 특별한 신체 부위다. 장심은 뼈와 근막, 인대, 힘줄로 구성된 작은 구조물로, 발뒤꿈치와 발볼 사이에 몸무게가 골고루 실리게 하면서, 발을 여러 가지 움직임이 시작되는 탄력 있고 역동적인 발판이 되게 해 준다. 장심을 매우 중요하게 생각하는 의료계에서는 신발에 넣는 인공 장심 지지대(보조기구에 의한 기능 훈련)까지 개발했다. 모든 사람이 장심이 중요하다는 데 동의한다. 하지만 위대한 러닝 코치 니콜라스 로마노프(Nicholas Romanov)의 말을 빌리면, 웨스트 버지니아의 뉴리버조지교(New River Gorge Bridge)나 중국의 아치가 많은 다리 등을 보면 아치를 지탱하고 있는 것이 아무것도 없다는 것을 알 수 있다. 음, 아예 아무것도 없진 않다. 아치 구조의 무게는 '교대(abutments)'라고 하는 바깥쪽 측면에 실리는데, 발의 경우 이는 발뒤꿈치와 발볼에 해당한다고 한다. 우리가 아는 바로는 장심은 어느 정도 스스로 무게를 떠받칠 수 있어야 한다. 부상이나 극심한 발 통증으로 인해 인공 지지대 사용이 어느 정도 타당한 경우는 있지만, 장심 지지대를 평생 착용하는 것은 부러진 팔이 다 나았는데도 팔걸이 붕대를 계속 착용하는 것과 같다. 장심은 지지대의 도움이 전혀 필요하지 않을 뿐만 아니라 지지대가 장심의 구조가 강화되는 것을 방해하기도 한다. 발이 영원히 일하지 못하게 하고 싶으면 장심에 지지대를 대라. 그러면 장심은 아무 일도 안 해도 된다.

소위 평발이거나 '장심이 무너진' 사람들도 장심이 자기 역할을 하는데 당사자들은 그렇지 않다고 생각한다. 여럿이 모인 사람들에게 기준 발 자세(163쪽)를 취해 보라고 요청해 보면 어떤 사람들은 존재하는지도 몰랐던 장심이 그저 눈에 잘 띄지 않는 곳에 숨어 있었을 뿐이었다는 사실을 새삼 깨닫게 된다. 물론, 어떤 사람들은 장심이 매우 얕다. 하지만 우리가 조사한 모든 사람 중에서 기준 발 자세로 서 있을 때 확실히 장심이 없는 사람은 아무도 없었다. 이는 그저 자세를 더 바르게 하는 것만으로도 장심의 기능이 향상될 것이며, 그로 인해 더 탄력 있게 걸을 수 있고 균형 감각도 좋아질 것이라는 의미다.

그러면 또한 '무너진 발'이 되지 않는 데도 도움이 될 것이다. 이는 무너진 장심과는 완전히 다른 문제다. 몸무게가 발 앞쪽과 뒤쪽에 고르게 분산되지 않고 발목이 안쪽으로 기울어지면 발이 무너진다. 발목의 가동 범위가 제한되는 것도 발이 무너지는 원인이 될 수 있으며, 이 상태가 되면 다리 아랫부분에 부상이 자주 발생한다. 얼마 전 1부 리그 여자 수영 팀과 함께 일하면서 우리는 선수들이 발목과 발을 강화하는 데 도움을 주려고 노력했다. 대부분의 여자 선수들은 물 밖으로 나올 때 슬리퍼나 장심을 지지해 주는 부드러운 신발을 신었는데, 이로 인해 발이 약해지고 둔해져 있었다. 우리는 선수들이 발을 강화하면 벽을 더 세게 밀어내 출발 구역을 더 빨리 벗어날 수 있으리라 생각했다. 서 있거나 걸을 때 발 위치를 재조정하고 밸런스 블록 위에서 훈련하는 등, 발 집중 훈련을 하던 처음 2주 동안 우리는 선수들로부터 걸어 다닐 때 발에 경련이 자주 일어난다는 불평을 많이 들었다. 그들이 슈퍼스타급 운동선수였다는 것은 잊어버리라. 그들의 발은 연약했다! 하지만 처음 2주가 지나자 경련이 멈추고 수영장에서 좋은 성적을 거두기 시작했다. 발 전체가 더 나은 기능을 발휘하기 시작하면서 발차기 실력도 향상되었던 것이다.

균형 감각의 역할

줄리엣의 엄마 재닛은 60대에 두 바퀴로 균형을 잡을 자신이 없어서 자전거 타기를 포기했다. 함께 휴가를 가서 자전거를 빌리자고 하면 어머니는 "싫다"고 했다. 현재 일흔일곱 살인 그녀는 평생 운동을 해 와서 그런지 매우 건강하고, 날씬하고, 활기차다. 그리고 지금은 균형 감각을 기르는 데 좋다는 춤과 태극권을 시작했다. 하지만 아직도 다시 자전거를 타지는 못한다. 대부분의 사람과 마찬가지로 재닛도 젊었을 때 균형 감각에 관심을 기울여야 한다는 사실을 몰랐고, 평소에 하던 운동도 균형 감각 강화에 도움이 되지 않았던 것이다.

재닛이 자전거 타기를 두려워하는 것과 우리가 산악자전거 타기를 열심히 하는 것은 직접적인 연관이 있다. 우리는 그런 일이 일어나지 않도록 할 수 있는 모든 것을 하고 싶다. 또한 줄리엣의 엄마와 나이가 비슷한, 바다 카약 모험 씨트렉(Sea Trek)의 창시자 밥 리히트(Bob Licht)의 사례도 기억하고 있다. 밥은 여전히 스탠드업 패들(stand-up paddles)과 급류 카약을 즐겼고 산악자전거를 탔다. 그가 그럴 수 있었던 것은 수년간 그런 활동을 해 왔기 때문이다. 밥과 재닛 둘 다 좋다거나 나쁘다는 이야기가 아니다. 그들은 균형 감각을 유지하면 어떤 일이 일어날 수 있는지를 보여 주는 좋은 예일 뿐이다. 다른 많은 것들과 마찬가지로 균형 감각도 사용하거나 잃어버리느냐의 문제다.

우리는 몸이 나이에 따라 변한다는 사실에는 이의를 제기하지 않는다. 균형 감각의 영역에서도 특정한 변화가 발생한다. 나이가 들면 중추신경계가 균형 감각 기관으로부터 받은 다양한 신호들을 빠르게 통합하지 못한다. 고유 수용성 감각의 기능이 저하되는 것이다. 속귀에도 변화가 일어나는데, 특히 자극을 전달하는 모세포(hair cell)가 감소한다. 그리고 물론 대부분 세월이 흐르면서 시력도 떨어진다. (다소 역설적이긴 하지만, 아마도 고유 수용성 감각의 저하로 인해 나이가 들수록 균형을 잡으려고 시각에 더 많이 의존하게 되는 것 같다.) 이런 모든 요인이 복합적으로 작용해 발과 발목에 영향을 줄 수 있는 관절염이나 당뇨병과 같은 복잡한 질환이 없더라도 균형 감각을 유지하기가 더 어려워진다.

이는 어느 정도 불가항력적인 일이다. 하지만 여기서 '어느 정도'라는 말이 중요하다. 운동과 균형 감각 훈련이 균형 시스템의 자연적인 저하를 일부 막을 수 있다는 것을 시사하는 좋은 증거가 있다(비단 밥 리히트뿐만 아니라). 예를 들어, 나이에 상관없이 정기적으로 태극권을 하는 사람들은 균형 감각에 가장 큰 기여를 하는 것으로 추정되는 고유 수용성 감각이 개선되는 것으로 나타났다. 1997년에 웨스턴온타리오대학교(Western University of Ontario)의 한 연구에 따르면 젊은 사람들(19~27세)이 노인들(60~86세)보다 확실히 더 정교하게 조정된 고유 수용성 감각을 지니고 있었지만, 운동을 한 노인들은 그렇지 않은 노인들보다 고유 수용성 감각이 더 좋았다.

이 캐나다의 연구에 참여한 사람들은 특별히 균형 감각을 기르려고 노력하지 않았다. 그렇다면 노력을 하면 어떻게 될까? 2020년에 호주의 한 연구진이 세계보건기구의 가이드라인을 수립하고자 과거의 연구 116건을 종합적으로 조사해 2만 5,000명이 넘는 연구 참가자들의 사례를 집계했다. 그리고 균형 운동과 기능 운동을 한 65세 이상의 사람들은 대조군보다 넘어질 위험이 24% 더 낮았고, 균형 운동과 기능 운동을 다른 운동과 함께 일주일에 3시간 이상 실시한 사람들은 넘어질 위험이 42% 더 낮다는 사실을 확인했다.

이는 매우 중요한 사실이다. 우리는 균형 운동을 하는 사람들은 넘어질 가능성이 낮을 뿐만 아니라, 넘어져도 다치거나 병원 치료가 필요하지 않다는 점도 덧붙이고 싶다.

만약 넘어지는 것에 대한 두려움에 공감하지 못하겠다면, 그러니까 나이가 젊어서(심지어 그렇게 젊지 않아도) 나이 들면서 겪는 어려움을 상상하지 못하겠다면, 균형 감각을 길러 두면 전반적인 움직임이 개선된다는 점을 생각해 보라. 보통 균형 감각이라고 하면 장애물을 피하고, 발이 걸리거나 무게중심을 잃고 넘어졌을 때 몸을 일으켜 세우는 것을 떠올리기 쉽다. 하지만 우리는 공간을 원활히 이동하기 위해서도 끊임없이 균형 감각을 사용하며, 이는 특히 스포츠와 운동을 할 때 더욱 그렇다. 균형 감각에 매우 크게 의존하는 사이클이나 축구, 농구, 스키, 아이스 스케이팅, 서핑, 체조, 요가, 태극권, 기공 등을 비롯해 어떤 활동들은 그 자체로 균형 감각을 길러 준다. 하지만 균형 운동을 조금만 더 하면 이러한 활동의 수행 능력이 향상될 뿐만 아니라 다른 활동의 민첩성과 속도 향상에도 도움이 된다. 어쩌면 가장 중요한 것은 균형 감각을 위한 운동이 프로 선수와 취미로 운동을 하는 선수 모두의 부상을 줄이는 데 도움이 된다는 사실일 것이다.

장난치고 놀며 균형 훈련하기

우리 막내딸은 아기였을 때 고무젖꼭지를 정말 좋아했다. 딸이 고무젖꼭지를 입에 물고 잠이 들면 그것은 언제나 입에서 떨어지곤 했다. 그러면 잠에서 깬 딸은 젖꼭지가 없어진 걸 알고 울곤 했다. 그것은 곧 우리도 일어나야 한다는 것을 의미했다. 이에 소아과 의사는 이런 참신한 해결책을 내놓았다. "아기의 침대에 고무젖꼭지 20개를 깔아 놓으세요, 그렇게 하면 항상 손이 닿는 곳에 고무젖꼭지가 있게 될 겁니다." 이것은 마술 같은 효과를 발휘했다.

우리는 또한 의사의 조언을 받아들여 그런 집착을 균형 훈련 쪽으로 돌렸다. 우리는 집과 사무실 곳곳에 온갖 종류의 균형 잡기를 위한 도구들을 흩어 놓았다. 우리가 사용할 수 있도록(우리 집을 방문하는 사람들도 그랬다) 그것들은 그 상태로 놓여 있었다. 우리는 전자레인지에서 음식을 데울 때나 거실에서 전화 통화를 하면서, 슬랙 블록(Slack Block) 위에서 균형 잡는 연습을 한다.

슬랙 블록이란 슬랙라인(위에서 걸을 수 있도록 두 기둥 사이에 늘어뜨린 납작한 띠)처럼 보이는 벽돌 모양의 훈련 도구다. 우리 집 뒷마당에는 진짜 슬랙라인이 있는데, 켈리가 가장 좋아하는 것 중 하나는 BBQ와 이 슬랙라인이다.

균형 감각 훈련 도구들을 주위에 가까이 두면 그냥 장난치듯 놀면서 건강을 보상으로 얻을 수 있다. 균형 감각 훈련의 장점은 정식으로 시간을 정해 실시할 필요가 없다는 것이다. 그냥 연습할 기회를 조금만 만들어 보라. 밸런스 보드에서 미니 트램펄린에 이르기까지 수많은 균형 감각 훈련 도구들을 이용해 그냥 몇 분 놀면 된다. 집 앞에서 스케이트보드를 탈 수도 있고 아이들과 함께(또는 아이들 없이) 사방치기 놀이를 해도 된다.

심지어 도구도 필요 없다. 재미를 느끼고 싶은 것을 찾아보라. 한쪽 다리로 서서 이를 닦거나 설거지를 하고, TV를 볼 때는 요가의 나무 자세를 연습하거나 앞에 선이 있다고 상상하고 앞뒤로 깡충깡충 뛰어넘어 보라. 뒤뜰에 낮은 담이 있는가? 담 위를 걸으며 균형을 잡을 수 있는지 확인해 보라. 맨발로 질감이 있는 표면을 밟고 왔다 갔다 하면 발에 약간의 정보가 입력된다. 당신은 어렸을 때 당연히 이런 종류의 행동을 하고 살았다. 이제는 왜 이런 행동들을 그렇게 좋아했는지 다시 알아봐야 할 때가 됐다(재미있기 때문이다!)

신체 훈련: 균형 감각 연습 및 가동 운동

운동 프로그램에 참여하지 않는 한, 사람들이 균형 감각 훈련을 하는 것으로 보이는 경우는 부상이나 수술 등 무슨 일이 생겨서 피트니스 트레이너나 물리 치료사의 도움을 받을 때뿐이다. 전문가로서 말하자면 균형 감각 훈련을 위해 전문가를 찾아야 할 이유가 전혀 없다. 부엌 싱크대 앞에 서 있는 것만으로도 많은 것을 할 수 있다.

균형 감각을 기르기 위한 우리의 신체 훈련에는 몇 가지 간단한 요소들이 포함된다.

첫 번째 요소는 Y-밸런스 가동 운동으로 운동선수들이 균형 감각과 부상 위험을 평가하기 위해 종종 치르는 테스트를 기초로 한다. 이는 동적 균형, 즉 움직이는 도중에 균형을 유지하는 데 도움이 된다.

두 번째 요소는 점프다. 가능하면 줄넘기를 사용하는 것이 좋지만 꼭 그럴 필요는 없다. 점프하듯 발끝으로 서서 빠른 속도로 발뒤꿈치를 들어 올렸다 내리는 동작은 점프의 한 형태로, 줄넘기처럼 많은 이점이 있다.

우리가 좋아하는 또 다른 속담을 하나 더 소개하겠다. '점프를 멈추면 죽기 시작한다.' 어쩌면 조금 극단적인 표현일 수도 있지만, 점프를 하면 균형 감각이 유지될 뿐만 아니라, 내장 기관들이 활발하게 움직이기 때문에 생명을 위한 거의 모든 중요한 기관의 건강에 이롭다는 사실을 생각해 보라. 특히 여성에게는 또 다른 보너스가 있는데 점프는 뼈를 튼튼하게 해 준다고 《Next Level》의 저자 스테이시 심스(Stacy Sims) 박사는 말한다.

운동 생리학자이자 영양학자인 심스는 폐경 전 여성들에게 16주간 고강도 점프 훈련(매일 두 번씩 10~20회 점프하고 점프할 때마다 30초간 휴식) 실시한 결과 고관절 밀도가 향상되었다는 설득력 있는 연구를 우리에게 소개했다. 균형 감각을 위해서가 아니라면 뼈를 위해서라도 점프 운동을 해 보라!

당신이 해야 할 숙제의 마지막 부분에는 다리 아래쪽과 발의 조직을 민감하게 만드는 방법들이 있다. 이는 본질적으로 셀프 마사지인데, 하체를 만져 보면 얼마나 뻣뻣한지 놀랄 것이다.

Y-밸런스 가동 운동

이 동작을 하려면 바닥에 커다란 Y가 그려져 있다고 생각하고 자신이 그 중심에 서 있다고 상상해야 한다. 그리고 발을 여러 방향으로 뻗어 보고 얼마나 멀리 뻗을 수 있는지 눈으로 확인해야 한다. 다리를 뻗는 데 도움이 된다면 무릎을 굽히거나 몸을 기울여도 된다. 목표는 다리를 멀리 뻗은 상태에서 숨을 세 번 쉬면서 균형을 유지하는 것이다.

방해되는 물건이 없는 탁 트인 공간에 맨발로 바닥에 서서 Y자 한가운데 서 있다고 상상한다. Y자의 한 줄은 앞으로 나가고 윗부분의 '창' 두 개는 오른쪽과 왼쪽 몸 뒤로 나간다고 상상한다. 한쪽 다리로 균형을 잡고 다른 쪽 다리를 Y자의 맨 아랫부분을 향해 최대한 멀리 뻗어 균형을 잃지 않고 발가락이 바닥에 닿게 한다. 그대로 멈춘 상태에서 세 번 호흡한다. 그런 다음 뻗은 발을 그대로 뒤로 뻗어 Y자 윗부분에 발가락이 닿게 한다.

다시 균형을 잃지 않고 최대한 멀리 다리를 뻗고 그 자세로 세 번 호흡한다. 그런 다음 뻗었던 다리를 반대편, 즉 다른 쪽 다리 뒤로 최대한 멀리 뻗어 Y자의 다른 윗부분에 발가락을 댄다(마치 볼링 치는 자세처럼). 그 자세로 세 번 호흡한다. 다른 쪽 다리로도 같은 동작을 반복한다.

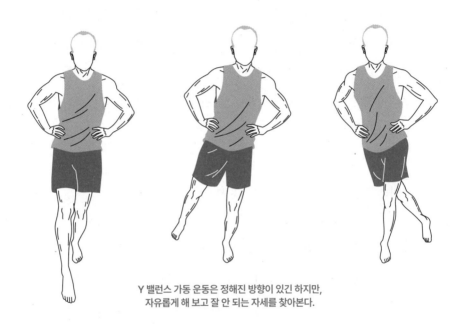

Y 밸런스 가동 운동은 정해진 방향이 있긴 하지만,
자유롭게 해 보고 잘 안 되는 자세를 찾아본다.

균형 감각을 강화하는 바운싱과 점핑

우리 부부는 어떻게 점핑을 좋아하게 되었을까? 여러 가지 이유가 있다. 균형 감각을 기르는 것 외에도 점핑은 심박수를 높이고, 혈액 순환을 좋게 하며, 칼로리를 소모한다. 이러한 이유로 점핑은 어떤 운동이든 준비 운동으로 할 수 있는 훌륭한 방법이며, 점핑을 활

용하면 준비 운동도 되고 균형 감각 배양 훈련도 되는 일석이조의
효과를 거둘 수 있다.

줄넘기

양손에 줄넘기 줄을 잡고 몸을 똑바로 세운 채 양발로 점프를
100~200회 한다. 점프는 발끝으로 해야 하고 높이 뛰지 않아도
된다. 그냥 3~5cm 정도 높이면 된다. 그리고 왼쪽 다리를 약간 구
부려 살짝 들어 올린 채 오른발로 50~100회 점프한다. 다리를 바꿔
똑같은 방식으로 실시한다.

바운싱

손을 탁자 위에 살짝 올려놓거나 한 손으로 벽을 짚은 채 발가락
으로 바닥을 밀어 몸을 위로 올리고 재빠르게 몸을 아래위로 50회
바운싱한다. 발뒤꿈치는 매번 바닥에 닿지 않아도 되고 조금만 아래
로 떨어뜨리면 된다. 그리고 왼쪽 다리를 약간 구부려 살짝 들어 올
린 채 오른쪽 발로 25회 바운싱한다. 다리를 바꿔 똑같은 방식으로
실시한다.

톱질 동작(Bone Saw)

이 동작은 종아리와 아킬레스건을 자극한다. 약간 불편하게 느껴
질 수 있는 일종의 셀프 마사지지만 해당 부위의 뭉침을 풀어 준다
는 점에서 할 만한 가치가 있다.

바닥에 방석을 놓고 손과 무릎으로 바닥을 짚은 채 방석 위에 정강이를 모두 올린다. 왼쪽 다리 아랫부분을 오른쪽을 향해 비스듬히 놓고(정강이는 계속 방석 위에 둔 채) 오른쪽 발목을 왼쪽 종아리 아랫부분에 올린다. 오른쪽 발목으로 왼쪽 종아리 아랫부분을 누르고 톱질하듯 왔다 갔다 하면서 발뒤꿈치 쪽으로 내려간다. 다시 톱질 동작을 하면서 위로 올라온다. 3~5분간 이 동작을 반복하고 다리를 바꿔 똑같이 실시한다.

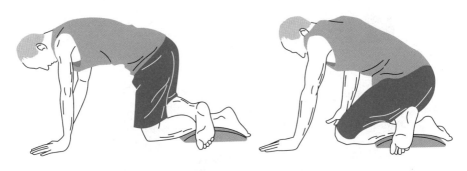

도구가 없다고? 문제없다. 왜 이 동작을 뼈 톱질 동작으로 부르는 것일까? 알게 될 것이다.

오래 누르고 있다 보면 다리의 느낌이 좋아질 것이다.

종아리 교차 스트레칭(Calf Stretch Crossover)

이 동작은 전형적인 종아리 스트레칭처럼 보이지만, 반대쪽 발을 교차시켜 걷는 것처럼 조금만 수정해도 역동성에 변화가 생긴다. 다리를 교차하면 엉덩이가 확장되고 종아리 조직에 더 깊은 자극이 가해진다.

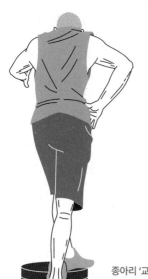

연석이나 블록 위에 선다. 오른쪽 발 뒤꿈치를 바닥으로 내려 발이 위로 꺾이게 한다. 그다음 왼쪽 다리를 오른쪽 다리 앞쪽에서 교차시킨 채 5~10회 호흡을 한다. 관련된 쪽의 둔근에 힘을 줄 수 있는지 확인한다. 반대쪽 다리로도 같은 동작을 반복한다.

종아리 '교차'와 둔근 힘주기로 고전적 스트레칭을 업그레이드한다.

발 놀이(Foot Play)

이 운동은 말 그대로다. 바닥이나 소파에 앉아서 한쪽 발을 위로 끌어올려 발뒤꿈치와 장심, 발볼, 발등을 마사지한다.

손가락으로 발가락을 벌리고 발 앞부분을 앞

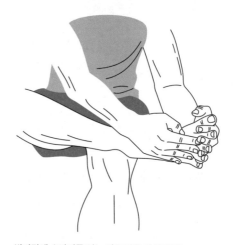

발가락에 손깍지를 끼는 것은 발을 다시 만나는 환상적인 방법이다.

뒤로 비틀어 준다. (아마 발가락을 펴 주는 신발을 신은 사람들을 본 적이 있을 것이다. 당신에겐 이미 손가락이라고 하는 펼치기 도구가 있다.) 발에 손깍지를 끼고 발가락을 구부리고 펴 보라. 이 동작을 몇 분간 반복하되 시간에 제한을 두지 않는다. 원하는 만큼 동작을 한 다음 발을 바꿔 반복한다.

VITAL SIGN 9

많이 움직일 수 있는
환경 만들기
일어나 움직이게 하는 장치들 활용하기

평가 항목
앉아 있는 시간 계산

신체 훈련
서서 일하는 공간 만들기, 동적인 앉기

몇년 전, 우리는 베이 에어리어(Bay Area)에 본사를 둔 한 대기업에서 기발한 아이디어를 냈다는 소식을 들었다. 이 회사는 직원들을 의자에서 일어나 움직이게 하는 건강 증진 계획의 일환으로 매시간 5분 동안 컴퓨터를 잠그는 소프트웨어를 컴퓨터에 설치했다. 계획은 성공적이었다. 일을 할 수 없게 된 많은 직원은 사무실 주변을 어슬렁거리거나 휴게실에 가서 커피를 한 잔 마시는 게 낫겠다고 생각했다. 아니면 최소한 일어나서 스트레칭이라도 하곤 했다. 이 컴퓨터 잠금 정책으로 인해 직원들은 의자가 요구하는 L자형 자세를 벗어나 몸을 잠시 쉬게 할 수 있었다. 이 계획은 또한 직

304

원들의 동료애를 키우는 예상치 못한 결과도 가져왔다. 직원들이 더 행복하게 일할 수 있게 된 것이다.

이러한 컴퓨터 작동 중지가 바로 우리가 '많이 움직일 수 있는 환경 조성'이라고 부르는 것이다. 이는 선택권을 제한하거나 없애서 더 많이 움직일 수 있도록 하는 방법으로 책상 의자를 포기하게만 하는 전략은 아니다. 우리는 앉아서 컴퓨터를 보지 말라고 한다거나 스마트폰을 포기하라거나 신기술 반대자가 되라고 하지는 않을 것이다. 요즘 많은 사람은, 물론 우리 아이들까지도 결코 기술이 주는 편리와 쾌락을 포기하지 않으려 한다. 줌(Zoom)은 절대로 사라지지 않을 것이다. 이제 전 세계 거의 모든 사람이 개인 휴대폰을 가지고 있다. 적어도 다음 기술 혁명이 일어날 때까지는 이렇게 모든 것이 유지될 것이다. 따라서 우리에게 필요한 것은 다른 접근법, 즉 현 상황에서 마치 선사시대에 살고 있는 것처럼 여전히 움직여야 하는 우리 몸을 존중하며 살아갈 수 있는 방법이다.

설계상 우리는 온종일 움직이게 되어 있다. 반드시 한 시간 동안 수영이나 달리기처럼 거창한 운동을 해야 한다는 것이 아니라 자주 자세를 바꾸고, 몸무게를 몸에 이리저리 옮겨 싣고, 왔다 갔다 하면서 온종일 움직이게 되어 있다는 말이다. '가만히 앉아 있지 못하는' 사람들을 향한 약간의 조롱은 항상 존재하지만, 우리는 그 사람들이 옳은 생각을 하고 있다고 주장하고 싶다. 앉아 있든 아니든 우리는 반드시 자주 움직여야만 한다.

바이털 사인 4를 설명할 때, 우리는 좌식 생활, 특히 하루에 너무 많은 시간을 앉아서 지내는 생활 습관이 건강에 미치는 영향에 대해 이야기했다. 지금쯤이면 이해가 될 것이다. 특히 장시간 앉아 있는 것은 좋지 않으며, 운동을 한다고 해서 의자의 따뜻한 품에 안겨 보낸 시간이 없던 게 되지 않는다는 사실 말이다. 하지만 우리가 전달하고 싶은 메시지는 그것이 전부가 아니다. 앉아 있는 것이 나쁘다기보다는 움직이는 게 더 좋다는 것이다.

사실 우리는 앉아 있는 것을 좋아한다. 앉는 것(특히 바닥에 앉는 것)은 아주 좋다. 하지만 앉아 있으면 움직일 가능성이 훨씬 적은 게 사실이다. 그래서 온종일 앉아 있으면 안 된다. 하지만 많은 사람이 그런 선택을 한다. 미국인의 평균 앉아 있는 시간에 대한 추정치는 다양한데, 하루 6시간에서 10시간, 달리 말해 깨어 있는 시간의 50~70%까지라고 할 수 있다. 하지만 앉아서 지내는 사람의 전형적인 하루가 실제로 어떤지 생각해 보면 이 수치는 낮아 보인다. 아침을 먹고 뉴스를 읽고(30분), 차로 출근하고(30분), 점심시간이 될 때까지 책상 앞에서 일하고(4시간), 점심을 먹고(1시간), 다시 책상으로 돌아가고(3시간), 차를 몰고 집으로 가서(30분), 저녁을 먹고(30분), TV를 본다(2시간). 이 시간을 모두 합치면 12시간, 최소한 왔다 갔다 하며 걷는 시간을 뺀다고 해도 11시간에 달한다. 수년간 계속해서 이런 식으로 사는 사람들도 있다. 이런 삶은 신체의 근육 조직과 기타 움직이는 부위 등 매우 많은 요인에 피해를 준다.

바이털 사인 4에서처럼 일상적으로 걷고 있다면 당신은 이미 더 많이 움직이고 덜 앉아 있는 길을 가고 있는 것이다. 일하면서 계속 움직일 수 있는 가장 좋은 방법은 하루 중 서 있는 비중을 더 높이는 것이다. 더 많이 서 있는 사람들은 또한 더 많이 움직이는 경향이 있다. 서 있는 것은 그 자체로도 약간의 이점이 있지만, 우리는 서 있는 것이 움직이게 되는 시작점이라는 이유로 좋아한다. 그런 움직임은 대부분 사소하다고 할 수도 있지만 누적 효과가 상당해서 추구해 볼 만하다.

저런 선언을 보고 우리가 당신에게 하루에 몇 시간을 서 있는지 그 목록을 달라고 할 거라는 예상을 할 수도 있다. 하지만 그러지는 않을 것이다. 서 있는 것이 전부가 아니다. 그것은 걷기 및 운동과 함께 앉지 않은 채 시간을 보내는 또 다른 방법일 뿐이다. 우리는 어떤 사람들은 평소 오래(전혀는 아니더라도) 서 있을 형편이 못 될 수도 있다는 사실과, 의자에 앉아서도 혹은 움직임을 위한 휴식을 거의 갖지 못해도 더 많이 움직일 여러 방법이 있다는 사실도 인정하고 싶다. 하지만 대부분의 사람에게는 앉아 있는 시간을 줄이는 것이 움직임에 가장 긍정적인 전략이 될 것이다. 그러니 당신의 상태가 어떤지 확인해 보자. 그런 다음 당신을 온종일 더 오랫동안 일어나서 움직일 수 있게 할 방법에 대해 이야기해 보자.

평가 항목: 앉아 있는 시간 계산

장시간 앉아 있는 생활 습관이 건강을 위협한다고 지적하는 연구가 잇따라 발표되면서 일반 대중의 관심을 끌기 시작한 것은 지난 몇 년간의 일이다. 주로 앉아 지내는 습관을 '제한'하라는 광범위한 권고 외에는 앉아 있는 시간을 정확히 어느 정도까지 제한해야 하는지에 대한 공식적인 지침은 아직 없다. 하지만 일부 가장 우수한 연구 결과를 참고해 보면, 하루에 6시간 이상 앉아 있는 여성과 남성은 하루 3시간 미만 앉아 있는 사람보다 먼저 사망할 가능성이 각각 37%, 18% 더 높다고 한다.

이 데이터와 대부분의 (부지런한) 사람들의 현실을 고려할 때, 우리는 앉아 있는 시간을 하루 6시간 이하로 줄이는 것을 목표로 하는 것이 합리적이라고 생각한다.

게다가 우리는 사망률에 대한 전문가는 아니지만 움직임 전문가로서 이 숫자가 몸이 앉아서 가동성에 타격을 받기 전까지 버틸 수 있는 시간과 어느 정도 일치한다고 생각한다. 당신 역시, 알든 모르든 움직임 전문가다. 의자에 10~12시간 동안 몸을 구부리고 앉아 있다가 움직이면 몸이 말을 잘 듣는가? 몸이 뻣뻣하고 둔하고, 심지어 불편할 것이라고 장담한다. 당신에게는 아주 오래 앉아 있으면 몸에 해롭다는 사실을 말해 주는 연구 결과가 굳이 필요하지 않다.

그런데도 앉는 자세는 현대인의 일상생활에서 기본이 되는 자세이기 때문에 많은 사람이 실제로 매일 같은 자세로 얼마나 많은 시간을 보내는지 깨닫기는커녕, 이로 인한 피해를 무시하고 있다. 당신도 그런 사람이라면 지금이 확인해 볼 기회다. 이 평가는 24시간 동안 의자에 앉아 있거나 스툴이나 벤치, 침대에 머물거나 (눕지 않고 앉아서) 소파에 몸을 기대는 시간을 전부 기록하는 방식으로 진행된다. 대부분의 사람이 하루 중 상당 시간을 앉아서 보내는 전형적인 평일에 평가를 실시하는 것이 좋다.

바닥에 앉거나 쪼그리고 앉는 경우, 혹은 앉아서 운동하는 경우는 앉기로 치지 않는다. 자전거를 타거나, 조정 스포츠를 하거나, 카약을 타거나, 기타 앉는 자세로 운동하는 사람들은 앉기 목록에 그 시간을 추가하지 않아도 된다.

준비

이 테스트는 매우 간단하다. 앉아 있는 시간을 적기 위한 종이 한 장과 필기도구 한 자루, 그리고 시간과 분을 합산하기 위한 약간의 수학이 필요할 뿐이다. 만약 도움이 필요하면 인터넷에 카테고리별(아침 먹기, 오전 근무 시간 등)로 시간을 추가할 수 있는 앉은 시간 계산기가 많이 있다('sitting calculators'로 검색하면 영어로 된 사이트가 있다. 한국어 사이트는 아직 없음-역주). 그것들이 당신 대신 계산을 해 줄 것이다.

테스트

아침에 일어날 때부터 저녁에 침대로 들어가는 시간까지 앉아 있는 시간을 모두 추적하라. 바닥에 앉거나 쪼그리고 앉거나 앉은 자세로 운동하는 경우는 제외한다.

테스트 결과의 의미

점수는 앉아 있었던 시간이다. 30분을 기준으로 반올림한 시간 (예: 7시간 26분은 7시간, 7시간 45분은 8시간)이다.

자신이 앉아 있었던 시간을 보고 놀랐다면 당신만 그런 것은 아니다. 우리가 아는 가장 잘 훈련된 운동선수들도 일부는 시간을 계산해 보고 충격을 받는다. 이제 중요한 것은 이 사실을 인지하고 장시간 앉아 있지 않기 위한 조치를 취할 수 있다는 것이다. 점수가 알려 주는 당신의 현 상태와 앞으로 나아가야 할 방향은 다음과 같다.

6시간 이하—감동이다! 서 있어야 하는 직업을 갖고 있지 않은 한 (어쩌면 그럴 수도 있다), 이 수치를 달성하기 쉽지 않다. 계속하면 된다.

7~9시간—이 범위의 어느 위치에 있느냐에 따라 우리는 B+에서 C+를 줄 것이다. 만약 9시간이라면 6시간까지 낮추는 것이 커다란 도약처럼 보일 수도 있지만, 우리의 경험으로 봤을 때 의자에서 벗어나 더 많은 시간을 보내기 시작하면 변화는 꽤 쉽게 올 것이다. 일단 덜 앉고 싶어지기 시작할 것이다.

10~12시간—확실한 C-다. 하루를 다소 큰 폭으로 다시 구성해야 할 필요가 있겠지만, 우리는 수백 명의 사람이 그렇게 하는 것을 봐왔다.

13시간 이상—당신이 이 한 분야에서 실패하고 있다는 데 유감을 표한다. 나중에 다시 한 번 말하겠지만 당신이 기억해야 할 가장 중요한 것은 하루아침에 바꾸지 않아도 된다는 사실이다. 서서히 의자에 앉아 있는 시간보다 발로 움직이는 시간을 늘리는 것도 괜찮을 뿐만 아니라 오히려 바람직하기도 하다.

테스트는 언제 다시 하는 것이 좋은가?

매일.

태도 정하기

어떤 면에서는 이 바이털 사인에 대한 신체 연습은 바이털 사인 4의 2부라고도 할 수 있다. 이 책의 다른 신체 연습들 중 일부는 가동 범위 확장을 위해 특정한 방식으로 움직이게 하는 것을 목표로 한다. 고관절 확장과 어깨 회전 가동 운동들이 아주 좋은 예다. 하지만 바이털 사인 4와 바이털 사인 9는 그저 당신을 덜 앉아 있게 하고 더 많이 움직이게 하는 것을 목표로 할 뿐이다. 하루의 걸음 수는 그러한 목표의 중요한 부분이지만, 업무에서 걸을 일이 없는 경우라면 아마도 온종일 걸을 수는 없을 것이다. 그래서 서 있기가 필요하다. 서 있으면 결국 더 많이 움직이게 된다. 그렇게 간단하다.

물론 엄밀히 말하면 서 있는 것은 움직이는 것이 아니다. 그리고 서 있기를 허락하면 꽤 정적인 상태가 될 수도 있다. 하지만 당신은 그렇지 않을 가능성이 높다. 경험상 서 있다 보면 움직이고 싶어진다. 사실 편해지기 위해서라도 움직여야 한다. 누군가가 몇 분 이상 서 있는 것을 보거나 자신이 오랫동안 서 있었던 때를 떠올려 보면 가만히 서 있기가 얼마나 힘든지 알 수 있다. 당신은 엉덩이를 흔들고, 발을 꼼지락거리고, 한쪽 무릎을 구부렸다 다른 무릎을 구부리고, 무게중심을 옮기고, 어딘가 기댈 곳을 찾고, 팔짱을 꼈다 풀었다 할지도 모른다. 우리는 콘서트에서 그저 가만히 서 있기 힘들어서 요가의 나무 자세를 취하고 다리를 늘리는 사람들을 본 적이 있다. 얼마 동안이든 보초처럼 서 있을 수 있는 사람은 거의 없다. (그러니 버킹엄궁의 경비병들에게 경의를 표한다.) 당신의 몸은 안정과 평형을 유지하려고 이리저리 움직일 것이다.

이런 움직임들이 바로 가만히 있지 못한다고 하는 것이다. 실제로 어떤 연구자들은 아무런 보상도 없이 몸을 움직이게 하는 무의식적인 충동이 무엇인지 설명하는 데 '자발적 신체 활동(SPA, spontaneous physical activity)'이라는 용어를 사용한다. (다시 말해 엉덩이를 흔들거나 팔짱을 끼는 것은 책꽂이에서 책을 꺼내거나 치토스 봉지를 집으러 가는 데 도움이 되지 않는다.) 가만히 있지 못하기 혹은 SPA는 또한 NEAT(non-exercise activity thermogenesis), 즉 '비운동성 활동 열 생성'의 범주에 속한다. ('열 생성'은 칼로리 소모의 다른 이름이다.) 가만히 있지 못하는 것 말고도 NEAT에는 카트를 끌고 마트를 한 바퀴 돌기, 책상에서 일어나 화장실에 가기, 타이핑하기, 허리 굽혀 신발 끈 묶기 등의 행동이 포함된다. 그리고 정상 체중과 과체중으로 나뉘는 데 일부 책임이 있다고 할 수 있는 것이 바로 NEAT다. 가만히 있지 못하고 일어나서 많이 움직이는 사람들이 더 마른 경향이 있다.

앞서 지내는 생활 습관에 대한 연구 분야의 탁월한 연구자

중 한 사람은 메이요 클리닉 및 애리조나주립대학 비만 해결 계획(Mayo Clinic/Arizona State University Obesity Solutions Initiative)의 공동 책임자였던 의학박사 제임스 레빈(James Levine)이다. 레빈 박사는 앉아 있기의 단점을 조명하는 데 도움을 주었다. (레빈 박사는 〈뉴욕 타임스〉에서 '과도하게 앉아 있기만 하는 것은 치명적인 활동이다'라고 말한 적이 있다.) 그의 연구실에서 나온 많은 연구들 중에는 다양한 활동과 아무것도 하지 않는 것의 칼로리 비용을 비교한 연구가 있다. 그 결과는 이러하다.

가만히 누워 있는 것 대비 에너지 소비:

앉아서 움직이지 않기 _ 6% ↑

앉아서 꼼지락거리기 _ 54% ↑

서서 움직이지 않기 _ 13% ↑

서서 꼼지락거리기 _ 94% ↑

시속 1마일로 걷기 _ 154% ↑

시속 2마일로 걷기 _ 202% ↑

시속 3마일로 걷기 _ 292% ↑

줄리엣은 우리 '연구실'에서 몇 가지 수치를 조사한 결과, 하루에 8시간씩 서 있으면(그녀에겐 스탠딩 책상이 있다), 소파나 의자 같은 데 주저앉아 있는 것보다 275칼로리를 더 소모한다는 사실을 알아냈다. 이 수치는 365일로 치면 1년에 10만 칼로리를 추가로 태우는 것으로, 마라톤을 서른여덟 차례 뛸 때 소모되는 열량과 같다. (일반인은 달리면서 1.6km당 약 100칼로리를 태운다.) 그리고 이 수치는 그냥 서 있는 데서 소모되는 칼로리만 계산한 것이지 꼼지락거리는 것까지는 계산에 넣지 않은 것이다. 켈리가 서 있는 날을 260일(1년 중 평균 영업일 수)로 줄인다고 해도 여전히 7만 1,000칼로리가 소모되는데, 이는 마라톤을 스물일곱 차례 뛸 때 소모되는 열량과 같다. 그렇게 칼로리를 소모하면 당신은 먹는 것에 훨씬 덜 구애받게 된다.

칼로리가 신경 쓰인다면, 이는 더 적게 앉아 있고 더 많이 서 있겠다고 마음먹는 데 좋은 동기가 될 것이다. 하지만 다른 좋은 이유도 있다. 일본의 연구진은 앉아 있는 시간을 줄인 근로자들이 어깨와 목의 통증도 감소했다는 사실을 발견했다. 다른 연구에서도 조절 가능한 스탠드형 작업대를 사용하면 허리 통증이 줄어든다는 사실이 밝혀졌다. 반대로 앉은 자세로 움직이지 않으면 허리 통증이 유발되고, 그 허리 통증으로 인해 의자에서 덜 움직이게 되는 악순환이 생긴다.

오래 앉아 있다가 통증이 느껴지면 어렵지 않게 그 두 가지를 연관 지을 수 있다. 하지만 오래 앉아서 생기는 문제들 중에는 너무 늦게 자각하게 되는 것들이 매우 많다. 그중에는 혈관 기능 손상, 고혈압, 혈당 대사 저하, 염증, 뇌 혈류 감소, 그리고 심지어 중성지방과 인슐린 수치를 낮추는 등의 효과가 있는 운동의 이점마저 상쇄하는 현상도 있다. 이런 일이 일어나는 이유는 의자에 앉아 있으면 매우 수동적으로 변한 다리 근육 조직이 결과적으로 에너지를 많이 필요로 하지 않기 때문이다. 그리고 이에 대응해 혈류와 혈당 대사를 비롯한 많은 것들이 느려진다. 반면에 서 있으면 다리에 하중이 가해져 상체를 지탱하기 위해 애써야 한다. 이는 몸 전체에 더 나은 쪽으로 부담을 준다.

애리조나주립대학교 영양 및 건강 증진 대학(School of Nutrition and Health Promotion)의 연구진은 다양한 조건에서 과체중인 참가자 9명의 식후 혈당을 측정한 연구에서 이를 입증했다. 연구 첫날, 피실험자들은 그냥 8시간 동안 앉아 있기만 했다. 일주일 후에 그들은 하루 중 한동안 서 있었다. 그리고 또 일주일 후에는 자전거를 타며 시간을 보냈고, 또 일주일 후에는 걸었다. 모든 개입은 시간의 차이를 두고 진행되었으며, 처음에 10분으로 시작하여 15분, 20분, 30분 길이로 늘려 하루 8시간 중 앉아 있지 않은 시간을 최대 2시간 30분까지 늘렸다. 놀랄 것도 없이, 걷기와 자전거 타기 시간은 혈당 수치가 최적이 되도록 자극했다. (자전거가 먼저 시작되었다.) 하지만 그냥 서 있는 것만으로도 혈당 대사가 상당히 개선되었다.

모든 운동이 다 그렇듯 서 있는 것도 극단으로 갈 수 있다. 아무도 당신에게 절대 앉지 말라고 하지 않는다. 특히 이런 가동 운동을 추가하기 시작할 때는 더 그렇다. 서 있는 데 익숙하지 않은 상태에서 하루에 1시간 정도 서 있다가 12시간까지 서 있게 되면 철인 3종 경기를 막 끝낸 것처럼 몸이 아플 수 있다. (이에 대한 해독제가 있다. 276~277쪽을 참조하라.) 그건 그렇지만, 초등학교에 스탠딩 책상을 설치한 단체의 공동 설립자이자(319쪽에서 '어려도 시작할 수 있다: 아이들을 일으켜 세우자'의 이야기를 들려주겠다) 앉기 좋아하는 습관을 어떻게 버릴 것인가에 관한 책《데스크바운드》(대성의학사, 2017년)의 저자들로서 우리는 서 있기에 반대하는 주장을 모두 들어봤고, 그 모든 주장 하나하나에 제대로 된 반론을 제시할 수 있다. 앞서 말했듯이 줄리엣은 낮 시간에 서서 지내면 1년 동안 소모하는 칼로리의 양이 상당이 증가한다는 사실을 알아냈다. 반대론자들은 한 시간 동안 서 있는 것과 한 시간 동안 앉아 있는 것을 비교했을 때 에너지 소비의 차이가 크지 않다는 데 주목하고 싶어 한다. 아마 그럴 것이다. 그러나 우리는 사소한 성과들의 총합(Aggregation of Marginal Gains)이라는 이론에 찬성한다.

사소한 성과들의 총합이란 여러 경영 원칙들을 응용한 것으로 2002년에 영국 사이클 협회장이 된 데이브 브레일스포드(Dave Brailsford)가 사용해 큰 성공을 거두었다. 경영학 석사이자 경기 사이클 선수였던 브레일스포드는 76년 동안 올림픽 금메달을 한 번도 획득하지 못한 팀을 맡게 되었다. 앞에 놓인 도전 과제에 막막했던 브레일스포드는 작은 것부터 생각하고 경영대학원에서 배웠던 원칙을 적용하기로 결심했다. 그것은 복합적인 개선을 통해 상당한 수확을 거둘 수 있다는 원칙이었다. 이 원칙을 사이클링에 적용하면 경기력에 들어가는 모든 요소를 세분화해 각각 1%씩 개선하기 위해 노력하는 것이었다. 그래서 이 팀은 자전거 타이어를 깨끗하게 유지하는 것, 숙면을 취할 수 있도록 베개와 매트리스를 대회마다 가지고 다니는 것, 적절한 손 씻기 등 질병 예방을 위해 다방면으로 노력하는 것과 같은 사소한 부분에 공을 들였다. 2008년에 이 팀은 베이징 올림픽에서 벨로드롬 금메달 10개 중 7개를 획득했다. 그리고 4년 후 런던에서도 우승을 이어 나갔다.

따라서 의자에서 일어났는데도 칼로리 소모가 크게 증가하지 않는다고 누가 말한다면 우리는 "그래서 뭐?"라고 대답할 것이다. 왜냐하면 우리는 꾸준히 그 작은 숫자들이 합쳐지는 것을 봐 왔을 뿐만 아니라, 시간이 지나면서 다른 이점들까지 쌓이는 것을 확인할 수 있었기 때문이다. 다시 말해, 서 있으면 가만히 있지 못하기 때문에, 서 있어 봐야 앉아 있을 때보다 겨우 10칼로리 정도 더 태울 뿐이라고 말하는 칼로리 차트로는 모든 것을 다 알 수 없다. 가만히 있지 못하면 에너지 소비 수치가 올라간다. 게다가 서 있는 동안 가만히 있지 못하는 행동이 몸이 경직되는 것을 방지해 준다는 이점과 서 있으면 우리가 바이털 사인 5에서 이야기했던 C자 모양에서 벗어날 수 있다는 사실도 여기에 추가된다. 서 있다 보면 또한 자연스럽게 더 많이 걷게 된다. 서 있는 상태에서 전화를 받을 때는 의자에 앉아 있을 때보다 더 왔다 갔다 하게 될 가능성이 크다. 그리고 이미 일어나 있으면 의자에서 몸을 일으킬 필요가 없기 때문에 이메일보다는 직접 동료의 책상으로 걸어가기가 더 쉽다. 앉아 있으면 몸이 나른해지고, 서 있으면 몸에 활력이 생기면서 오후 3시에 슬럼프에 빠지는 일 또한 덜하게 될 것이다.

운동하는 사람들에게도 특별한 이점이 있다. 아침이나 점심시간에 운동하는 사람들은 몸속 RPM(회전 속도의 단위. 일반적으로 1분 동안의 회전 수를 나타낸다-역주)이 빨간색으로 표시되는 상태까지 갔다가 바로 의자에 무기력하게 앉아 있게 되는 경우가 많다. 이는 운동에 대한 적응을 극대화할 수 있는 최선의 방법이 아니며, 심박수와 체온이 천천히 정상으로 돌아올 시간을 주지도 못한다. 또한 의자(또는 자동차의 좌석)에 접촉되어 있기 때문에 순환이 촉진되지 않아 근육과 결합 조직이 경직될 수 있다. 이런 이유로 마이클 펠프스(Michael Phelps)와 같은 수영 선수들이 경기 후에 몸을 푸는 수영장으로 이동하는 것이고, 말들이 켄터키 더비(미국의 경마 대회-역주)를 달린 후에 트랙 주위를 걷는 것이다. 많이 움직일 수 있는 환경을 조성하면 좋은 점 중 하나는 몸을 따로 진정시킬 필요가 없다는 것이다. 집에서 일하고 있는데 방금 펠로톤 자전거에서 내려왔다고 가정해 보자. 당신은 바로 스탠딩 책상으로 갈 수 있다. 그리고 어쩔 수 없이 가만히 있지 못하고 자세를 바꾸다 보면 몸이 진정될 것이다.

한편, 3시간 동안 책상 앞에 서 있다가 달리기를 하는 것과 3시간 동안 앉아 있다가 달리기를 하는 것의 차이는 무엇이라고 생각하는가? 분명 다른 경험을 하게 될 것이다. 이렇게 실험해 보자. 한 시간 동안 앉아 있다가 전력 질주를 한 다음 한 시간 동안 서서 꼼지락거리다가 전력 질주를 하는 것이다. 서 있다가 달린 기록이 앉아 있다가 달린 기록보다 더 좋을 것이다.

어려도 시작할 수 있다: 아이들을 일으켜 세우자

그 시작은 무엇보다도 포대 뛰기(포대 속에 두 발을 넣고 폴짝폴짝 뛰는 경주-역주)였다. 2013년에 우리는 딸들이 다니는 초등학교 운동회에서 아이들이 운동장을 가로질러 경주를 할 때 포대 안에 들어가는 것을 도와주는 자원봉사를 했다. 그리고 여섯 살 정도밖에 안 되는 아이들이 경주를 완주할 수 있는 체력은 물론 포대에 쉽게 들어갈 수 있는 가동성도 없다는 것을 보고 놀랐다. 거기다 과체중인 아이들도 많았다.

대부분의 부모는 아마 이런 문제에 대해 별로 생각하지 않았을 것이다. 하지만 당신은 우리 두 사람과 움직임에 대해 알고 있지 않은가? 우리는 아연실색했다. 대부분의 아이가 하루에 터무니없이 많은 시간을 앉아서 보내고 있는 것이 분명한데, 그렇게 앉아 있는 습관이 아이들에게 해를 끼치고 있었다. 그래서 우리는 이에 대해 무언가를 하고 싶었다. 그 운명적인 포대 뛰기로부터 1년 후, 줄리엣은 스탠드업 키즈(StandUp Kids)를 설립해 아이들이 앉아 있는 시간을 줄이기 위한 비영리 교육 단체를 구성하기 시작했다.

다음 단계는 가시적인 조치를 취하는 것이었다. 우리는 4학년인 큰딸의 교실을 캘리포니아에서 처음으로 알려진 '모두 서 있는 혹은 모두 움직이는 교실'로 바꾸었다. 몇 달 후 우리는 나머지 4학년 교실과 1학년 교실 한 곳에서 모두 100명의 아이가 스탠드업 책상을 사용할 수 있도록 바꾸는 데 비용을 댔다.

우리는 모금을 통해(11만 달러) 2015년까지 이 학교의 책상 450개를 모두 스탠드업 책상으로 바꿀 수 있었다. 그리고 다음 해에는 전국적으로 2만 7,000명이 넘는 아이들이 낮에 스탠드업 책상을 사용할 수 있다는 사실을 알게 되었다. 2017년에 스탠드업 키즈는 공립학교의 스탠드업 책상에 5만 달러를 보조할 수 있었다.

아이들은 즉시 스탠드업 책상을 사용했다. 5학년 학생들만 약간 불평했는데 전교생 중 가장 많이 앉아 있었기 때문에 이해할 만했다. 하지만 2주 후에는 5학년 학생들을 포함한 모든 아이가 적응했다. 가끔 부모들의 반발에 부딪히기도 했다. "우리 아들은 집에 오면 너무 피곤해해요." 그게 그렇게 나쁜 일인가? 우리는 아이들이 낮에 지치기를 바란다. 그래야 아이들이 숙면을 취할 수 있게 되고, 제대로 성장하는 데 필요한 휴식을 취할 수 있다. 그리고 하루에 4시간을 앉아 있기보다 서서 움직이며 보내는 아이들에게 주어지는 보상은 값을 매길 수 없이 크다.

텍사스 A&M 공중 보건 대학(Texas A&M School of Public Health), 건강 과학 센터(Health Science Center) 교수인 마크 벤든(Mark Benden) 박사는 몇 년 동안 스탠드업 책상이 아이들에게 미치는 영향을 연구해 오고 있다. 벤든의 연구는 더 많은 칼로리 소비(앉아 있는 학생들보다 17% 더 많이 소비, 이는 과체중인 아이들의 거의 두 배) 이외에도 서 있는 학생들이 집중력이 더 좋고 주의가 덜 산만하다는 사실을 보여 주었다.

많은 부모와 조부모들이 아이들이 왜 학교에서 서 있어야 하는지 물었다. 그들은 결코 그런 적이 없었던 것이다. 하지만 그것은 그들이 학교에 다닐 때는 1)오늘날과 같은 수준의 첨단 기술이 없었고, 2)차를 타고 학교에 가지 않았기 때문이다. 1969년에는 5세에서 14세 사이의 아이들 중 48%가 걷거나 자전거를 타고 학교에 갔다. 2009년에는 13%, 2014년에는 10%가 걷거나 자전거를 탔다. 많은 아이가 홈스쿨링을 하는 요즘엔 그 수치가 훨씬 낮을 수도 있다.

분명히 말해, 스탠드업 책상으로 바꾸는 것은 아이들의 건강을 유지하는 한 가지 방법일 뿐이다. 하지만 아이들이 스탠드업 책상에 열광하도록 하기는 비교적 쉽다. 아이들은 대부분 브로콜리보다 스탠드업 책상을 훨씬 더 좋아하니까!

체인지 '업'

　우리의 궁극적인 목표는 당신이 같은 자세로 앉아 있는 시간을 줄이도록 하는 것이다. 스탠드업 책상을 사용하거나 스탠드업 책상과 좌식 책상을 왔다 갔다 하거나, 일반적인 좌식 책상에서 자주 휴식을 취하거나, 부엌 아일랜드 식탁에서 일을 하거나, 대중교통이나 대기실에서 앉지 않는 개인적인 원칙을 고수하는 등 그렇게 할 수 있는 방법들은 많다. 그날그날 여건이 되는 대로 전략을 바꾸면서 위에 말한 것들 중 일부 또는 전부를 실천하면 된다. 심지어 앉아서 우리가 추천하는 움직임 전략(329쪽)을 활용할 수도 있다. 우리는 있는 그대로의 당신을 만나고 싶다. 하지만 거기다 당신이 목표를 크게 갖기를 바란다. 하루에 6시간만, 또는 그보다 적은 시간만 앉아 있는 것은 어떤가?

　우리 사회는 앉아서 지내는 것이 일반적이지만 시대정신에는 분명히 의자에서 일어나라고 말하는 무언가가 있다. 알아차렸을 테지만 이제는 전화 앱이나 컴퓨터 프롬프트, 스마트워치, 피트니스 추적기 등 다양한 시간에 당신을 일어나도록 하는 장치들이 여럿 나와 있고, 고용주들 또한 직원들을 일어나 움직이게 할 수 있는 창의적인 방법들을 생각해 내고 있다. 우리 친구인 짐은 자기 회사에서 '걷기/말하기/클릭'이라는 매우 영리한 정책을 시행했다. 이 정책에서는 동료와 의사소통을 하고 싶을 때 가장 먼저 그 사람의 책상으로 걸어가 직접 이야기를 나눌 수 있는지 알아봐야 한다. 만약 그 사람이 통화 중이거나 무언가 하느라 바쁘다면 짐이 모든 직원의 칸막이에 설치해 놓은 작은 전등이 켜져 있을 것이다. 대면 의사소통에 실패하면 그때 전화를 사용할 수 있다. 그것도 안 되면 최종적으로 이메일(클릭)을 사용한다. 짐은 대면 의사소통을 더 잘하려고 노력하고 있었다. 하지만 직원들을 움직이게도 하고 싶었다. 그리고 사실 그들은 그래야 했다. 왜냐하면 사무실이 넓고 층이 여러 개였기 때문이었다.

때때로 우리는 짐의 정책과 같은 전략이나, 일어서야 한다고 알리느라 윙윙거리거나 삑삑거리는 기기 소리가 생산성과 사고를 얼마나 저해하는지 모른다며 불평하는 소리를 종종 듣는다. 하지만 일부 연구가 시사하듯이, 서 있으면 사실 생산성이 향상된다. 2016년에 텍사스 A&M 공중 보건 대학 건강과학센터의 연구진은 6개월 동안 높낮이 조절 책상을 제공받은 콜센터 직원들의 생산성을 조사한 연구 결과를 발표했다. 167명의 참가자 중 절반은 높낮이 조절 책상을 제공받았고, 절반은 일반 책상과 의자를 사용했다. 상대편보다 하루에 1.6시간을 더 적게 앉아 있게 된 서서 일한 사람들은 첫 달에 23%로 시작해, 6개월 만에 53% 더 생산성이 좋아진 것으로 나타났다. 그리고 몸도 덜 불편하다고 보고했다. 콜센터에서 서서 일하는 사람들의 생산성은 스탠드업 책상을 사용하는 아이들에 대해 우리가 알고 있는 사실과 같은 것이다. 서 있기는 학생들의 실행 기능 및 작업 기억 능력의 상당한 향상과 관련이 있었다.

고용주 주도의 프로그램들이나 앉아 있는 시간을 줄이기 위한 기기들 모두 좋다. 그러나 중요한 것은 당신이 편한 의자에서 벗어나기로 결정하는 것이다. 책상 의자나 지하철 좌석, 대기실 벤치, 거실 소파는 언제나 당신에게 손짓을 할 테고, 그 편안함을 누리고 싶어 하는 것은 인간의 본성이다. 그러나 우리는 지금까지 앉아 있는 것에 대한 생각을 바꾸면 그에 대한 매력이 점차 떨어지는 것을 계속 봐 왔다. "괜찮습니다. 그냥 서 있을게요"라고 말하는 것은 누군가가 버스에서 자리를 양보했을 때 예의를 지키려는 게 아니라 정말 그게 좋아서 그러고 싶은 것이 된다. 그리고 전에는 전혀 눈치채지 못했을 선택지들이 존재한다는 것을 알게 될 것이다. 예를 들어, 우리는 큰 회의에 참석할 때 앞줄이나 가운뎃줄에 있는 자리를 찾는 대신 맨 마지막 줄 뒤에 있는 자리에 선다. 보통 아무도 마지막 줄에 앉지 않으므로 만일 발표가 길어지면 참을 수 있을 때까지 서 있다가 자리로 슬쩍 들어가 앉으면 된다. 포장 음식을 기다리면서 서 있지 못할 이유도 없다. 또는 나른해진 오후에 정신 좀 차리겠다고 커피 한 잔 들고 앉아 있지 말고 일어서서 움직이라. 일단 '앉지 않겠다'는 마음을 갖게 되면 온갖 방법이 다 생각날 것이다.

많은 사람에게 있어 서서 일하는 데 가장 큰 장애물은 책상이다. 우리는 서서 일할 수 있는 책상을 적극적으로 지지하지만, 이 책상에 대한 몇 가지 오해가 우리를 미치게 한다. 첫 번째는 스탠드업 책상이나 높낮이 조절 책상에 많은 돈을 써야 한다는 것이다. 그럴 수 있다. 만약 스탠드업 책상계의 페라리에 수천 달러를 쓰고 싶다면 마음대로 하라. 정말로 움직이는 데 몰두하고 있다면 러닝머신 책상을 구할 수도 있다. 그러나 반짝거리는 완벽한 첨단 기술이 선의의 적이 되게 하지는 말라. 일반 책상 위에 올려놓을 수도 있고 양반다리로 앉아서(바이털 사인 1에서 알게 된 우리가 지지하는 생각) 일이나 게임을 하거나, 무언가를 보고 싶을 때 바닥에 놓고 사용할 수도 있는, 높낮이 조절이 되는 판 등 저렴하고 효과적인 선택지들이 많다. 골판지 상자 몇 개를 테이프로 붙여서 집에 있는 책상 위에 놓고 그 위에 컴퓨터를 놓는 것처럼 돈이 안 드는 방법도 있다. 맞다. 당신에겐 스탠드업 책상이 있다. 부엌에 아일랜드 싱크대가 있지 않나? 잘 안 보는 두툼한 책을 노트북 밑에 깔아 두면 그게 바로 스탠드업 책상이다. 창의력을 발휘하라. 처음에 프로 운동선수와 취미로 운동을 하는 사람들에게 스탠드업 책상을 추천하기 시작했을 때, 우리는 전 세계에서 다양한 책상 사진을 받았다. 특히 좋았던 것은 벽돌을 쌓아 만든 것인데, 컴퓨터 모니터를 올려놓을 수 있게 한쪽에 탑을 쌓아 올렸고, 더 낮은 높이의 벽돌들 위에는 판자를 걸쳐 놓고 키보드를 놓을 수 있게 만든 것이었다. 천재적이다!

스탠드업 데스크 문제에 있어 또 이런 불만도 종종 제기된다. "우리 회사는 그런 책상을 제공하지 않아요." 내 건강을 책임지는 사람은 회사가 아니라 나 자신이다. 스탠드업 책상을 사용하고 싶으면 사무실 책상을 높일 수 있는 물건을 하나 만들거나 구해 보라. 의사의 처방전을 받거나 상사가 인심 쓸 때까지 기다리고 있지 말라. 하지만 그들을 움직이게 할 방법을 최소한 한 가지는 생각해 낼 수 있다. 한 친구는 회사에서 스탠드업 책상을 사 주겠다고 하고는 차일피일 미루자 구할 수 있는 가장 더럽고 추한 골판지 상자를 사무실로 가져와 책상 위에 올려놓았다. 그리고 거기에 컴퓨터를 올려놓고 일하기 시작했다. 그 친구는 그다음 주에 새 스탠드업 책상을 갖게 되었다.

신체 훈련:
서서 일하는 공간 만들기, 동적인 앉기

우리는 연구 결과 근골격계 및 전반적인 건강 증진에 도움이 된다고 나타난 것이 무엇인지 강조하기 위해 앉기 목록과 그 점수를 만들었다. 하루에 6시간 이하로 앉아 있는 것이 이상적이긴 하지만, 다른 방법으로도 생각해 볼 수 있다. 하루를 보내면서 앉아 있기도 하고 서 있기도 하는 것이다. 둘 중 하나만 할 필요는 없다. 20분 앉아 있다가 10분 서 있는 식으로 쪼개서 하면 된다. 가만히 있지 말고 자세를 바꾸라. 한 마디로 움직이라는 것이다! 똑바로 서 있을 때는 발을 기준 발 위치에 두도록 신경 쓴다(163쪽). 하지만 대부분 이리저리 움직일 테니 너무 걱정할 것 없다.

중요한 것은 자신에게 선택권을 주는 것이다. 서서 일할 데가 없으면 그러지 않으면 된다. 그러니 앞서 말한 스탠딩 워크스테이션 중 어느 것이라도 갖출 방법을 부지런히 찾아보라. 장비를 갖추면 그것을 안전하고 효율적으로 사용하기 위한 지침을 알려 주겠다.

서 있지 않을 때도(그리고 전혀 서 있을 일이 없을 때도) 계속 움직이길 바란다. 이 신체 훈련의 일부는 의자에 앉아 있는 시간을 줄이는 법을 배우는 것이다.

　시작하기 전에 마지막으로 한 가지 주의해야 할 점이 있다. 걸으면서 이 책에 소개된 가동 운동을 한다면 몸이 더 튼튼해지고 오래 앉아 있어도 문제없이 잘 견딜 수 있게 될 것이다. 운동을 병행하면 더더욱 좋다. 다시 말해서 융통성이 더 생길 것이다. 어쩌면 6시간 이하로 앉아 있지 않아도 될 수 있고, 별다른 부작용 없이 조금 더 앉아 있어도 될 수 있다. 항상 그렇듯이 자신의 몸에 귀를 기울이라. 마찬가지로, 만약 스탠딩 워크스테이션을 절대 사용하지 않을 거라면 지금 있는 공간 내에서 움직이려는 노력을 정말로 두 배로 늘려야 할 수도 있다. 동적인 앉기 섹션을 유심히 살펴보자.

스탠딩 워크스테이션 설치하기

　어떤 종류의 스탠드업 책상을 선택하든, 최고급 장치든 집에서 만든 루브 골드버그(Rube Goldberg)식(생김새나 작동 원리는 매우 복잡하고 거창한데 하는 일은 아주 단순하고 재미만 추구하는 매우 비효율적인 기계를 뜻함-역주) 특이한 장치든 움직임과 효율성, 편안함을 유지하는 설치 기본 요소가 있다. 스탠딩 워크스테이션을 설치하는 데 있어 알아야 할 다섯 가지 기본 사항을 차근차근 살펴보자.

1. 지면 정비

워크스테이션 아래 바닥의 표면이 매우 딱딱하다면 더 편해지려고 결국 더 많이 움직일 것이다. 이는 좋게 들릴 수도 있지만, 바닥이 딱딱해서 발이 힘들 수도 있다는 뜻이기도 하다. 발이 어떤 느낌인지 확인해 봐야 한다. 며칠 후에 통증이 있다면 쿠션이 더 들어간 신발을 신거나 카펫이나 운동 매트 같은 완충 장치를 추가하라. 시중에는 특히 오랫동안 서 있는 사람들을 위한 피로 방지 매트들이 많다. 딱딱한 바닥에 가만히 오래 서 있으면 불편해지기 십상이다.

2. 책상 높이

높이가 고정된 스탠드업 책상들은 대부분 100~106cm 높이로 출시된다. 그런데 이미 가지고 있는 책상 위에 놓고 높이를 조절할 수 있는 해결책도 있고, 직접 책상을 만들어 높이를 더 자유롭게 조절할 수도 있다. 분명히 말해 사람마다 몸이 다르니 특정한 높이를 고수하는 대신 다음의 기본 원칙을 지키면 된다. 지시대로 올바른 자세로 선다(4번 참조). 팔을 들어 팔뚝이 바닥과 평행이 되도록 한다. 책상 면은 팔꿈치 높이에서 2.5cm 더 높인다(키보드 높이를 감안하여). 높이가 어떤지는 본인이 직접 확인해 봐야 하므로 그러는 게 좋다는 것이지 반드시 그래야 한다는 것은 아니다. 불편하면 높이를 올리거나(이 부분에서 책을 이용하면 된다) 내려야 한다는 신호다. 높이가 고정된 책상을 고려하고 있다면 구매하기 전에 신중하게 생각해야 한다. 책 위에 키보드를 올려서 높이를 높일 수는 있지만 낮출 수는 없다.

3. 자세 보조 장치

자세를 선택할 수 있게 하는 특수 장치가 없는 워크스테이션은 워크스테이션이 아니다. 바텐더들은 오래전에 사람들이 오래 머물며 돈을 더 많이 쓰게 하려면 사람들이 척추에 가해지는 부담을 덜 수 있도록 기댈 수 있는 높이의 카운터와 발을 올려놓을 수 있는 공간이 필요하다는 사실을 간파했다. 그래서 모든 술집의 아래쪽에는 가로대가 있다. 바텐더의 각본에 따라 여러 가지 자세로 움직이는 데 도움을 주면 더 편하고 더 오래 서 있을 수 있을 것이다. 높은 의자, 이왕이면 평평한 좌석에 안쪽다리 높이(샅 높이) 정도인 정사각형 모양의 높은 의자를 뒤에 놓으면 가끔 기대거나, 걸터 앉거나(걸터앉으면 그래도 균형을 유지하기 위해 애써야 하므로 아예 앉는 것보다 더 낫다), 발을 올려놓을 곳이 생길 것이다. 뒤로 기대거나 걸터앉을 때는 반은 서고 반은 앉은 것 같은 느낌이 들어야 한다.

우리가 추천하는 워크스테이션의 다른 필수 요소는 발 지지대로 술집 가로대처럼 한 발을 올려놓을 수 있어서 더 편하게 서 있을 수 있게 해 준다. 스툴 아랫부분에 있는 레일이나 의자의 좌석을 사용해 발을 올리거나(아니면 의자 좌석의 경우 무릎을 쉬게 하거나), 책상 아래에 상자나 경사판을 놓아도 된다. '피젯 바(fidget bar)'라고 불리는 흔들거리는 발 받침대도 책상 아래 놓을 수 있다. 주변에 적당한 물건이 있으면 몸이 알아서 하중을 줄이고 평형을 유지하는 데 그것을 어떻게 사용할지 자연스럽게 찾아낼 것이다.

4. 올바르게 선 자세

스탠드업 책상을 사용하는 목적은 더 많이 움직이기 위한 것이므로 서 있는 시간 동안 자동으로 다양한 자세를 취하게 된다. 그러나 똑바로 서 있을 때 가장 좋은 자세는 기준 발 위치로 서 있는 것이다(163쪽 참조). 앞에서 이야기했던 것에 대한 기억을 되살리기 위해 해 보자. 발을 엉덩이 아래로 곧게 펴고 편하게 서 있을 때 체중이 발볼과 발뒤꿈치에 각각 50%씩 실려야 한다. 또한 아래를 내려다봤을 때, 발목은 안쪽이나 바깥쪽, 앞이나 뒤로 기울어지지 않고 발 중앙에 위치해야 한다. 발목이 한쪽으로 기울어지거나 무릎이 안으로 말리면 좋은 자세가 아니다.

5. 당신은 열심히 하고 있다

우리가 열심히 하고 있는 거라고 말할 때는 정말 그렇다는 의미다. 마라톤 훈련을 하듯이 스탠딩 워크스테이션 사용 훈련을 해야 한다. 소파에서 빈둥대기만 하다가 42.195km를 달릴 수 없는 것처럼 20년 동안 앉아만 있다가 하루에 8시간 서 있는 생활로 갈 수는 없다. 그렇게 하면 고통스러울 것이다. 건강의 열쇠를 찾았다고 생각하고 의욕에 불타던 많은 사람이 결국 스탠드업 책상을 내리는 버튼을 누르고는 다시는 올리지 않는다. 그러니 느긋하게 생각하라. 하루에 30분 정도로 시작해서 적당하다고 느껴지는 속도로 시간을 늘려가면 된다.

동적인 앉기

스탠드업 워크스테이션을 사용하려 하지 않거나 사용할 수 없는 사람들도 있다. 또한 대부분의 사람들이 앉아 있을 때 손가락을 조금 까닥거리는 것 말고는 거의 움직이지 않는다는 것도 잘 알고 있다. 하지만 그러지 말아야 한다. 앉아서도 더 많이 움직일 수 있다! 하지만 우리 말만 듣지 말라. 제임스 레빈의 연구실은 2016년의 한 연구에서 가만히 있지 못하게 설계된 의자나 발 받침대를 사용하면 에너지가 20% 더 소비된다는 사실을 보여 주었다. 그러므로 당신이 항상 앉아 있든, 앉았다 섰다를 반복하든 계속 움직일 수 있는 몇 가지 방법을 소개한다.

호흡하기

호흡은 움직임보다는 책상에 앉아 새우처럼 웅크린 자세로 목과 어깨, 등, 허리 등을 긴장시키지 않기 위한 것이다. 앉아 있을 때는 몸이 심호흡을 할 수 있는 자세로 잘 배열되어야 한다. 심호흡을 할 수 없다면 이는 움직이기 썩 좋은 자세가 아니라는 신호다. 일단 심호흡을 충분히 할 수 있는 상황이 되고 나서야 더 움직일 생각을 할 수 있다.

준비하기

몇 년 전, 두 권의 베스트셀러를 집필하고 이제 세 번째 책을 쓰기 시작하려던 한 작가로부터 자신의 사무실 환경 조성에 대해 조언을 해 달라는 부탁을 받은 적이 있다. 그는 앉아야만 집중할 수 있었기 때문에 스탠드업 책상은 불가능했다. 하지만 그는 집필 기간 내내 앉아 있으면 몸에 무리가 갈 수 있다는 것도 알고 있었다. 그리고 사실 이미 많은 시간을 앉아 있었기 때문에 골프 경기를 할 때에도 안 좋은 영향을 받고 있었다. 우리는 이 작가가 앉아 있는 동안 더 움직일 수 있게 해 줄 두 가지 물건을 추천했다. 하나는 피젯 바였다. 시중에는 흔들거나 밀 때 약간의 저항을 주는 여러 가지 발 받침대가 있다(앞서 말했듯이 스탠드업 책상에서도 사용할 수 있다). 움직임을 촉진하는 또 다른 장비는 몸통을 더 많이 움직일 수 있는 의자였다. '액티브 시팅(active seating)'이라는 완전히 새로운 범주의 앉기가 있는데, 여기에는 앉은 상태에서 움직일 수 있게 해 주는 의자나 스툴, 볼 등이 포함된다. 우리는 선호하는 의자가 따로 있지는 않고, 다만 경험에서 얻은 전반적인 규칙이 하나 있다. 책상 의자는 당신이 몸을 묻을 작고 아늑한 공간이 되어서는 안 된다는 것이다.

일어나기

야구 경기는 7회 말에 스트레칭 시간이 있다. 당신에겐 30분 스트레칭이 있다. 30분마다 의자에서 일어나야겠다는 생각이 들게 하는 것은 무엇이든 하라. 컴퓨터에 알림을 설정하거나 시계에 알람을 맞춰 두고 그대로 따르라. 1분 이상 일어나 스트레칭을 하든지, 화장실이나 휴게실에 가든지, 회사 주변을 한 바퀴 돌든지 무조건 움직이라. 일어설 수 없다면 30분 알람을 사용해 의자에 앉은 채로 그냥 더 움직여 보라.

가동 운동을 하며 휴식 시간 갖기

책상 바로 옆에서 할 수 있으면서 앉아 있기의 영향을 상쇄시키는데 도움이 될 쉬운 가동 운동 몇 가지가 있다. 무릎 꿇고 하는 등척성 운동(134쪽)은 척추에 가해지는 압박을 완화하는 데 도움을 주고 골반 확장을 촉진한다. 의자에 앉아서 한쪽 발을 바닥에 평평하게 댄 채 다른 쪽 다리를 구부리고 반대쪽 무릎 위에 발목을 올려 두 다리 모양이 4자가 되도록 한다. 구부린 다리에 손을 얹고 몸을 살짝 앞으로 기울여 왼쪽으로 회전한 다음 오른쪽으로 회전한다. 2분간 또는 가능한 한 오랫동안 두 자세를 번갈아 가며 반복한다. 다리를 바꿔 그대로 반복한다.

VITAL SIGN 10

우리의 슈퍼 파워, 잠 잘 자기
충분한 수면은 모든 신체 훈련의 중심축

평가 항목
수면 시간 계산

신체 훈련
더 나은 수면 계획

이제 마지막 바이털 사인에 도달했다. 그렇다고 이것이 가장 덜 중요한 것은 결코 아니다. 충분히 잠을 자지 못하면 이 책에 나오는 다른 모든 신체 훈련이 무의미하다고까지 말할 수는 없지만, 수면은 다른 모든 것이 돌아가는 중심축이자 핵심이다. 충분한 수면은 심혈관 건강이나 인지 기능에서부터 통증을 느끼는 방식에 이르기까지 수많은 방식으로 우리 몸을 지탱하는 것 외에도 지금까지 소개한 권장 사항을 따를 수 있는 에너지를 제공한다. 잘 자고 있다면 다른 아홉 가지 바이털 사인의 신체 훈련을 더 잘 해낼 수 있을 뿐만 아니라, 더 많은 효과를 볼 수 있을 것이다.

수면은 몸이 그동안 받은 스트레스로부터 회복하고 새로운 정보를 뇌에서 통합하는 시간이다. 그리고 사망의 주요 원인 15가지 중

7가지가 수면 부족과 관련이 있을 정도로 전반적인 건강에도 중요하다. 당신의 몸이 이불 속에 더 들어가 있어야 한다고 매우 열심히 경고하는 것도 다 이런 이유들 때문이다. 피곤하면 몸이 어떤지 생각해 보라. 행동이 느려지고, 의욕도 없고, 기운도 없어진다. 수면은 몸의 건강과 움직임에 관련된 결정을 포함해 당신이 하는 모든 것에 영향을 줄 수 있다. 지치면 건강에 좋지 않은 음식을 선택하게 되고 책상 앞에 주저앉아 있기 쉽다.

물론, 몹시 지쳤다고 매번 이런 일이 일어나는 것은 아니다. 인간의 몸은 믿을 수 없을 정도로 잘 견딘다. 이상한 자세를 취하고 잘 먹지도 못하고 잠도 거의 못 자도 몸은 여전히 기능할 것이다. 아프거나, 임신 중이거나, 대규모 프로젝트에 매달려 있을 때 몸이 그렇게 잘 견디지 못한다면 정말 곤란할 테니 감사할 따름이다. 하지만 차선의 삶을 어찌어찌 살아 나가는 것과 잘 사는 것은 별개의 문제다. 마찬가지로, 단기간에 중요한 것들을 대충 처리하는 것과 몇 주, 몇 달, 또는 몇 년에 걸쳐 처리하는 것은 천지 차이다. 완전히 망가지기 전까지는 지금 당장 그 피해를 경험하지 못할 수도 있다.

수면 재단(Sleep Foundation)에 따르면 35%의 사람들이 밤에 7시간도 못 잔다고 한다. 이들 대부분은 아마 더 많이 자고 싶을 것이다. 하지만 유감스럽게도 어떤 사람들에게는 아주 조금 자는 것이 자랑거리가 되기도 한다. 비즈니스 전문지들을 보면 하루에 겨우 4시간 밖에 자지 않으면서 열심히 뛰는 것으로 알려진 성공한 CEO와 정치인들을 즐겨 칭찬하고 있다. 관상동맥우회술을 받기 전까지는 잠을 잘 안 잤던 걸로 유명한 빌 클린턴(우연일까? 많은 스트레스와 불운한 DNA 탓일까? 어쩌면 전부 다일 수도 있다)은 어떤 대학교수로부터 훌륭한 남자들은 보통 사람들보다 휴식이 덜 필요하다는 말을 들었다고 한다. 연구진은 그런 남녀들을 '잠 못 이루는 엘리트'라고 부르는데, 어쩌면 그런 사람들이 소수 있긴 하다. 이들은 유전적으로 하룻밤에 5시간을 못 자고도 잘 살 수 있다고 한다. 하지만 수면 전문가들에 따르면 잠 못 이루는 엘리트들은 인구의 1%도 되지 않는다. 악의 없이 하는 말인데, 당신은 그들 중 하나가 아닐 가능성이 높다. 우리는 우리가 그런 부류가 아니라는 것을 안다. 사실상 7시간에서 9시간 자지 않아도 되는 사람은 아무도 없다. 직장에 가서 겸손을 떨며 '어젯밤에 4시간밖에 못 잤어요'라고 말하기 전에 동료들, 심지어 상사의 머릿속에 무슨 생각이 떠오를지 생각해 보라. '와, 이 사람 오늘 정말 일 잘하긴 틀렸군. 제대로 하는 게 없겠는걸. 큰 실수나 하지 않으면 다행이겠어!'

코로나19 대유행이 좋은 것이라고 말하는 사람은 아무도 없지만, 사람들이 일하는 방식이 변하면서 생긴 부산물 중 한 가지는 많은 사람들이 잠을 더 자게 되었다는 것이다. 이것이 궁극적으로 어떤 결과를 가져올지는 지금 당장 알 수 없지만, 코로나 대유행 이전에는 미국 질병통제예방센터에서 불면증을 공중 보건 문제로 규정할 정도로 분명히 수면 부족이 세계적인 문제였다.

이미 알고 있겠지만 우리 두 사람은 수면이라는 주제에 열정적이며, 수면을 우선순위에 두어야 하는 모든 이유와 숙면을 취할 수 있는 방법에 대한 몇 가지 아이디어를 공유함으로써 수면에 대해 우리가 취해야 할 태도를 알리고자 한다. 사람들은 모두 앞으로 거침없이 나아가는 방법은 알고 있다. 하지만 하루를 건강하게 마무리하는 법을 아는 사람은 별로 없다. 균형을 잃은 것이다. 몇 가지 간단한 수면 전략을 사용하면 도움이 될 것이다.

자, 당신은 어떤 상태인지 알아보자. 우리의 평가가 당신이 평균 몇 시간 잠을 자고 있는지 정직하게 살펴보는 데 도움이 될 것이다.

평가 항목: 수면 시간 계산

우리는 프로 운동선수, 군 장교, 아마추어 운동선수, 전혀 운동을 하지 않는 사람 등 개인이든 집단이든 함께 일을 할 때마다 사람들에게 잠을 얼마나 자는지 물어본다. 그리고 나서 사람들은 자기가 얼마나 자는지 축소 또는 과장해서 보고하기로 악명 높기 때문에, 실제로 자는 시간을 계산해 보라고 한다. 이것이 지금 당신이 해야 할 일이다. 자신이 얼마나 잠을 자고 있는지 정직하게 살펴보라. 얼마나 많은 시간을 침대에서 보내느냐가 아니라, 얼마나 많은 시간을 실제로 자는지 봐야 한다. 이와 마찬가지로 중요한 것은 다음 날 어떻게 느끼느냐다. 평균 8시간 자는 것도 좋지만, 수면의 질도 매우 중요하다.

우리의 평가에는 한계가 있다. 의원이나 병원에서 실시하는 의학적 수면 연구를 통해 당신이 충분히 수면을 취하고 있는지 알 수 있을 뿐만 아니라 수면의 여러 단계를 거치고 있는지(자세한 내용은 나중에 설명하겠다), 혹은 수면 장애가 있는지 판단하는 데 도움을 받을 수 있다. 마찬가지로 웨어러블 수면 추적 장치를 활용해 수면 단계와 야간의 수면 장애 요소들에 대해 어느 정도 파악할 수 있다. 수면 추적 장치를 만드는 회사들로는 가민(Garmin), 애플(Apple), 오우라(Oura), 핏비트(Fitbit) 등이 있으니 선택지는 많다. 거기다 숙면을 취할 수 있게 해 주는 모든 요소를 모니터링하고 깊은 렘 수면기를 촉진하기 위해 매트리스의 온도를 조정하는 슬립미(Sleepme)와 같이 몸에 붙이지 않고 침대 위에 놓는 수면 추적 장치도 있다. 이 모든 장치는 착용하는 제품과 착용하지 않는 제품 모두 일반적으로 수면 시간과 질에 대한 정보를 제공하기 위해 움직임이나 심박수를 추적한다. 이는 정말로 유용할 수 있다. 정보는 많을수록 좋다. 그러니 수면 추적 장치는 훌륭한 도구다. 하지만 우리는 자신의 수면 시간을 계산하고 다음 날 기분이 어떤지 살피는 것 또한 당신에게 정말 놀라운 일이 될 수 있다고 믿는다. 수면 시간을 계산해 보고 거기서부터 시작해 보자.

준비

사흘 밤의 평균 수면 시간을 계산한다. 주중과 주말의 수면 시간 편차가 큰지 살펴볼 수 있도록 금요일이나 토요일 밤을 포함해 계산하는 것이 좋다. 수면 시간을 계산하려면 침대와 종이 한 장, 계산을 할 수 있는 공간 말고는 별다른 도구가 필요하지 않다. 침대 협탁에

메모장을 놓아두면 밤에 잠이 깼을 때 얼마나 깨어 있었는지를 추정해 적을 수 있다. 아침이 되면 잊어버릴 수도 있으니 그러는 게 낫다.

테스트

테스트는 간단하다. 불을 끄고 잠자리에 든다. 그리고 다음 날 아침에 얼마나 오래 잤는지 계산해 보면 된다. 이때 화장실에 갔든 그냥 누워 있었든 한밤중에 깨어 있던 시간은 계산에 넣지 말아야한다. 잠이 드는 데 걸린 시간도 계산해 보고 그만큼 제하라. 완벽하지는 않지만 괜찮은 추정치가 나올 것이다. (물론 수면 추적기가 있으면 그것을 사용하면 된다.) 특별한 일이 없는 날을 골라 3일 밤을 이대로 해보라. 그리고 낮잠은 계산에 넣지 않는다. 이에 대해서는 나중에 이야기하자.

매일 밤 잠을 자고 난 후, 낮 시간이 에너지 측면에서 어떻게 흘러가는지도 평가해 보라. 정오 전에 졸렸는가? 아침에 정신을 차리는데 카페인이 필요했는가?

테스트 결과의 의미

매일 밤 잠을 잔 시간을 더하고 3으로 나눈다. 이 숫자가 당신의 점수다.

하루에 7시간도 못 잔다면 충분하지 않은 것이다. 등을 토닥이면서 "그래도 자고 있긴 하네요"라고 말해 주고 싶지만, 우리가 여기서 말하고자 하는 것은 그런 것이 아니다. 우리는 모든 사람이 잠을 적당히 잤다면 세상이 더 건강하고 친절한 곳이 되었을 것이라고 믿는다. 덜 자는 데 안주하지 말라! 하루 7시간 자는데 오전 10시나 11시까지도 졸려서 카페인에 의존해야 하는 상태라면 사실 자신은 8시간 또는 9시간을 자야 하는 사람이라고 생각하라. 만약 점수가 높은데도 피곤을 느낀다면 의사를 만나 보는 것이 좋겠다.

테스트를 언제 다시 하는 것이 좋은가?

매일 밤 해야 한다! 이미 (아마) 매일 밤 침실에 자러 들어가긴 할 테니 얼마나 자고 있는지 계속 기록만 하면 된다.

비타민 수면

사람들은 피곤해도 대부분 참는다. 하지만 아이들이 충분히 자지 못했을 때 어떤 행동을 하는지 살펴보면 우리 몸이 수면 부족을 어떻게 받아들이는지 들여다볼 수 있다. 딸들이 어렸을 때, 잠을 중요시했던 우리 부부는 아이들이 언제나 밤잠과 낮잠을 일정하게 잘 수 있도록 했다. 우리는 그런 부모였고, 그렇게 한 보람이 있었다. 우리는 항상 "그 집 딸들은 아주 예절 바르네요. 저렇게 착한 아이들은 처음 봐요"라는 말을 들었다. 그러면 우리는 언제나 서로 쳐다보며 웃곤 했다. 왜냐하면 다른 부분의 양육에 있어서는 아마 모두 F 학점을 받고 있을 터이기 때문이었다. 하지만 아이들은 잘 쉬었기 때문에 감정 기복도 덜했다.

두 살이 못 된 아이들은 예측 불가다. 하지만 아이들이 더 자랐을 때 바닥에 주저앉아 울고불고하면서 짜증을 내는 것은 보통 피곤하기 때문이다. 어른으로서 우리는 어디서 지고 나면 아마 대부분 주먹으로 땅을 치는 정도는 할 수 있어도, 바닥에 주저앉아 울고불고하는 호사를 누리지는 못한다. 그런데 만약 매일 이런 기분이라면 이는 뇌가 당신이 몸에 못 할 짓을 하고 있다고 메시지를 보내는 것이다.

잠, 즉 질 높은 충분한 수면은 너무나 중요해서 우리는 잠에 대해서만 한 권의 책을 쓸 수도 있다. 다른 많은 사람들이 그랬듯이 말이다. 특히 UC 버클리대학교 신경과학 및 심리학과 교수이자 인간 수면 과학 센터(Center for Human Sleep Science)장인 매튜 워커(Matthew Walker) 박사의 저서 《우리는 왜 잠을 자야 할까》(열린책들, 2019년)는 우리에게 많은 영향을 주었다. 당신은 우리가 수면을 왜 '바이털 사인 10'으로 선정했는지 이해하게 될 것이다.

뇌는 두말할 것 없이 신체의 가장 중요한 부분이다. 뇌가 없으면 다른 어떤 일도 일어나지 않는다. 그러니 뇌가 제 할 일을 하는 데 수면에 의존한다는 사실은 수면을 우선순위로 삼아야 할 가장 긴급한 이유가 된다. 오늘 밤 잠을 자는 동안, 당신의 뇌는 새로운 정보를 위한 공간을 마련하기 위해 기존의 정보들을 정리할 것이다. 또한 수면은 뇌가 기억을 생성할 수 있게 해 주며 학습 능력을 향상시킨다.

매튜 워커가 수행한 가장 흥미로운 수면 연구 중 하나는 오른손잡이 참가자들에게 왼손 타자를 배우라고 한 것이다. 그들은 한동안

이 운동 기능을 연습하고 12시간 후에 테스트를 받았다. 참가자들 중 절반은 저녁에 연습하고 밤에 8시간 수면을 취한 후 테스트를 받았다. 아침에 연습했던 나머지 절반은 그사이에 잠을 자지 않고 저녁에 테스트를 받았다. 누가 시험을 더 잘 봤을까? 잠을 충분히 잤던 사람들이다. 다른 그룹도 잠을 자고 난 후에 다시 시험을 봤더니 성적이 비슷하게 좋아졌다. 워커의 결론은 다음과 같다. 연습하라, 그리고 자라. 그러면 완벽해진다.

운동선수들이 몸이 요구하는 만큼 충분히 수면을 취했을 때 더 나은 운동 능력을 발휘한다는 것이 기정사실이 된 데는 이런 이유에서다. 반응 시간이 좋아지는 것 또한 같은 이유다. 휴식을 잘 취하는 운동선수들은 부상 발생률도 낮다. 이런 정보는 모든 사람에게 적용된다. 아이와 함께 공을 던지거나 자전거를 타려면 몸이 최상의 상태로 움직여야 한다. 운동이 고작 집 청소나 약간의 마당일 정도일지라도 우리 몸은 움직여야 하는데, 숙면을 취하면 더 잘 움직일 수 있다.

수면의 중요성은 단지 움직임과 관련된 뇌의 역할에만 있지 않다. 잠을 자는 동안, 우리 몸은 또한 근육의 회복과 성장을 촉진하고 움직임과 관련된 조직의 세포를 새로 만든다. 수면이 부족할수록 튼튼한 근육 조직이 줄어든다. 수면 부족은 또한 인슐린 민감성도 떨어지게 하는데, 이는 결과적으로 조직에 염증이 생길 가능성을 높여서 힘든 일을 잘 견디지 못하게 될 수 있다.

근골격계 질환으로 인한 통증의 정도 또한 수면 습관의 영향을 받을 수 있다. 수면이 부족하면 다음 두 가지 일이 발생할 수 있다. 하나는 통증을 의식에 전달하는 뇌의 영역이 더 예민해지는 것이다. 동시에 통증 인식을 무디게 하는 영역(몸 내부의 아스피린과 같은 역할을 하는 영역)은 덜 활성화된다. 반대로 긍정적인 측면을 생각해 보면 월요일에 허리가 아팠는데 숙면을 취하면 화요일에 덜 아플 수 있다. 통증으로 찾아오는 사람들에게 우리는 가장 먼저 얼마나 자고 있는지 물어본다. 수면은 통증에 대한 첫 번째 방어선이다.

이를 확대해서 생각하면 수면은 또한 전반적인 건강의 열쇠라는 것을 알 수 있다. 일상에서 수면은 면역체계를 튼튼하게 유지하여 일반 감기와 같은 바이러스로부터 신체를 보호한다. 2015년, 샌프란시스코 캘리포니아대학교가 이끄는 연구팀은 밤에 6시간 미만의 수면을 취하는 것만으로도 나이와 관계없이 감기에 걸릴 확률이 4배나 높아진다는 사실을 발견했다. 코로나19 대유행에서 나온 흥미로운 연구들 가운데 베이징에서 실시된 한 연구에서는 바이러스에 감염되기 일주일 전부터 잠을 적게 잔 사람일수록 증상이 더 심하다는 사실이 밝혀졌다. (이 연구는 또한 활동 스펙트럼의 두 극단, 즉 앉아서만 지내기와 과도한 운동이 질병에 대한 민감성을 높인다는 사실을 발견했다.)

훨씬 더 정신이 번쩍 들게 하는 것은 수면 부족이 당뇨병이나 비만, 우울증, 심장마비, 뇌졸중 등 생명을 위협하는 많은 질환뿐만 아니라 기대 수명 감소와도 관련이 있다는 연구 결과가 다수 발표되었다는 사실이다. 연구진은 수면 부족이 이러한 질병을 유발하는 이유를 관찰할 수 있었다. 예를 들어, 4시간 정도 자면 코르티솔 분비 (투쟁 혹은 도피 호르몬)가 증가했고, 인슐린 민감도는 감소하고 염증 수치는 높아졌다. 그런데 이들은 모두 당뇨병과 관련된 혈당 수치 상승에 기여하는 요인들이다. 수면이 부족하면 심장 또한 위험에 처하게 된다. 졸고 있을 때 심박수가 느려지는 데서 알 수 있듯이 잠은 심장이 쉴 수 있는 시간을 제공한다. 수면 중에는 혈압도 떨어진다. 잠을 충분히 자지 못하면 심혈관계는 회복할 시간도 없이 계속 과속으로 일하게 되는 것이다.

수면이 바이털 사인 6과 만나는 지점 중 하나는 식욕에 영향을 미친다는 것이다. 수면 부족이 체중 증가와 형편없는 음식 선택과 관련이 있다는 것은 잘 알려진 사실이다. 그래서 연구진은 그 이유를 찾아보기 시작했다. 우선 오래 깨어 있을수록 배가 고파져서 먹을 가능성이 더 높아진다. 여러 연구에서 수면이 부족한 피실험자들은 잘 쉬는 피실험자들보다 야식을 더 많이 먹는 것으로 나타났다. 그들은 또한 전체적으로 칼로리를 더 많이 섭취하기도 한다. 2021년에 발표된 54개의 수면 관련 연구에 대한 메타 분석에 따르면 수면이 부족한 사람은 하루에 약 204칼로리를 더 섭취한다. 별것 아닌 것 같지만, 몇 주나 몇 달로 곱하면 엄청난 양의 칼로리를 추가로 섭취하게 되는 셈이다.

여기에는 약간의 생화학 작용이 있다. 위스콘신 주에서 15년간 진행된 수면 연구의 일환으로 연구진은 조금 자는 사람들(하루에 5시간)과 오래 자는 사람들(하루에 8시간)은 식욕 관련 호르몬의 수치가 다르다는 사실을 발견했다. 수면 시간이 짧은 사람들은 식욕을 억제하는 호르몬인 렙틴의 양이 적고, 식욕을 자극하는 호르몬인 그렐린의 수치가 높았다. 또 다른 연구에서는 식욕을 비롯해 대마초의 성분과 유사한 특성을 가진 신경전달물질인 체내 칸나비노이드(eCB)에 대한 수면의 영향을 조사했다. 시카고대학교 연구진은 각각 8시간 30분과 4시간 30분 동안 자고 난 남녀의 칸나비노이드의 수치와 음식 섭취를 측정했다. 각각의 '취침량'은 4일 연속 지속되었다. 짧은 수면은 칸나비노이드의 자연스러운 상승과 하강 리듬을 바꾸어 놓았다. 이는 연구 대상자들이 수면이 줄어들었을 때 입에 맞는 간식(과학적으로 말해 정크푸드)을 더 많이 먹은 이유를 설명해 줄 수도 있다. 연구진은 사람들이 졸릴 때 간식을 참기 더 힘들어했다고 보고했다.

'나는 할 수 있는 것은 다 했다', 그래도 잠을 잘 수 없을 때

불면증이 만연해 있다. 성인의 10~30%가 만성 불면증으로 고통받고 있고, 노인의 경우는 그 수치가 48%까지 올라간다. 이는 건강상의 위기에 해당한다. 불면증은 우리의 전문 분야가 아니므로 정말로 잠을 이루지 못하고 있다면 수면 검사를 받아 보기를 권한다. 하지만 수면 전문가를 찾기 전에 도움이 될 만한 몇 가지 조언을 해 보겠다.

먼저, 바이털 사인 10을 살펴보고 목록에 있는 모든 전략을 시도해 보라. 우리는 불면증으로 고생하며 온갖 시도를 다 했다고 생각하는 사람들과 이야기를 많이 나누어 봤는데, 사실 모든 것을 다 한 것은 아니라는 사실을 알게 되었다. 그러니 모든 변수를 고려하라. 움직임, 빛, 소리, 전자기기, 일상적으로 하는 일 등 정말 모든 것, 특히 긴장을 푸는 요소들을 다 시도해 보라. 자기 전에 짧게 가동 훈련을 하면 몸이 잘 준비를 하는 데 정말로 도움이 된다.

그리고 무엇을 먹고 있는지도 살펴보라. 알코올은 수면 장애를 악화시킨다(355쪽에서 언급된 것처럼). 아주 많은 사람들이 복용하는 것으로 알려진 각성을 위한 카페인과 잠에 빠지게 해 주는 엠비엔(불면증 치료제 중 하나-역주)은 어느 정도 잠도 자게 해 주고 낮 시간에 깨어 있는 것 같은 느낌도 들게 해 주지만, 수면제로 유도된 수면은 뇌의 학습과 기억을 강화하는 데 도움을 주는 양질의 수면이 아니다.

'불면증'은 사람들이 잠을 잘 이루지 못할 때면 흔히 꺼내는 단어지만, 사실 의학적인 질환이다. 당신이 때때로 경험하고 있을 수 있는 증상은 그저 힘든 일일 뿐이다. 우리 모두 그렇듯이 스트레스를 특히 많이 받는 시기라면 수면에 영향을 받을 수 있다.

스트레스는 질병이나 죽음, 이혼, 업무 압박, 가족 문제 등 여러 가지가 있을 수 있다. 뭐든지 말해 보라. 어쩔 수 없는 일들이다. 때로는 그저 그 폭풍을 이겨 내고 나서, 할 수 있을 때 좋은 수면 습관을 되찾는 것밖에 별 도리가 없을 수도 있다.

수면 문제를 대하는 방식에 따라 상황이 달라질 수 있다는 것도 고려해 보라. 켈리가 처음 일을 시작할 때 함께 일했던 의사 중 한 명은 20년 동안 밤새 잠을 이루지 못해 애를 먹었다. 그는 잠든 지 4시간 만에 깨서는 다시 잠들지 못한 채 2시간 더 누워서 자신의 불운을 저주하고 수면 부족을 걱정하곤 했다. 그러다 결국 그 상황을 받아들이기로 결심했다. 그는 자리에서 일어나 침실을 나왔다. 그리고 다시 졸릴 때까지 약간 어두운 불빛 아래서 책을 읽은 다음 다시 침대로 돌아가 두어 시간 더 잠을 잤다. 그러다 보니 어느새 변화가 생겼다. 잠에서 깨 침대에 누운 채 잠 못 드는 걸 괴로워하는 것은 도움이 되지 않았다. 그래서 그는 책을 읽는 데 집중하면서 불안한 마음을 떨쳤다. 이것이 완벽한 방법이었을까? 아니다. 하지만 책, 느린 음악, 명상 앱, 양 세기(정말로!) 등 불면증으로부터 신경을 돌릴 수 있게 해 주는 것은 무엇이든 도움이 될 수 있다. 우리는 잠을 자고 싶게 만드는 것을 포함해 다양한 분위기와 기분을 자아내는 음악을 제공하는 과학적인 앱인 브라이언닷에프엠(Brain.fm)의 팬이기도 하다.

신체의 제동 장치

완전히 지친 나머지 너무나 피곤해서 거의 눈도 못 뜨고 그냥 침대에 죽은 듯이 누워 있을 때 잠이야말로 세상에서 가장 쉬운 일로 보인다. 하지만 우리 몸의 체계에서는 멈추는 것 같은 상태까지 속도를 늦추기가 쉽지 않다. 잠이 올 때까지, 그리고 자고 있는 동안 많은 일이 진행된다.

수면 욕구는 여러 생물학적 요인들이 결합해 발생한다. 그중 하나는 신체에 내장된 약 24시간 주기의 시계라고 할 수 있는 주기적 생체 리듬으로 대개 빛과 같은 환경적 요인들로부터 신호를 받는다. 이 몸속의 알람은 아침에 일어나고 하루가 저물면 졸리게 만드는 다른 생리적 메커니즘을 촉발한다. 인간은 대부분 거의 비슷한 24시간 주기의 생체 리듬을 가지고 있지만, 모두 다 똑같지는 않다. 그래서 당신은 자정을 넘겨서도 자고 싶지 않은데, 친구는 일찍 자고 일찍 일어나는 쪽일 수 있는 것이다. 어떤 성향이 다른 성향보다 반드시 더 낫다고 할 수는 없다. 가장 중요한 것은 당신이 필요한 만큼 자는 것이지, 언제 자느냐가 아니다.

수면의 또 다른 주요 촉매제는 '항상성 수면-기상 욕구(homeostatic sleep-wake drive)'로 알려져 있다. 24시간 생체 리듬과 함께 작동하는(그리고 이름에서 알 수 있듯이) 이것은 우리가 잠이 든 다음 몇 시간 후에 깨어나게 만든다. 이 방정식의 수면 측면, 즉 수면 압력은 화학 물질인 아데노신에 의해 유발되는데, 아데노신은 신경계의 졸음 영역을 자극함과 동시에 각성 영역을 진정시킨다. 생리학에 관심이 있는 사람이라면 여기에 주목할 만하다. 하지만 카페인에 빠져 있는 사람이라면 더 주목해야 한다. 카페인은 보통 아데노신을 숙주로 하는 수용체에 달라붙어 이 화학 물질이 졸음을 유발하지 못하게 하는 방식으로 작용한다.

카페인은 우리 눈을 번쩍 뜨이게 해 주는 것으로 사랑받는 반면, 멜라토닌은 때때로 그 반대 방향으로 작용하는 것으로 잘못 알려져서 지나치다 싶게 소중히 여겨지는 보충제다. 몸에서 자체적으로 생성되는 호르몬의 일종인 멜라토닌은 어둠이 시작되면서 혈류에 많이 분비되기 시작하고, 날이 밝아지기 시작하면서 감소되는 호르몬이다. 이 호르몬은 이렇게 24시간 주기의 리듬을 조절하는 것을 도와주지만, 많은 사람들의 기대와는 달리 진정 효과도 없고 처방전 없이 구할 수도 없다. 그렇다고 멜라토닌이 도움이 되지 않는다는 말은 아니다. 멜라토닌은 시차 적응과 수면-기상 주기의 변화로 인한 수면 장애에 도움이 되는 것으로 밝혀졌다.

아무 탈 없이 밤에 8시간 동안(또는 그 정도로) 숙면을 취할 때, 신체는 순차적으로 네 개의 수면 단계를 순환한다. 각 단계는 고기능적인 인간을 만드는 데 있어 고유한 역할을 한다. 처음 세 단계는 '비급속 안구 운동 수면(NREM, 이하 비렘수면)으로 알려져 있는데, 이들 단계 중 처음 두 단계를 거치는 동안 몸과 뇌가 이완되기 시작하면서 가벼운 잠에 빠진다. 이때 근육은 긴장이 풀리고 호흡과 심장 박동은 느려진다. 3단계인 깊은 잠에 도달하면 하루 동안 의무를 다하느라 지친 몸이 회복 단계로 들어간다. 이때 근육이 회복되고 성장하며, 뇌는 새로운 기억과 데이터를 위한 공간을 만든다. 그런데 뇌는 안구가 급속하게 움직이는 급속 안구 운동 수면(REM, 이하 렘수면)인 4단계에 들어서야 진짜 일을 한다. 이 단계는 뇌가 활발히 활동하면서 매우 생생하게 꿈을 꾸게 하고, 기억을 만들고, 우리가 온종일 수집한 정보를 통합하는 단계다. 밤새 우리 몸은 렘수면과 비렘수면 사이를 오간다. 둘 다 매우 중요한데, 이것이 7~9시간 동안 충분히 수면을 취하는 것이 매우 중요한 이유다. 적게 자는 사람들은 둘 중 하나, 혹은 두 종류의 수면 모두가 주는 혜택을 보지 못할 수가 있다. 더 놀라운 것은 렘수면 부족이 노인과 중년의 사망률 증가와 관련이 있다는 것이다. 그 이유는 구체적으로 알려지지 않았지만, 연구에 따르면 렘수면이 5% 감소할 때마다 사망률이 13~17% 증가한다고 한다.

우리가 수면을 매우 중요시하고, 심지어 약간의 강박관념까지 갖게 된 것은 바로 이런 데이터 때문이다. 우리도 완벽해진 것은 아니다. 우리는 둘 다 쉽게 수면을 방해받는 편이다. 왜냐하면 켈리는 아주 어두운 침실에서 안대를 쓰고 있어도 딸아이가 언제, 집 어디에 불을 켜 놓았는지를 여전히 알 수 있고, 줄리엣은 불안 때문에 잠에서 깨기 쉽기 때문이다. 하지만 밤에 잠에서 깨는 것은 꽤 일반적인 일이다. 그리고 나이가 들수록 그와 관련된 생체 리듬과 호르몬의 변화 때문에 더욱 그렇다. (힘든 부분은 다시 잠드는 것이다. 351쪽을 참조하라.)

밤에 얼마나 깨어 있는지도 모르고 아침에 일어나면 몸이 가뿐하지 않은 이유가 무엇인지 궁금할 수도 있다. 몇 년 전, 유명한 종합격투기 선수이자 예술가이며, 팟캐스트 진행자인 카일 킹스베리(Kyle Kingsbury)가 우리를 방문했다. 그 당시 그에겐 어린 자녀가 있었다. 그는 이렇게 말했다. "아니, 저는 매일 밤 9시간 반 동안 침대에 누워 있었는데도 왜 일어날 때마다 피곤한지 모르겠습니다." 하지만 카일은 수면 추적 시계를 구해 사용해 보고 자기가 아이 때문에 35번 정도 자다가 깬다는 사실을 알았다. 그것도 아이가 깨운 게 아니라, 그가 단지 신경이 예민한 새내기 부모였기 때문에 그랬던 것이었다. '아이가 아직 살아 있나?' 뭐 이런 식인 것이다. 그는 이렇게 말했다. "사실 그걸 알고 나니 기분이 좋았어요. 마침내 이유를 찾아냈기 때문이죠."

아기처럼 자는 것은 실제로 아기일 때만 가능하기 때문에(때로는 아기일 때도 가능하지 않을 수 있지만) 우리는 최대한 많이, 그리고 최대한 양질의 잠을 잘 수 있도록 가능한 한 모든 전략을 사용한다. 이러한 전략은 '수면 위생'으로 알려진 것으로, 몸과 뇌가 완전히 숙면에 빠질 수 있게 해 주는 효과가 입증된 일련의 행동들이다. 대부분의 의사는 불면증에 수면제 대신 이러한 실천 사항들을 먼저 처방한다. 우리는 이를 깊이 신뢰하며 필사적으로 지키려고 노력한다. 그리고 이를 일상에 적용해서 밤에 숙면을 취했을 때 어떤 변화가 생기는지 알게 되면 당신도 그럴 것이다. 이러한 행동이 바이털 사인 10의 신체 훈련이다. 다음 섹션에서 우리는 그것들을 쉽게 활용할 수 있는 방법을 제시하고 왜 당신이 거기에 전념할 가치가 있는지 알려 주겠다.

신체 훈련: 더 나은 수면 계획

수면에 관한 책을 읽거나 수면에 관한 전문가와 상담해 보면 한결

같이 얻게 되는 중요한 정보가 있다. 취침 일상 수립이 성공적인 수면에 있어 가장 중요한 요소라는 것이다. 이는 수면 전문가들만 하는 말이 아니다. 우리도 개인적인 경험을 통해 매일 밤 수면 위생을 실천하면 정말로 효과가 있다는 것을 알게 되었다. 몸에 같은 신호를 반복적으로 주다 보면 잠들기가 쉽고 밤새 숙면을 취할 수 있게 된다는 것을 당신도 알게 될 것이다. 다음은 우리가 수면 위생을 위해 추천하는 최고의 실천 사항 10가지다.

1. 같은 시간에 자고 깨기, 주말에도.

우리는 마치 엄격한 수면 일상이 필요한 유아인 것처럼(적어도 부모로서 우리는 그렇게 했다), 매일 밤 같은 시간에 잠자리에 들고 매일 아침 같은 시간에 일어나려고 노력한다. 주말에는 조금 더 쉴 수 있지만 그래도 그렇게 많이 자지는 않는다. 거기에는 그만한 이유가 있는데, 수면 주기는 습관을 좋아하기 때문이다. 같은 일정을 유지하면 밤에 더 쉽게 잠들고 아침에 더 쉽게 일어날 수 있을 것이다. 게다가 주말에 정오까지 잔다고 해서 잃어버린 평일 수면이 완전히 보충되는 것도 아니다. 마찬가지로 낮잠도 좋은 해결책이 아니다. 낮잠은 30분 이상 자면 깊은 수면이라는 회복 단계에 들어갈 수 있는 등 유익할 수도 있지만, 부족한 밤잠을 보충할 수는 없다. 또한 밤에 잠들기 더 어렵게 만들기 때문에 수면 부족의 악순환을 지속시킬 수 있다. 낮잠을 자려면 오후 3시 이전에 잠깐만 자도록 하라.

2. 온종일 움직이기

이 책에 있는 다양한 신체 훈련들을 열심히 하고 있다면 특히 바이털 사인 4의 걷기를 실천하고 있다면 당신은 이미 온종일 움직이고 있는 셈이다. 걷기가 수면과 어떤 관련이 있는지는 152쪽을 참조하라. (요약 버전: 걷기는 몸을 피곤하게 한다. 그리고 낮에 걸으면 정상적인 생체 리듬을 유지하는 데 도움이 된다.) 움직임과 수면이라는 주제를 다룰 때, 우리는 밤에 운동을 해도 괜찮냐는 질문을 자주 받는다. 이것이 나쁜 생각일 수도 있는 그럴 만한 이유가 있다. 운동은 몸의 심부 체온을 높이고 몸을 각성시켜서 잠들기 어렵게 할 수 있다. 그러나 잠들기 얼마 전에 운동을 하는지, 혹은 체질적으로 저녁형 인간인지 아침형 인간인지 등 변수가 매우 많다. 운동에 있어 가장 중요한 것은 언제 운동을 하느냐가 아니라 조금이라도 운동을 하는 것이다. 그렇다, 만일 운동 때문에 잠이 오지 않는다면 일정을 조정해 보고, 아침에 하는 심혈관 운동이 생체 리듬을 조절하는 데 도움이 된다는 사실을 명심하라. 하지만 무조건 밤 운동이 나쁘다고 판단하지 말아야 한다. 항상 그렇듯이 자신의 몸에 귀를 기울여야 한다.

3. 카페인 주의하기

카페인은 커피나 차, 초콜릿, 에너지드링크, 기타 다른 음식(여전히 카페인이 들어 있는 디카페인 음료 포함) 등 무엇을 통해 섭취하든 체내에서 제거되기까지 약간의 시간이 걸리며, 예상보다 훨씬 더 많은 시간이 소요될 수도 있다. 사람마다 다르긴 하지만 카페인의 절반이 대사되는 데 4~6시간이 걸린다. 그리고 일단 신체에서 그 효과가 정점에 이른 후에는 수면을 방해하는 힘이 줄어들긴 하지만 몇 시간 후에도 여전히 잠들기 어렵게 할 수 있다. 한 연구에서는 잠자기 6시간 전에 400mg의 카페인을 섭취했던 사람들이 평소보다 평균 한 시간 잠을 자지 못한 것으로 나타났다. 제조 방법에 따라 다르긴 하지만 이는 무게 225g의 커피 약 네 잔이나 스타벅스의 오버 사이즈 커피 한 잔에 들어 있는 카페인과 같은 양이다. 사람마다 다 다르므로 자신만의 카페인 차단 시간을 설정해야 한다. 켈리는 오후 4시, 줄리엣은 오후 2시다. 당신의 차단 시간은 언제여야 하는지 실험을 통해 알아보도록 하라.

4. 침실에서 전자기기 없애기, 혹은 자기 전에는 제한하기

스마트폰이 있다면 더 말할 필요가 없을 것이다. 뉴스나 가십, 사랑하는 사람들과의 연락, 업무 정보, 갖가지 오락 거리, 달력, 건강 데이터 등 스마트폰의 수많은 애플리케이션은 정말로 거부하기 어렵다. 당신은 시도 때도 없이 그것들을 스크롤하게 된다.

이 책 전반에 걸쳐 우리는 어떻게 현대 기술이 우리의 몸을 원래의 행동 방식으로부터 멀어지게 했는지에 관해 이야기했다. 우리는 일반적으로 1800년대부터 존재해 온 전구를 현대 기술이라고 생각하지 않지만, 이것조차 문명화된 삶 어디에서나 우리의 낮 시간을 인위적으로 연장시킴으로써 몸에 피해를 입힌다. 졸음을 유발하는 호르몬인 멜라토닌의 분비가 어둠에 의해 촉발된다고 한 것을 기억할 것이다. 인공적인 빛은 멜라토닌의 분비를 지연시킨다. 따라서 우리가 자연스럽게 잠들게 되는 시간도 몇 시간 지연된다. 우리는 지금 그런데 꽤 익숙해져서 전구가 없던 조상들보다 취침 시간이 더 늦어졌다. 거기다 요즘엔 블루라이트를 방출하는 LED 전구가 널리 사용되는데, 이것까지 투입되면 치러야 할 대가가 더 커진다. 백열전구의 불빛보다 각성 효과가 더 큰 블루라이트는 TV나 게임기, 스마트폰, 태블릿, 컴퓨터의 화면에서 뿜어져 나온다. 당신은 어둠 속에 앉아 있을지 몰라도 주변을 밝히고 있는 LED 불빛이 여전히 당신의 뇌에 깨어 있으라는 신호를 보내고 있다. 일단 기기를 모두 끄더라도 각성 효과는 계속 남아 있을 수 있다. 그리고 멜라토닌은 그 뒤에 나오기 때문에 졸음이 오기까지 시간이 좀 걸릴 것이다. 이는 필연적으로 수면 부족으로 이어지는데, 연구에 따르면 특히 렘수면이 줄어드는 결과를 낳는다.

침대 옆 램프의 LED 전구를 백열등으로 교체해 자기 전에 블루라이트에 노출되는 것을 막는 것이 문제 해결로 가는 첫걸음이다. 침실에서 전자기기 사용을 금지하고 잠자기 2~3시간 전에 전자기기를 모두 끄는 것 또한 수면을 방해받지 않는 이상적인 방법이다. TV 시청등이 저녁 시간에 즐겨 하는 활동이라는 것을 알기 때문에 '이상적'이라고 하는 것이다. TV를 절대로 보지 말라는 것이 아니다. 하지만 이제 수면을 방해하는 블루라이트의 힘에 대해 알게 되었으니 밤에 자신에게 무슨 일이 일어나고 있는지 살펴보라. 너무 늦게까지 깨어 있다가 겨우 전자기기를 껐는데 잠이 들기 어려운가? 상황에 맞게 전자기기 사용 습관을 바꿔 보라. 예를 들어, 우리가 지금 사는 집에 이사 와 보니 침실 벽에 텔레비전이 걸려 있었다. 전에 침실에 텔레비전을 둔 적이 없었던 우리는 신이 났다. 하지만 한 달 정도 지나서 어떤 프로그램을 늦게까지 보고 있는 우리 모습을 발견하고는 텔레비전을 벽에서 떼어냈다. 그 이후로 우리 침실은 전자 제품이 없는 공간이 되었다.

하지만 이것은 우리의 경우다. 당신에게는 무리한 요구일 수 있다. 침대 협탁에 휴대폰을 올려놓고 자야 한다면 최소한 자는 동안에는 '방해 금지 모드'로 설정해 놓아야 한다. 만일 침실 TV를 없애거나 침대에서 편하게 TV를 보는 것을 포기할 생각이 없다면 금지 시간을 정하라. 적어도 취침 시간 30분 전에 TV를 꺼야 한다. 그리고 램프를 끌 때까지 책을 집어 들라.

5. 술은 아주 적게 마시기(혹은 전혀 마시지 않기)

알코올은 훌륭한 사기꾼이다. 사실 술은 잠 못 들고 뒤척이는 밤만 선사할 뿐이지만 마시면 숙면에 도움이 될 것이라고 믿게 한다. 알코올에는 진정 작용도 있고, 사실 머리를 떨굴 정도로 졸리게 할 수 있는 것도 맞다. 하지만 매튜 워커에 따르면 그것은 진정한 수면이 아니다. 《우리는 왜 잠을 자야 할까》에서 그는 이렇게 말한다. "알코올의 힘을 빌려 이르게 되는 전기적 뇌파 상태는 자연스러운 수면이 아니라 오히려 가벼운 마취 상태와 같다." 수면이 시작되면 뇌파는 대개 방해를 받는다. 그리고 술을 먹지 않았다면 정연한 시간순으로 진행되었을 수면 주기가 혼란에 빠진다. 특히 렘수면이 체내 알코올 분해로 방출되는 화학 물질에 의해 억제되어 수면에 어려움이 생긴다. 결론적으로 말하겠다. 알코올은 좋지 않다. 비교적 적은 양의 알코올도 뇌의 정보 소화 능력을 떨어뜨린다.

워커는 밤에 숙면을 취하고 싶다면 술을 마시지 말라고 조언한다. 수면 재단(Sleep Foundation)은 잠자기 4시간 전부터는 술을 마시지 말라고 권고한다. 분명히 이는 개인적인 선택으로 각자 목표에 따라 결정하면 된다. 하지만 알코올이 수면을 방해할 뿐만 아니라, 원기가 회복되는 수면 중에 일어나는 운동 후 조직의 복구와 재생을 일부 저해한다(운동선수들이 유의해야 할 점)는 증거는 확실하다. 훕(Whoop, 웨어러블 생체 인식 기기를 판매하는 회사-역주)은 웨어러블 피트니스 트래커 사용자들의 데이터를 수집해 분석한 결과 전날 술을 마셨다고 보고한 사용자들의 심박 변이도와 안정 시 심박수, 즉 회복과 건강을 측정하는 이들 지표에 부정적인 영향을 받았다는 사실을 알아낼 수 있었다.

게다가 훕은 또한 대학 운동선수들을 대상으로 실시한 연구에서 술을 한 잔 정도 소량 마신 운동선수들이 회복하는 데 걸리는 시간이 4~5일 정도 된다는 사실도 알아냈다. 줄리엣의 경우, 수면 추적 수치 분석을 통해 많은 것을 알게 되었다. 코로나로 약 5주 동안 술을 전혀 마시지 못한 그녀는 병이 나은 직후 오랫동안 보지 못한 친구들을 만나러 나갔다. 그리고 술을 한 잔 마셨다. 다음 날 아침 그녀의 수면 추적기에 나타난 수면의 질은 25점(100점 만점)이었다. 술 한 잔이 바이러스보다 수면에 더 나쁜 영향을 미친 것이다. (코로나에 걸렸을 때의 점수는 32점이었다.)

6. 몸 식히기

체온은 수면이라는 기계의 바퀴를 움직이는 데 도움을 주는 핵심 요소다. 24시간 주기의 리듬이 수면을 자극하는 데 도움을 주는 방법 중 하나는 자기 전에 몸을 식히는 것이다. 어둠이 내리기 시작하면 심부 체온이 1~1.5℃ 정도 자연적으로 떨어지는데, 이는 멜라토닌 분비 촉진에 도움이 된다. 침실 온도를 18℃ 정도로 유지하면 이 과정에 도움이 된다. 시원하면 수면의 질이 더 좋아진다는 말이다. 이상하게 들릴지 모르지만 자기 전에 따뜻한 목욕이나 샤워를 하는 것도 이 과정에 도움이 된다. 따뜻한 물은 피를 피부 표면으로 끌어당기고 몸 중심부의 열을 내린다. 목욕이나 샤워, 또는 뜨거운 욕조에 10분간 몸을 담그는 것도 긴장 완화 효과가 있어서 쉽게 꿈나라로 가는 데 도움을 줄 수 있다.

차가운 물로 샤워를 하면 체온이 조절되어 잠을 더 잘 자게 될 거라는 말이 일리는 있어 보이지만, 이러한 가설을 실험한 연구들은 엇갈린 결과를 보여 주었다. 우리는 개인 수면 실험실에서 취침 시간 바로 직전에 아주 차가운 물로 목욕을 하면 몸이 활성화된다는 사실을 알게 되었다(276쪽 '대조 연구: 냉온수 치료법' 참조). 하지만 우리는 한여름 열대야에 에어컨이 없는 집에서 잠자기 전에 몸을 식히기 위해 찬물 목욕을 하는 것을 반대하는 것은 아니다.

7. 긴장 풀고 쉬기

우리 친구 중 한 명인 네이비실 출신 의사 커크 파슬리(Kirk Parsley) 박사는 취침 한 시간 전에 알람을 설정해 두고 잠잘 준비를 하라고 권한다. 이 시간에 전자기기를 끄고(아직 안 껐다면) 책(종이책)을 읽거나, 연조직 가동 운동을 하거나, 따뜻한 물로 목욕이나 샤워를 하거나, 긴장을 풀면 잠들기가 더 쉬워진다.

8. 침실 환경을 어둡고 조용하게 만들기

만약 얕은 잠을 자는 사람이라면, 그러니까 삐걱거리는 아주 작은 소리나 거리의 자동차 헤드라이트 빛에도 잠에서 깨는 사람이라면 감각 차단을 실행해 보라. 암막 그늘이나 커튼, 귀마개가 도움이 될 것이다.

9. 침대에서 보내야 하는 시간을 과하다 싶을 정도로 중요하게 생각하기

수면 시간 계산 평가 항목에서 침대에 누워 있긴 했지만 사실 잠들지 않은 시간은 빼라고 했다. 우리가 우리 자신의 수면을 추적하면서 알게 된 한 가지 사실은 잤다고 생각하는 시간 중 약 한 시간은 깨어 있는 시간인 경우가 매우 흔하다는 것이다. 8시간 자려면 실제로는 9시간 동안 침대에 누워 있어야 한다는 사실을 깨달으면서 우리에게 큰 변화가 생겼다. 그래서 사람들이 "저는 10시에 누워서 6시에 일어났으니 8시간 잔 겁니다"라고 말하면 우리는 그렇게 빨리 잠들지는 못한다고 말한다. 아마 그 사람은 7시간밖에 못 잤을 것이다.

10. 여행 중이어도 취침 일상 그대로 하기

특히 시차가 있는 지역을 여행하다 보면 수면에 어려움이 생길 수 있다. 늦은 저녁까지 이어지는 업무상 회식이나 휴가 활동 등은 규칙적인 수면에 차질을 준다. 이해한다. 어떤 날은 밤에 5시간밖에 못 잘 수도 있지만. 이를 피할 방법은 없다. 그렇다 해도 술을 자제하는 등 집에서 하는 취침 전 습관에 전념한다면 피해를 줄일 수 있다.

우리는 여행지에 도착하면 체육관의 위치나 운동할 수 있는 장소를 정신없이 찾아다니지 않는다. (여행 중에는 몸이 매우 고되다.) 그냥 몸을 지치게 해서 잠을 잘 잘 수 있도록 하고, 시차 문제가 있으면 현지 시간에 맞추기 위해 산책을 나가 햇빛을 쬘 뿐이다. 그러고 나서 잠자리에 들 시간이 되면 비록 평소보다 늦더라도 우리의 전형적인 일상을 따라간다. 암막 커튼을 치고, 안대를 하고, 귀마개를 꽂고, 휴대전화를 비롯한 전자기기들을 끈다. 뇌는 이러한 것들을 수면과 연관 짓게 되어 있으며, 파블로프의 개처럼 거기에 순종한다.

잠에 집착하는 필자 침실 엿보기

이미 들어서 상상이 가겠지만 우리는 잠에 약간 집착하기 때문에 그 열정이 침실에 녹아 있다. 자세히 설명 해보겠다. 먼저 창문으로 빛이 스며들지 않도록 암막 블라인드가 쳐져 있다. 더 깜깜한 상태로 누워 있으려고 안대를 쓰고 귀마개도 낀다. 어떤 날에는 입을 다물고 있으려고 테이프도 붙인다.

이 외에도 우리는 각자 냉난방이 조절되는 환경을 마련해 두었다. 체질적으로 몸이 잘 더워지는 켈리는 냉수가 흘러 체온이 오르는 것을 막아 주는 칠리(Chilli) 패드를 깔고 잔다. 이 패드는 아침이 가까워지면서 온도가 자동으로 조절되어 얼음장 위에서 잠을 깨는 것 같지 않도록 해 준다. 줄리엣은 너무 춥지도 덥지도 않게 체온을 조절해 주는 장치가 달린 묵직한 담요를 사용한다. 현재 시중에는 이런 수면용 액세서리들이 많이 판매되고 있는데(스마트 매트리스 포함), 이는 부부간 체온 차이로 인한 다툼을 해결할 수 있는 첨단 기술 해결책이다.

우리 스스로도 이러는 게 좀 지나치다고 인정은 하지만, 우리에겐 잘 자는 게 우선이다. 그렇지만 체온이나 다른 요소들을 통제하려고 고가의 기기에 투자할 필요는 없다. 작은 선풍기를 돌리거나 물에 담가 얼린 수건을 몸통 위에 올려놓으면(또는 겨드랑이에 끼우면) 몸을 식혀 줘 잠을 자는 데 큰 도움이 된다. 수면 마스크와 귀마개는 값도 저렴하고, 잠이 드는 데 도움이 되는 잔잔한 소리가 필요하다면 백색소음기도 그리 비싸지 않다. 우리의 개인 침실을 보고 얻어 갈 것이 있다면 침실이 전통적인 디자인 기준에 부합하지 않아도 된다는 것이다. 잠을 잘 자게 해 줄 특별한 장비를 찾아 침실에 배치해 두면 된다.

MAKING IT ALL WORK

가능한 모든 방법으로 움직일 시간

24시간 주기 활동 목록 및 21일 몸 움직이기 챌린지

수천 년 전에 태어났다면 이런 질문을 할 필요가 없었을 것이다. "내 몸을 위해 해야 하는 모든 것들을 어떻게 다 할 수 있을까?" 여기서 말하는 모든 것들은 자연스러운 일상생활의 일부였을 것이다. 하지만 21세기인 지금, 우리는 대부분 바쁜 삶을 살고 있고, 그중에는 자신을 돌보기 위해 시간을 내는 데 익숙하지 않은 사람들도 있다.

우리는 이 모든 것을 다 해내기 위한 우리의 접근법을 '24시간 주기 활동 목록'이라고 부른다. 이 이름은 우리 몸을 돌보는 것이 하루 주기로 돌아간다는 사실을 암시한다. 우리에겐 정해진 하루 일정이 있어서 어떤 날은 좀 더 느슨하게, 너무 바빠서 도저히 다 지킬 수 없는 날은 일부 생략하면서 그것을 지킨다. 하지만 대체로 우리는 온종일 시간에 맞춰 규칙적으로 일련의 행동을 하면 일정한 방향을 유지할 수 있다는 사실을 알게 되었다.

사람들은 모두 다르다. 예를 들어, 이전 장에서 이야기한 올빼미족과 종달새족이 있을 수 있다. 당신의 하루는 우리와 다를 수 있다. 우리 부부도 하루를 사는 방식이 서로 다르기 때문에 우리 두 사람의 하루도 각각 약간씩 다르다. 그러나 모든 사람이 사용할 수 있는 한 가지 전략은 자신의 하루를 보고 '내가 통제할 수 있는 시간은 몇 시간인가?'라는 질문을 해 보는 것이다. 대부분의 사람에게 그것은 9시부터 5시까지의 시간(과잉 성취자인 경우는 한두 시간을 더 주거나 줄일 것)이며 아마 점심시간 정도가 더해질 수 있을 것이다. 일단 자신만의 시간이 생기면 해야 할 일들을 짜임새 있게 배치할 수 있다.

어떤 사람들은 이 책을 끝까지 읽고 다양한 신체 훈련을 일상에 알맞게 적용할 것이다. 하지만 정형화된 계획을 좋아하는 사람들을 위해 다음 두 가지를 알려 주고 싶다. 하나는 '24시간 주기 활동 목록'이고, 다른 하나는 '21일 몸 움직이기 챌린지'다.

수년에 걸쳐 우리는 더 레디 스테이트(The Ready State)의 회원들을 위해 각기 다른 피트니스 요소(예: 실내 사이클링, 스쿼)를 반영한 많은 도전 과제를 만들어 냈다. 여기 있는 '21일 몸 움직이기 챌린지'는 특별히 이 책에 있는 가동 운동 및 기타 훈련에 대한 로드맵으로서 설계되었다. 이 로드맵은 각자가 모든 도전 과제를 일단 시도해 보고, 어떤 것이 인상 깊은지, 어떤 것이 최우선 순위가 되어야 하며, 어떤 것을 덜 해도 될지를 결정하는 데 도움이 될 것이다. 열흘 동안 테스트를 진행하면서 가동 운동을 병행해야 하므로 시작은 천천히 한다. 우리는 항상 우리의 도전이 사람들이 새로운 습관을 생활에 접목할 수 있도록 돕는 관문이라고 생각한다. 이번 챌린지도 다르지 않다. 자, 튼튼한 몸, 말하자면 하고 싶은 것을 모두 통증 없이 활기차게 할 수 있는 몸을 얻는 방법에 대해 모두 읽었다. 이제 가능한 모든 방법으로 움직일 시간이다!

시간대별 24시간 주기 활동

시간	활동
오전 6:00	기상. 소금 한 꼬집과 레몬을 넣은 물 한 잔 큰 컵으로 마시기
오전 6:30	몇 가지 가동 운동과 호흡 훈련을 함께 하면서 몸 풀고 운동하기
오전 7:30	운동 마치고 아이들 배웅하기. 몇 가지 가동 운동을 하고 몸의 열을 식히면서 걷기(3,000보)
오전 8:00	아침 먹고(과일 채소류와 단백질 하루 필요량의 3분의 1) 커피 마시기, 사무실에 가져갈 점심 도시락 준비하고 옷 차려입기
오전 9:00	스탠드업 책상 사용 훈련을 하면서 업무 시작하기. 걸으면서 전화하기(1,000~2,000보). 잠시 쉬면서 균형 운동 하기
오후 12:00	점심 식사 하기(하루 필요한 과일 채소류와 단백질 양의 3분의 1). 식사 후 산책하기(3,000보)
오후 1:00	스탠드업 책상 사용 훈련하면서 다시 일하기. 카페인 금지 시간(커피 더 마시지 않기)
오후 5:00	퇴근하고 집으로 가기. 마지막으로 걸으며 그날의 걸음 수 늘리기(3,000보)
오후 5:30	저녁 식사 준비하기(과일 채소류와 단백질 하루 필요량의 3분의 1)
오후 6:30	가족과 함께 저녁 식사하기
오후 7:30	설거지하고 가족들과 시간 보내기. 바닥에 앉아 TV를 보면서 몸의 열 식히기
오후 8:30	전자기기 끄기. 뜨거운 물 목욕이나 더운물 샤워 하기. 10분간 연조직 가동 운동 하기

오후 9:30	침대에서 책 읽기
오후 10:00	불 끄고 잠들기
오후 10:00~ 다음 날 오전6:00	수면

21일 몸 움직이기 챌린지

일차	테스트	일일 훈련	가동 운동
1일차	바닥에 앉았다 일어서기 테스트	• 다양한 자세로 바닥에 앉기(67-69쪽) • 양반다리로 앉기 • 두 다리 90도 접고 앉기 • 오래 앉기 • 한쪽 다리 세우고 앉기	시티트 햄스트링(70쪽) 햄스트링 로크아웃(71쪽) 골반 열기 (72쪽) 다리 올린 상태의 비둘기 자세 (73쪽)
2일차	숨 참기 테스트	• 하루 종일 코호흡 연습하기 • 다양한 자세로 바닥에 앉기 • 앉았다 일어서기 2회(273쪽) • 추가 점수: 테이프로 입 막기	모닝 스핀업 (100쪽) 몸통 가동 운동(101쪽) 흉추 가동 운동 1(102쪽)
3일차	소파 테스트	• 다양한 자세로 바닥에 앉기 • 하루 종일 코로 숨쉬기 연습하기 • 앉았다 일어서기 3회(273쪽)	소파 스트레칭(130쪽) 대퇴사두근 가동 운동(132쪽) 추가 점수: 무릎 꿇고 하는/서서 하는/소파에서 하는 등척성 운동(133-135쪽)
4일차	하루 걸음 수 계산	• 다양한 자세로 바닥에 앉기 • 8,000~10,000보 걷기 • 맨발로 걸어 보기 • 앉았다 일어서기 4회(273쪽) • 추가 점수: 러킹	햄스트링 로크아웃(71쪽) 소파 스트레칭(130쪽) 다리 올린 상태의 비둘기 자세(73쪽)

5일차	파트 1: 공항보안 검색대에서 팔 올리기 테스트 파트 2: 어깨 돌리기 테스트	• 다양한 자세로 바닥에 앉기 • 8,000~10,000보 걷기 • 의도적 걷기 연습하기 • 하루 종일 코로 숨쉬기 연습하기 • 앉았다 일어서기 5회(273쪽)	벽에 몸 걸기(195쪽) 흉추 가동 운동 2(195쪽) 회전근개 가동 운동 (196쪽) 추가 점수: 꿈틀대며 올라오는 팔굽혀펴기 시도하고 연습하기(197쪽)
6일차	파트 1: 800g 계산 파트 2: 단백질 계산	• 과일과 채소 800g 섭취하기 • 몸무게에 따른 단백질 필요량(g) 섭취하기 • 다양한 자세로 바닥에 앉기 • 8,000~10,000보 걷기(걸으면서 코로만 호흡하는 연습하기) • 앉았다 일어서기 6회(273쪽) • 추가 점수: 맨발로 걷기 또는 러킹	시티드 햄스트링(70쪽) 대퇴사두근 가동 운동(132쪽)
7일차	쪼그려 앉기 테스트	• 과일과 채소 800g 섭취하기 • 몸무게에 따른 단백질 필요량(g) 섭취하기 • 다양한 자세로 바닥에 앉기 • 8,000~10,000보 걷기(하루 세 끼 식사 후 걷기) • 하루 종일 코로 숨쉬기 연습하기 • 앉았다 일어서기 7회(273쪽)	쪼그려 앉은 자세 유지하기 (274쪽) . 타바타 스쿼트(275쪽)
8일차	파트 1: 눈 감고 외다리로 서기 테스트 파트 2: 노인 균형 감각 테스트	• 과일과 채소 800g 섭취하기 • 몸무게에 따른 단백질 필요량(g) 섭취하기 • 다양한 자세로 바닥에 앉기 • 8,000~10,000보 걷기 • Y 밸런스 가동 운동 연습하기 (298쪽) • 앉았다 일어서기 8회(273쪽) • 추가 점수: 줄넘기 또는 바운싱	톱질 동작 (300쪽) 종아리 교차 스트레칭 (301쪽) 발 놀이 (302쪽)
9일차	앉아 있는 시간 계산	• 과일과 채소 800g 섭취하기 • 몸무게에 따른 단백질 필요량(g) 섭취하기 • 다양한 자세로 바닥에 앉기 • 8,000~10,000보 걷기(의도적 걷기) • 균형 감각 놀이 하기 • 일하는 동안 서 있거나 동적 앉기로 총 30분 보내기 • 하루 종일 코로 숨쉬기 연습하기 • 앉았다 일어서기 9회(273쪽) • 추가 점수: 러킹	회전근개 가동 운동 (196쪽) 흉추 가동 운동 1(102쪽) 추가 점수: 꿈틀대며 올라오는 팔굽혀펴기 시도하고 연습하기(197쪽)

10일차	파트 1: 수면 시간 계산	• 과일과 채소 800g 섭취하기 • 몸무게에 따른 단백질 필요량(g) 섭취하기 • 다양한 자세로 바닥에 앉기 • 8,000~10,000보 걷기(걷는 동안 코로만 숨 쉬는 연습하기) • 균형 감각 놀이 하기 • 수면 위생 실천 따르기 • 일하는 동안 서 있거나 동적 앉기로 총 40분 보내기 • 앉았다 일어서기 10회(273쪽)	벽에 몸 걸기(195쪽) 몸통 가동 운동 (101쪽)
11일차		• 과일과 채소 800g 섭취하기 • 몸무게에 따른 단백질 필요량(g) 섭취하기 • 다양한 자세로 바닥에 앉기 • 8,000~10,000보 걷기(하루 세 끼식사 후 걷기) • Y 밸런스 가동 운동 연습하기(298쪽) • 수면 위생 실천 따르기 • 일하는 동안 서 있거나 동적 앉기로 총 50분 보내기 • 앉았다 일어서기 11회(273쪽)	시티드 햄스트링(78쪽) 햄스트링 로크아웃 (79쪽) 다리 올린 상태의 비둘기 자세(73쪽)
12일차		• 과일과 채소 800g 섭취하기 • 몸무게에 따른 단백질 필요량(g) 섭취하기 • 다양한 자세로 바닥에 앉기 • 8,000~10,000보 걷기(걷는 동안 코로만 숨 쉬는 연습하기) • 65세 이상의 균형감각 테스트 실시하기(283쪽) • 수면 위생 실천 따르기 • 일하는 동안 서 있거나 동적 앉기로 총 1시간 보내기 • 앉았다 일어서기 12회(273쪽)	골반 열기(72쪽) 대퇴사두근 가동 운동 (132쪽)
13일차		• 과일과 채소 800g 섭취하기 • 몸무게에 따른 단백질 필요량(g) 섭취하기 • 다양한 자세로 바닥에 앉기 • 8,000~10,000보 걷기(의도적 걷기) • 균형 감각 놀이 하기 • 수면 위생 실천 따르기 • 일하는 동안 서 있거나 동적앉기로 총 1시간 10분 보내기 • 앉았다 일어서기 13회(273쪽)	소파 스트레칭(130쪽) 쪼그려 앉은 자세 유지하기(274쪽) 다리 올린 상태의 비둘기 자세(73쪽)

14일 차		• 과일과 채소 800g 섭취하기
		• 몸무게에 따른 단백질 필요량(g) 섭취하기
		• 다양한 자세로 바닥에 앉기
		• 8,000~10,000보 걷기(걷는 동안 코로만
		  숨 쉬는 연습하기)
		• Y 밸런스 가동 운동 하기(298쪽)
		• 수면 위생 실천 따르기
		• 일하는 동안 서 있거나 동적앉기로 총
		  1시간 20분 보내기
		• 앉았다 일어서기 14회(273쪽)
			톱질 동작(300쪽)
			발 놀이 (302쪽)
			종아리 교차 스트레칭 (301쪽)
			타바타 스쾃(275쪽)

15일 차		• 과일과 채소 800g 섭취하기
		• 몸무게에 따른 단백질 필요량(g) 섭취하기
		• 다양한 자세로 바닥에 앉기
		• 8,000~10,000보 걷기(얼마간 맨발로
		  걷기)
		• 균형 감각 놀이하기
		• 수면 위생 실천 따르기
		• 일하는 동안 서 있거나 동적앉기로 총
		  1시간30분 보내기
		• 앉았다 일어서기 15회(273쪽)
			흉추 가동 운동 2 (195쪽)
			벽에 몸 걸기(195쪽)
			추가 점수: 꿈틀대며 올라오는
			팔굽혀펴기 시도하고
			연습하기(197쪽)

16일 차		• 과일과 채소 800g 섭취하기
		• 몸무게에 따른 단백질 필요량(g) 섭취하기
		• 다양한 자세로 바닥에 앉기
		• 8,000~10,000보 걷기(걷는 동안 코로만
		  숨 쉬는 연습하기)
		• 균형 감각 놀이하기
		• 수면 위생 실천 따르기
		• 일하는 동안 서 있거나 동적앉기로 총
		  1시간 40분 보내기
		• 추가 점수: 줄넘기 또는 바운싱
		• 앉았다 일어서기 16회(273쪽)
			골반 열기(72쪽)
			무릎 꿇고 하는/서서
			하는/소파에서 하는 등척성
			운동(133-135쪽)

17일 차		• 과일과 채소 800g 섭취하기
		• 몸무게에 따른 단백질 필요량(g) 섭취하기
		• 다양한 자세로 바닥에 앉기
		• 8,000~10,000보 걷기(걷는 동안 코로만
		  숨 쉬는 연습하기)
		• 균형 감각 놀이하기
		• 수면 위생 실천 따르기
		• 일하는 동안 서 있거나 동적앉기로 총
		  1시간 40분 보내기
		• 앉았다 일어서기 17회(273쪽)
			몸통 가동 운동(101쪽)
			대퇴사두근 가동 운동(132쪽)

18일 차		• 과일과 채소 800g 섭취하기 • 몸무게에 따른 단백질 필요량(g) 섭취하기 • 다양한 자세로 바닥에 앉기 • 8,000~10,000보 걷기(의도적 걷기) • 65세 이상의 균형 감각 테스트 　실시하기(283쪽) • 수면 위생 실천 따르기 • 일하는 동안 서 있거나 동적 앉기로 총 　2시간 보내기 • 일하면서 코로만 숨 쉬는 연습하기 • 앉았다 일어서기 18회(273쪽)	소파 스트레칭(130쪽) 톱질 동작(300쪽)
19일 차		• 과일과 채소 800g 섭취하기 • 몸무게에 따른 단백질 필요량(g) 섭취하기 • 다양한 자세로 바닥에 앉기 • 8,000~10,000보 걷기(의도적 걷기) • 수면 위생 실천 따르기 • 일하는 동안 서 있거나 동적 앉기로 총 　2시간 10분 보내기 • 일하면서 코로만 숨 쉬는 연습하기 • 앉았다 일어서기 19회(273쪽)	시티드 햄스트링(70쪽) 햄스트링 로크아웃 (71쪽) 쪼그려 앉은 자세 유지하기 (274쪽)
20일 차		• 과일과 채소 800g 섭취하기 • 몸무게에 따른 단백질 필요량(g) 섭취하기 • 다양한 자세로 바닥에 앉기 • 8,000~10,000보 걷기(의도적 걷기) • 균형감각 놀이하기 • 수면 위생 실천 따르기 • 일하는 동안 서 있거나 동적 앉기로 총 　2시간 20분 보내기 • 일하면서 코로만 숨 쉬는 연습하기 • 앉았다 일어서기 20회(273쪽)	회전근개 가동 운동 (196쪽) 흉추 가동 운동 1 및 2 (102쪽, 195쪽) 추가 점수: 꿈틀대며 올라오는 팔굽혀펴기 시도하고 연습하기(197쪽)
21일 차		• 과일과 채소 800g 섭취하기 • 몸무게에 따른 단백질 필요량(g) 섭취하기 • 다양한 자세로 바닥에 앉기 • 8,000~10,000보 걷기(의도적 걷기) • 걸으면서 코로만 숨 쉬는 연습하기 • Y 밸런스 가동 운동 하기(298쪽) • 수면 위생 실천 따르기 • 일하는 동안 서 있거나 동적 앉기로 총 　2시간 30분 보내기 • 일하면서 코로만 숨 쉬는 연습하기 • 앉았다 일어서기 21회(273쪽) • 추가 점수: 러킹	소파 스트레칭(130쪽) 쪼그려 앉은 자세 유지하기 (274쪽) 타바타 스쾃 (275쪽)

더 나은 삶을 향해 계속 움직이라

첫 페이지부터 지금 읽고 있는 페이지까지 이 책은 운동 즉, 지속적인 심혈관 운동이나 규칙적인 근력 운동 요법에 관한 것이 아니다. 하지만 우리는 양심상 앞서 말한 두 가지 형태의 신체 활동을 지지하지 않은 채 이 책을 마무리하지 못하겠다. 이 책의 10 가지 바이털 사인이 몸을 회복력 있고 튼튼하게 만들고 유지하는 데 도움을 줄 테지만, 규칙적인 운동을 더하면 당신은 한층 더 튼튼해질 것이다. 운동을 하면 추가로 보험을 드는 셈이다.

많은 사람이 이미 자주, 그리고 열정적으로 운동을 하고 있기 때문에, 우리가 굳이 운동을 하라고 강조할 필요는 없다. 그리고 사실 만약 이 책에 나온 신체 훈련들, 특히 8,000~10,000보 걷기 규칙을 따르고 있다면 어느 정도 운동을 하고 있는 것이나 마찬가지다. 하지만 운동선수가 아닌 사람에서부터 운동선수까지 자신이 어디에 해당하든 이 책을 계속 읽어 보라. 우리가 업무적으로나 개인적으로 피트니스에 대해 배운 것들은 어느 정도 가치가 있을 것이다.

움직여야 한다는 생각

이 단계에서 체력 단련이라는 명목으로 스스로 노력하는 것이 얼마나 건강에 유익한지 모르는 사람은 드물다. 그러니 운동이 심장병이나 당뇨병, 일부 암, 우울증, 비만 등에 대한 위험성을 낮추는 것에 대해서는 더 이상 말하지 않겠다. '운동은 실천할 수 있는 최고의 예방 의학'이라는 말은 이미 들어 봤을 것이다. 수백만 명의 사람들은 운동을 하면 기분이 좋아진다고도 하는데, 우리는 동의하지 않을 수 없다.

운동을 얼마나 많이 해야 하는지, 어떤 종류를 해야 하는지, 언제, 어디서, 누구와 해야 하는지 등은 명확하지 않다. 권장 사항은 계속 바뀌지만 미국 보건복지부에서 가장 최근에 발표한 신체 활동 지침은 다음과 같다. 성인들은 매주 적어도 150분 동안 중간 강도의 유산소 신체 활동을 하거나 75분 이상의 격렬한 운동, 또는 그와 동등한 조합의 운동을 해야 한다. 그리고 또한 일주일에 이틀 이상 모든 주요 근육과 관련된 중간 강도 이상의 근력 강화 활동을 해야 한다. 만약 모두가 이 지침(그리고 이 책에 나온 10가지 신체 훈련)을 따른다면 세상이 바뀔 수 있을 것이다. 하지만 우리는 인생의 기복이 좋은 의도를 발밑의 쿠키처럼 바스러뜨릴 수 있다는 것을 안다. 그래서 지침 목록에 이런 또 다른 운동 원칙을 추가했다. '항상 무엇이든 하라', 또는 데이브 스피츠(Dave Spitz)의 말처럼 '가만히 있지 말라'.

데이브 스피츠는 대학 육상 선수 출신으로, 투자 은행가로서 아주 잘나가던 중 2008년에 올림픽 역도 선수로 출전하기로 결심했다. 올림픽 출전의 꿈은 이루지 못했지만 그는 이후 유명한 트레이닝 시설을 열고 지금은 인기 있는 코치가 되었다. 데이브는 팟캐스트에서 우리와 인터뷰를 할 때 사람들이 체육관 소유주들은 항상 운동할 거라는 생각을 바로잡아 주고 싶다고 말했다. (전 크로스핏 체육관 소유주로서 우리는 그가 무슨 말을 하는지 정확히 알고 있었다.) 운영할 사업체와 관리해야 할 직원들, 거기다 세 아이까지 둔 그는 하루에 원하는 만큼 운동할 시간이 충분하지 않다. 그래서 하지 못하는 일로 자신을 괴롭히는 대신 '가만히 있지 말라'라는 모토를 채택했다. 그리고 지금 매일 최소 1만 보 이상 걷고, 숙면을 취하고, 채소를 먹는다. 그러다 할 수 있을 때 운동을 한다.

데이브의 격언은 운동에 대한 우리 부부의 생각을 완벽하게 표현해 주고 있다. 우리는 모두 규칙적인 생활을 좋아하며(363쪽의 '24시간 주기 활동 목록'을 보면 알 수 있다), 그리고 보건복지부의 신체 활동 지침에 진심으로 동의한다. 하지만 특정한 훈련을 해야 하는 데 무언가 방해가 된다면 아무것도 하고 싶지 않은 유혹에 빠지기 쉽다. 아니, 대부분 그렇게 된다. 상사가 야근을 시키는 바람에 필라테스 수업을 놓치면 다 때려치우고 집에 가서 TV나 본다. 늦은 밤까지 잠을 못 자서 아침에 일어나 산악자전거 모임에 갈 기운이 없으면 '음, 오늘은 운동할 기회가 날아갔군'이라고 생각할 것이다. 산책을 나가라. 가동 운동과 균형 감각 운동을 하고 10분 동안 줄넘기를 하라. 완벽이 선의의 적이 되게 하지 말라. 몸은 움직이고 싶어 하고, 그럴 필요가 있다. 그러니 무슨 활동이든 좋다. 할 수 있는 것은 하되, 아무것도 하지 않는 것만 하지 말라.

아이들이 매우 어려서 시간이 부족하던 시기에 우리는 두 개의 사업체를 운영하고 있었다. 바벨을 들 시간을 내는 것은 고사하고, 할 수 있는 일이라고는 단백질 바를 먹어 치우는 것이 전부였다. 그래서 켈리는 '텐즈(10s)'라는 것을 고안했다. 매일 밤 10시에 모든 일과가 끝나면 10분 동안 턱걸이 10회, 팔굽혀펴기 10회, 스쿼 10회를 반복하는 것이었다. 이것이 우리의 하루 운동이었다. 고강도 운동은 아니었지만 체력을 유지하는 데 도움은 되었다. 덕분에 운동과 체육관 활동을 재개했을 때 우리의 체력은 여전히 괜찮았다. 그렇지만 이것은 어디까지나 정말 최소한이었다. 매일 밤 그 10분 동안 우리가 하고 있었던 것은 힘든 일과 아이를 중심으로 돌아가는 삶을 버텨 내기 위한 훈련이었다. 단순히 훈련을 위한 훈련이 아니라 살려고 하는 훈련이었던 것이다.

활동적인 사람 되기

간단히 말해서 운동은 더 나은 삶을 살기 위해 하는 것이다. 그리고 대부분의 경우 운동을 하는 방식은 중요하지 않다. 한 가지 특별히 권장하는 것이 있다면 약간의 근력 운동을 하는 것이다. 우리는 문화적으로 달리기와 자전거 타기, 하이킹과 같은 유산소 운동을 더 쉽게 수용하는데 근력 운동은 더디게 받아들이는 것 같다. 그런데 근력 운동은 크게 어렵지도 않다. 케틀벨을 하나 구해서 매일 들다가 쉬워지면 더 무거운 것으로 바꾼다. 매일 한 번씩 팔굽혀펴기를 하고 거기서 운동량을 늘리면 된다. 러킹을 하고, 비탈길을 걸어 오르라.

과학적으로 보면, 유전적으로 사람들은 운동에 대해 각기 다르게 반응한다고 한다. 어떤 사람들은 몸을 쓰면 도파민(쾌락 화학물질)이 더 많이 분비되는 반면, 어떤 사람들은 몸을 쓸 때 생기는 불편함을 견디는 능력이 다른 사람들보다 약하다. 그러니 당신이 운동을 하기 싫어하는 유형이라면 사실 그것은 생물학적인 이유일 수 있다. 당신이라는 사람은 케틀벨을 집어 들거나, 팔굽혀펴기를 하거나, 언덕을 오르거나, 자전거 페달을 밟거나, 수영장을 한 바퀴 돌거나, 테니스 공을 치거나, 조깅을 하거나, 필라테스를 하거나, 태극권 수업에 참여하거나, 줌바를 해 보거나, 카약을 젓거나, 펠로톤 세션을 따라 하거나, 훌라후프를 하거나, 골프 클럽을 휘두르거나, 피클볼(2명 또는 4명의 선수가 85cm 정도 높이의 네트 위로 공을 주고받는 운동-역주)을 주우려면 남보다 좀 더 열심히 노력해야 할 수도 있다. 무슨 말인지 알겠는가? 운동할 수 있는 방법은 아주 많으며 누구에게나 적합한 운동이 있다는 것이다. 실험을 통해 자신이 좋아하는(또는 적어도 참을 수 있는) 운동을 찾아보라. 지금쯤이면 알겠지만 우리 몸은 본래 움직이도록 만들어졌기 때문에 몸을 움직이는 것만으로도 충분하다!

당신이 '움직여야 하는 몸'으로 떠나는 여행을 도와줄 무료 콘텐츠와 리소스 라이브러리를 만들어 두었으니 아래 코드를 스캔해 자세한 내용을 확인해 보길 바란다.

참 고 문 헌

INTRODUCTION

"Chronic Back Pain." Health Policy Institute, Georgetown University. https://hpi. georgetown.edu/backpain.

"Obesity and Overweight." National Center for Health Statistics, Centers for Disease Control and Prevention. www.cdc.gov/ nchs/fastats/obesity-overweight.htm.

"Wellness Industry Statistics and Facts." Global Wellness Institute. https:// globalwellnessinstitute.org/press-room/ statistics-and-facts.

VITAL SIGN 1: 바닥에 앉았다 일어서기

Adolph, Karen E., Whitney G. Cole, Meghana Komati, et al. "How Do You Learn to Walk? Thousands of Steps and Dozens of Falls per Day." Psychological Science 23, no. 11 (2012): 1387–94. DOI: 10.1177/0956797612446346.

Attia, Peter. "Fasting, Metformin, Athletic Performance, and More." Tim Ferriss Show, podcast episode #398, November 27, 2019. https://tim.blog/guest/peter-attia/.

Barbosa Barreto de Brito, Leonardo, Ricardo Rabelo, Sardinha Djalma, et al. "Ability to Sit and Rise from the Floor as a Predictor of All-Cause Mortality." European Journal of Preventive Cardiology 21, no. 7 (July 2014): 892–98. DOI: 10.1177/2047487312471759.

Cranz, Galen. The Chair: Rethinking Culture, Body, and Design. New York: W. W. Norton, 1998.

Hewes, Gordon W. "World Distribution of Certain Postural Habits." American Anthropologist 57, no. 2 (1955): 231–44.

Lieberman, Daniel. Exercised: The Science of Physical Activity, Rest and Health. London: Penguin, 2021.

VITAL SIGN 2: 효과적으로 호흡하기

"Breathing into a Paper Bag Can Calm Anxiety Attack." Ask the Doctors, UCLA Health, September 16, 2021. https://connect. uclahealth.org.

Chalaye, Philippe, Philippe Goffaux, Sylvie Lafrenaye, and Serge Marchand. "Respiratory Effects on Experimental Heat Pain and Cardiac Activity." Pain Medicine 10, no. 8 (November/December 2009): 1334–40. DOI: 10.1111/j.1526-4637.2009.00681.x.

Dallam, George, Steve McClaran, Daniel Cox, and Carol Foust. "Effect of Nasal Versus Oral Breathing on VO2max and Physiological Economy in Recreational Runners Following an Extended Period Spent Using Nasally Restricted Breathing." International Journal of Kinesiology and Sports Science 6, no. 2 (April 2018): 22–29. DOI: 10.7575/aiac.ijkss.v.6n.2p.22.

Flanell, Michael. "Lifetime Effects of Mouth Breathing." Orthodontic Practice US, July 30, 2020. https://orthopracticeus.com.

Hudson, Daisy-May. "Inside the Superhuman World of Wim Hof: The Iceman." Vice, video, 39:39, 2015. https://video.vice. com.

Learn, Joshua Rapp. "Science Explains How the Iceman Resists Extreme Cold." Smithsonian Magazine, May 22, 2018.

Lundberg, J. O. N., G. Settergren, S. Gelinder, et al. "Inhalation of Nasally Derived Nitric Oxide Modulates Pulmonary Function in Humans." Acta Physiologica Scandinavica 158, no. 4 (December 1996): 343–47. DOI: 10.1046/j.1365-201X.1996.557321000.x.

McKeown, Patrick. "Comparing the Oxygen Advantageand Wim Hof Methods." Oxygen Advantage. Accessed August 27, 2021. https://oxygenadvantage.com/wim-hof.

Mummolo, Stefano., A. Nota, S. Caruso, et al. "Salivary Markers and Microbial Flora in Mouth Breathing Late Adolescents." BioMed Research International 8687608 (2018). DOI: 10.1155/2018/8687608.

Nestor, James. Breath: The New Science of a Lost Art. New York: Riverhead, 2020.

O'Hehir, Trisha, and Amy Francis. "Mouth vs. Nasal Breathing." Dentaltown Magazine, September 2012. www.dentaltown.com.

Schünemann H. J., J. Dorn, B. J. Grant, et al. "Pulmonary Function Is a Long-Term Predictor of Mortality in the General Population: 29-Year Follow-Up of the Buffalo Health Study." Chest 118, no. 3 (September 2000): 656–64. DOI: 10.1378/ chest.118.3.656.

Stephen, Michael J. Breath Taking: The Power, Fragility, and Future of Our Extraordinary Lungs. New York: Atlantic Monthly Press, 2021. See pp. 19–23.

Templer, Paul. "Experience: I Was Swallowed by a Hippo." Guardian, May 4, 2013.

Templer, Paul. "Hippo Attack Survivor Paul Templer." Verbal Shenanigans, podcast episode #43, April 2, 2015. https://verbalshenaniganspodcast.podbean.com.

VITAL SIGN 3: 고관절 확장하기

Lehecka, Bryan J., Jessica Turley, Aaron Stapleton, et al. "The Effects of Gluteal Squeezes Compared to Bilateral Bridges on Gluteal Strength, Power, Endurance, and Girth." PeerJ 7 (2019): e7287. DOI: 10.7717/peerj.7287.

VITAL SIGN 4: 의자 생활의 해독제, 걷기

Bassett, David R., Holly R. Wyatt, Helen Thompson, et al. "Pedometer-Measured Physical Activity and Health Behaviors in U.S. Adults." Medicine and Science in Sports and Exercise 42, no. 10 (October 2010): 1819–25. DOI: 10.1249/MSS.0b013e3181dc2e54.

Buman, Matthew P., and Abby C. King. "Exercise as a Treatment to Enhance Sleep." American Journal of Lifestyle Medicine 4, no. 6 (2010): 500–14. DOI: 10.1177/1559827610375532.

Carter, Sophie, Richard Draijer, Sophie Holder, et al. "Regular Walking Breaks Prevent the Decline in Cerebral Blood Flow Associated with Prolonged Sitting." Journal of Applied Physiology 125, no. 3 (2018): 790–98. DOI: 10.1152/japplphysiol.00310.2018.

Dall, Philippa Margaret, Sarah Lesley Helen Ellis, Brian Martin Ellis, et al. "The Influence of Dog Ownership on Objective Measures of Free-Living Physical Activity and Sedentary Behaviour in Community-Dwelling Older Adults: A Longitudinal Case-Controlled Study." BMC Public Health 17, no. 1 (2017): 496. DOI: 10.1186/s12889-017-4422-5.

DiSalvo, David. "Using a Standing Desk Could Give Your Brain a Boost." Forbes, January 18, 2016.

Ekelund, Ulf, Jakob Tarp, Morten Fagerland, et al. "Joint Associations of Accelerometer-Measured Physical Activity and Sedentary Time with All-Cause Mortality: A Harmonised Meta-Analysis in More Than 44,000 Middle-Aged and Older Individuals." British Journal of Sports Medicine 54 (December 2020): 1499–1506. DOI: 10.1136/bjsports-2020-103270.

GORUCK. "About GORUCK." www.goruck.com.

Heesch, Kristiann C., Yolanda R. van Gellecum, Nicola W. Burton, et al. "Physical Activity, Walking, and Quality of Life in Women with Depressive Symptoms." American Journal of Preventive Medicine 48, no. 3 (March 2015): 281–91. DOI: 10.1016/j.amepre.2014.09.030.

Jayedi, Ahmad, Ali Gohari, and Sakineh Shab-Bidar. "Daily Step Count and All-Cause Mortality: A Dose-Response Meta-Analysis of Prospective Cohort Studies." Sports Medicine 52, no. 1 (2022): 89–99. DOI: 10.1007/s40279-021-01536-4.

McDowell, C. P., B. R. Gordon, K. L. Andrews, et al. "Associations of Physical Activity with Anxiety Symptoms and Status: Results from the Irish Longitudinal Study on Ageing." Epidemiology and Psychiatric Sciences 28, no. 4 (2019): 436–45. DOI: 10.1017/S204579601800001X.

Neighmond, Patti. "Exercising to Ease Pain: Taking Brisk Walks Can Help." NPR, September 23, 2019. www.npr.org.

Neumann, Janice. "Regular Walking Can Help Ease Depression." Reuters Health, January 30, 2015.

O'Keefe, Evan L., and Carl J. Lavie. "A Hunter-Gatherer Exercise Prescription to Optimize Health and Well-Being in the Modern World." Journal of Science in Sport and Exercise 3 (2021): 147–57. DOI: 10.1007/s42978-020-00091-0.

Oppezzo, Marily, and Daniel L Schwartz. "Give Your Ideas Some Legs: The Positive Effect of Walking on Creative Thinking." Journal of Experimental Psychology: Learning, Memory, and Cognition 40, no. 4 (2014): 1142–1152.

Patel, Alpa V., Leslie Bernstein, Anusila Deka, et al. "Leisure Time Spent Sitting in Relation to Total Mortality in a Prospective Cohort of US Adults." American Journal of Epidemiology 172, no. 4 (August 2010): 419–29. DOI: 10.1093/aje/kwq155.

Polaski, Anna M., Amy L. Phelps, Kimberly A. Szucs, et al. "The Dosing of Aerobic Exercise Therapy on Experimentally-Induced Pain in Healthy Female Participants." Scientific Reports 9 (2019): 14842. DOI: 10.1038/s41598-019-51247-0.

Ratey, John. "Why Walking Matters." Here & Now, WBUR (Boston), May 19, 2014. www.wbur.org/hereandnow/2014/05/19/why-walking-matters.

Ratey, John. "Exercise Is the Best Medicine for Our Brain." Center for Discovery, YouTube video, 32:59, October 24, 2017. www.youtube.com/watch?v=oTUPSUIAw1c.

"Staying Active." The Nutrition Source, Harvard School of Public Health. www.hsph.harvard.edu/nutritionsource/staying-active.

Stillman, Jessica. "A Neuroscientist Explains Exactly How Awesome Exercise Is for Your Brain." Inc., June 22, 2021. www.inc.com.

Sullivan Bisson, Alycia N., Stephanie A. Robinson, and Margie E. Lachman. "Walk to a Better Night of Sleep: Testing the Relationship Between Physical Activity and Sleep." Sleep Health 5, no. 5 (October 2019): 487–94. DOI: 10.1016/j.sleh.2019.06.003.

Uchida, Sunao, Kohei Shioda, Yuko Morita, et al. "Exercise Effects on Sleep Physiology." Frontiers in Neurology 3 (April 2012): 48. DOI: 10.3389/fneur.2012.00048.

U.S. Department of Health and Human Services. Physical Activity and Health: A Report of the Surgeon General. Atlanta: Centers for Disease Control and Prevention, 1996. www.cdc.gov/nccdphp/sgr/index.htm.

van Uffelen, Jannique G. Z., Yolanda R. van Gellecum, Nicola W. Burton, et al. "Sitting-Time, Physical Activity, and Depressive Symptoms in Mid-Aged Women." American Journal of Preventive Medicine 45, no. 3 (September 2013): 276–81. DOI: 10.1016/j.amepre.2013.04.009.

Wang, Feifei, and Szilvia Boros. "Effects of a Pedometer-Based Walking Intervention on Young Adults' Sleep Quality, Stress and Life Satisfaction: Randomized Controlled Trial." Journal of Bodywork and Movement Therapies 24, no 4 (October 2020): 286–92. DOI: 10.1016/j.jbmt.2020.07.011.

Wayman, Erin. "Becoming Human: The Evolution of Walking Upright." Smithsonian Magazine, August 6, 2012.

VITAL SIGN 5: 미래에도 쓸 수 있는 목과 어깨

Andersen, Lars L., Michael Kjær, Karen Søgaard, et al. "Effect of Two Contrasting Types of Physical Exercise on Chronic Neck Muscle Pain." Arthritis & Rheumatology 59, no. 1 (January 2008): 84–91. DOI: 10.1002/art.23256.

DocMorris. "Take Care of Yourself. Doc Morris Christmas Advert 2020." YouTube video, 2:55, December 21, 2020. www.youtube.com/watch?v=-BDq6BQXOWs.

Mortensen, Peter, Anders I. Larsen, Mette K. Zebis, et al. "Lasting Effects of Workplace Strength Training for Neck/Shoulder/Arm Pain Among Laboratory Technicians: Natural Experiment with 3-Year Follow-Up." Biomed Research International (2014): 845851. DOI: 10.1155/2014/845851.

VITAL SIGN 6: 영원히 살 것처럼 먹기

"About SWAN." SWAN: Study of Women's Health Across the Nation. www.swanstudy.org/about/about-swan.

Aune, Dagfinn, Edward Giovannucci, Paolo Boffetta, et al. "Fruit and Vegetable Intake and the Risk of Cardiovascular Disease, Total Cancer and All-Cause Mortality: A Systematic Review and Dose-Response Meta-Analysis of Prospective Studies." International Journal of Epidemiology 46, no. 3 (June 2017): 1029–56. DOI: 10.1093/ije/dyw319.

Babault, Nicolas, Christos Païzis, Gaëlle Deley, et al. "Pea Proteins Oral Supplementation Promotes Muscle Thickness Gains During Resistance Training: A Double-Blind, Randomized, Placebo-Controlled Clinical Trial vs. Whey Protein." Journal of the International Society of Sports Nutrition 12 (2015): 3. DOI: 10.1186/s12970-014-0064-5.

Banaszek, Amy, Jeremy R. Townsend, David Bender, et al. "The Effects of Whey vs. Pea Protein on Physical Adaptations Following 8-Weeks of High-Intensity

Functional Training (HIFT): A Pilot Study."
Sports 7, no. 1 (2019): 12. DOI: 10.3390/
sports7010012.

Baum, Jamie I., Il-Young Kim, and Robert
R. Wolfe. "Protein Consumption and
the Elderly: What Is the Optimal Level of
Intake?" Nutrients 8, no. 6 (June 2016):
359. DOI: 10.3390/nu8060359.

Carbone, John W., and Stefan M. Pasiakos.
"Dietary Protein and Muscle Mass:
Translating Science to Application and
Health Benefit." Nutrients 11, no. 5 (May
2019): 1136. DOI: 10.3390/nu11051136.

"Diabetes Statistics." National Institute
of Diabetes and Digestive and Kidney
Diseases. www.niddk.nih.gov/health-
information/health-statistics/diabetes-
statistics.

"Diet Review: Intermittent Fasting for Weight
Loss." The Nutrition Source, Harvard
School of Public Health. www.hsph.
harvard.edu/nutritionsource/healthy-
weight/diet-reviews/intermittent-fasting.

Drew, Liam. "Fighting the Inevitability of
Ageing." Nature Outlook 555 (March
7, 2018). DOI: 10.1038/d41586-018-
02479-z.

Easter, Michael. The Comfort Crisis: Embrace
Discomfort to Reclaim Your Wild, Happy,
Healthy Self. New York: Rodale, 2021.

García-Esquinas, Esther, Berna Rahi, Karine
Peres, et al. "Consumption of Fruit and
Vegetables and Risk of Frailty: A Dose-
Response Analysis of 3 Prospective Cohorts
of Community-Dwelling Older Adults."
American Journal of Clinical Nutrition 104,
no. 1 (July 2016): 132–42. DOI: 10.3945/
ajcn.115.125781.

Gorissen, Stefan H. M., Julie J. R. Crombag,
Joan M. G. Senden, et al. "Protein
Content and Amino Acid Composition
of Commercially Available Plant-Based
Protein Isolates." Amino Acids 50, no. 12
(2018): 1685–1695.

Kojima, Narumi, Miji Kim, Kyoko Saito, et
al. "Lifestyle-Related Factors Contributing
to Decline in Knee Extension Strength
Among Elderly Women: A Cross-Sectional
and Longitudinal Cohort Study." PloS ONE
10, no. 7 (2015): e0132523. DOI: 10.1371/
journal.pone.0132523.

Kolata, Gina. "In a Yearlong Study, Scientists
Find No Benefit to Time-Restricted

Eating." New York Times, April 20, 2022.

Liu, Deying, Yan Huang, Chensihan Huang, et
al. "Calorie Restriction With or

Without Time-Restricted Eating in Weight
Loss." New England Journal of Medicine
386, no. 16 (April 2022): 1495–1504. DOI:
10.1056/NEJMoa2114833.

Lowe, Dylan A., Nancy Wu, Linnea Rohdin-
Bibby, et al. "Effects of Time-Restricted
Eating on Weight Loss and Other
Metabolic Parameters in Women and Men
with Overweight and Obesity: The TREAT
Randomized Clinical Trial." JAMA Internal
Medicine 180, no. 11 (2020): 1491–99.
DOI: 10.1001/jamainternmed.2020.4153.

McCall, Pete. "9 Things to Know About How
the Body Uses Protein to Repair Muscle
Tissue." ACE, March 5, 2018. www.
acefitness.org/education-and-resources/
professional/expert-articles/6960.

Meroño, Tomás, Raúl Zamora-Ros, Nicole
Hidalgo-Liberona, et al. "Animal Protein
Intake Is Inversely Associated with
Mortality in Older Adults: The InCHIANTI
Study." Journals of Gerontology (Series
A): Medical Sciences 20, no. 20 (2022):
glab334. DOI: 10.1093/gerona/glab334.

"Micronutrients for Health." Micronutrient
Information Center, Linus Pauling
Institute, Oregon State University. https://
lpi.oregonstate.edu/mic.

Morell, P., and S. Fiszman. "Revisiting the Role
of Protein-Induced Satiation and Satiety."
Food Hydrocolloids 68 (July 2017): 199–
210. DOI: 10.1016/j.foodhyd.2016.08.003.

Neacsu, Madalina, Claire Fyfe, Graham
Horgan, and Alexandra M. Johnstone.
"Appetite Control and Biomarkers of
Satiety with Vegetarian (Soy) and Meat-
Based High-Protein Diets for Weight Loss
in Obese Men: A Randomized Crossover
Trial." American Journal of Clinical
Nutrition 100, no. 2 (August 2014): 548–58.
DOI: 10.3945/ajcn.113.077503.

"Preserve Your Muscle Mass." Harvard Health
Publishing, February 19, 2016. www.
health.harvard.edu/staying-healthy/
preserve-your-muscle-mass.

Putra, Christiano, Nicolai Konow, Matthew
Gage, et al. "Protein Source and Muscle
Health in Older Adults: A Literature
Review." Nutrients 13, no. 3 (February
2021): 743. DOI: 10.3390/nu13030743.

Synkowski, EC. "The 800gChallenge." Optimize Me Nutrition. https://optimizemenutrition.com/800g.

Tomey, Kristin M., MaryFran R. Sowers, Carolyn Crandall, et al. "Dietary Intake Related to Prevalent Functional Limitations in Midlife Women." American Journal of Epidemiology 167, no. 8 (April 2008): 935–43. DOI: 10.1093/aje/kwm397.

Webb, Densie. "Protein for Fitness: Age Demands Greater Protein Needs." Today's Dietitian 17, no. 4 (April 2015): 16. www.todaysdietitian.com.

SPECIAL SECTION: 다쳤을 때 해야 할 일

Dubois, Blaise, and Jean-Francois Esculier. "Soft-Tissue Injuries Simply Need PEACE and LOVE." British Journal of Sports Medicine 54, no. 2 (2020): 72–73.

Kawashima, Masato, Noriaki Kawanishi, Takaki Tominaga, et al. "Icing after Eccentric Contraction-Induced Muscle Damage Perturbs the Disappearance of Necrotic Muscle Fibers and Phenotypic Dynamics of Macrophages in Mice." Journal of Applied Physiology (1985) 130, no. 5 (2021): 1410–1420.

St. Sauver, Jennifer L., David O. Warner, Barbara P. Yawn, et al. "Why Patients Visit Their Doctors: Assessing the Most Prevalent Conditions in a Defined American Population." Mayo Clinic Proceedings 88, no. 1 (2013): 56–67.

VITAL SIGN 7: 쪼그려 앉기

Bhattacharya, Sudip, Vijay Chattu, and Amarjeet Singh. "Health Promotion and Prevention of Bowel Disorders Through Toilet Designs: A Myth or Reality?" Journal of Education and Health Promotion 8 (2019): 40. DOI: 10.4103/jehp.jehp_198_18.

Hof, Wim. "Cold Therapy." Wim Hof Method. www.wimhofmethod.com/cold-therapy.

Hof, Wim. The Wim Hof Method: Activate Your Full Human Potential. Boulder, CO: Sounds True, 2020.

Laukkanen, Jari A., Tanjaniina Laukkanen, and Setor K. Kunutsor. "Cardiovascular and Other Health Benefits of Sauna Bathing: A Review of the Evidence." Mayo Clinic Proceedings 93, no. 8 (August 2018): 1111–21. DOI: 10.1016/j.mayocp.2018.04.008.

Machado, Aryane Flauzino, Paulo Henrique Ferreira, Jéssica Kirsch Micheletti, et al. "Can Water Temperature and Immersion Time Influence the Effect of Cold Water Immersion on Muscle Soreness? A Systematic Review and Meta-Analysis." Sports Medicine 46, no. 4 (April 2016): 503–14. DOI: 10.1007/s40279-015-0431-7.

Nevitt, Michael C., Ling Xu, Yuqing Zhang, et al. "Very Low Prevalence of Hip Osteoarthritis Among Chinese Elderly in Beijing, China, Compared with Whites in the United States: The Beijing Osteoarthritis Study." Arthritis and Rheumatism 46, no. 7 (July 2002): 1773–79. DOI: 10.1002/art.10332.

Zhang, Sarah. "Why Can't Everyone Do the 'Asian Squat'?" Atlantic, March 16, 2018.

VITAL SIGN 8: 균형 감각 찾기

Cho, HyeYoung, Michel J. H. Heijnen, Bruce A. Craig, and Shirley Rietdyk. "Falls in Young Adults: The Effect of Sex, Physical Activity, and Prescription Medications." PloS ONE 16, no. 4 (2021): e0250360. DOI: 10.1371/journal.pone.0250360.

Colledge, N. R., P. Cantley, I. Peaston, et al. "Ageing and Balance: The Measurement of Spontaneous Sway by Posturography." Gerontology 40, no. 5 (1994): 273–78. DOI: 10.1159/000213596.

El-Khoury, Fabienne, Bernard Cassou, Marie-Aline Charles, and Patricia Dargent-Molina. "The Effect of Fall Prevention Exercise Programmes on Fall Induced Injuries in Community Dwelling Older Adults: Systematic Review and Meta-Analysis of Randomised Controlled Trials." BMJ 347, no. 7934 (2013): f6234. DOI: 10.1136/bmj.f6234.

Ferlinc, Ana, Ester Fabiani, Tomaz Velnar, and Lidija Gradisnik. "The Importance and Role of Proprioception in the Elderly: A Short Review." Materia Socio-Medica 31, no. 3 (September 2019): 219–21. DOI: 10.5455/msm.2019.31.219-221.

Hrysomallis, Con. "Relationship Between Balance Ability, Training and Sports Injury Risk." Sports Medicine 37, no. 6 (2007): 547–56. DOI: 10.2165/00007256-

200737060-00007.

James, Melissa K., Mauricia C. Victor, Syed M. Saghir, and Patricia A. Gentile. "Characterization of Fall Patients: Does Age Matter?" Journal of Safety Research 64 (February 2018): 83–92. DOI: 10.1016/j.jsr.2017.12.010.

"Keep on Your Feet—Preventing Older Adult Falls." Injury Center, Centers for Disease Control and Prevention. www.cdc.gov/injury/features/older-adult-falls.

Myers, Dan. "This 'Die Hard' Relaxation Hack Is Actually Brilliant." Active Times, July 17, 2018. www.theactivetimes.com.

Petrella, R. J., P. J. Lattanzio, and M. G. Nelson. "Effect of Age and Activity on Knee Joint Proprioception." American Journal of Physical Medicine & Rehabilitation 76, no. 3 (May 1997): 235–41. DOI: 10.1097/00002060-199705000-00015.

Ribeiro, Fernando, and José Oliveira. "Aging Effects on Joint Proprioception: The Role of Physical Activity in Proprioception Preservation." European Review of Aging and Physical Activity 4 (2007): 71–76. DOI: 10.1007/s11556-007-0026-x.

Sherrington, Catherine, Nicola Fairhall, Wing Kwok, et al. "Evidence on Physical Activity and Falls Prevention for People Aged 65+ Years: Systematic Review to Inform the WHO Guidelines on Physical Activity and Sedentary Behaviour." International Journal of Behavioral Nutrition and Physical Activity 17 (2020): 144. DOI: 10.1186/s12966-020-01041-3.

Tsang, William W. N., and Christina W. Y. Hui-Chan. "Effects of Tai Chi on Joint Proprioception and Stability Limits in Elderly Subjects." Medicine and Science in Sports and Exercise 35, no. 12 (December 2003): 1962–71. DOI: 10.1249/01.MSS.0000099110.17311.A2.

Tucker, Larry A., J. Eric Strong, James D. LeCheminant, and Bruce W. Bailey. "Effect of Two Jumping Programs on Hip Bone Mineral Density in Premenopausal Women: A Randomized Controlled Trial." American Journal of Health Promotion 29, no. 3 (January 2015): 158–64. DOI: 10.4278/ajhp.130430-QUAN-200.

Weiss, Audrey J., Lawrence D. Reid, and Marguerite L. Barrett. "Overview of Emergency Department Visits Related to Injuries, by Cause of Injury, 2017."
Statistical Brief #266, Healthcare Cost and Utilization Project, Agency for Healthcare Research and Quality, U.S. Department of Health and Human Services, November 2020. www.hcup-us.ahrq.gov.

VITAL SIGN 9: 많이 움직일 수 있는 환경 만들기

Agarwal, Shuchi, Craig Steinmaus, and Carisa Harris-Adamson. "Sit-Stand Workstations and Impact on Low Back Discomfort: A Systematic Review and Meta-Analysis." Ergonomics 61, no. 4 (2018): 538–52. DOI: 10.1080/00140139.2017.1402960.

"Americans Sit Almost 10 Hours a Day (On Average)." Get America Standing. https://getamericastanding.org.

Blake, Jamilia J., Mark E. Benden, and Monica L. Wendel. "Using Stand/Sit Workstations in Classrooms: Lessons Learned from a Pilot Study in Texas." Journal of Public Health Management and Practice 18, no. 5 (September/October 2012): 412–15. DOI: 10.1097/PHH.0b013e3182215048.

Bontrup, Carolin, William R. Taylor, Michael Fliesser, et al. "Low Back Pain and Its Relationship with Sitting Behaviour Among Sedentary Office Workers." Applied Ergonomics 81 (2019): 102894. DOI: 10.1016/j.apergo.2019.102894.

Crespo, Noe C., Sarah L. Mullane, Zachary S. Zeigler, et al. "Effects of Standing and Light-Intensity Walking and Cycling on 24-h Glucose." Medicine and Science in Sports and Exercise 48, no. 12 (December 2016): 2503–11. DOI: 10.1249/MSS.0000000000001062.

Dornhecker, Marianela, Jamilia J. Blake, Mark Benden, et al. "The Effect of Stand-Biased Desks on Academic Engagement: An Exploratory Study." International Journal of Health Promotion and Education 53, no. 5 (April 2015): 271–80. DOI: 10.1080/14635240.2015.1029641.

Dunstan, David W., Shilpa Dogra, Sophie E. Carter, and Neville Owen. "Sit Less and Move More for Cardiovascular Health: Emerging Insights and Opportunities." Nature Reviews Cardiology 18 (September 2021): 637–48. DOI: 10.1038/s41569-021-00547-y.

Garrett, Gregory, Mark Benden, Ranjana Mehta, et al. "Call Center Productivity

Over 6 Months Following a Standing Desk Intervention." IIE Transactions on Occupational Ergonomics and Human Factors 4, no. 2–3 (2016): 188–95. DOI: 10.1080/21577323.2016.1183534.

Harrell, Eben. "How 1% Performance Improvements Led to Olympic Gold." Harvard Business Review, October 30, 2015.

Koepp, Gabriel A., Graham K. Moore, and James A. Levine. "Chair-Based Fidgeting and Energy Expenditure." BMJ Open Sport & Exercise Medicine 2, no. 1 (2016): e000152–e000152.

Levine, James A. Get Up! Why Your Chair Is Killing You and What You Can Do About It. New York: Palgrave Macmillan, 2014.

Levine, James A., Sara J. Schleusner, and Michael D. Jensen. "Energy Expenditure of Nonexercise Activity." American Journal of Clinical Nutrition 72, no. 6 (December 2000): 1451–54. DOI: 10.1093/ajcn/72.6.1451.

Ma, Jiameng, Dongmei Ma, Zhi Li, and Hyunshik Kim. "Effects of a Workplace Sit-Stand Desk Intervention on Health and Productivity." International Journal of Environmental Research and Public Health 18 (2021): 11604. DOI: 10.3390/ijerph182111604.

Mehta, Ranjana K., Ashley E. Shortz, Mark E. Benden. "Standing Up for Learning: A Pilot Investigation on the Neurocognitive Benefits of Stand-Biased School Desks." International Journal of Environmental Research and Public Health 13 (2015): 0059. DOI: 10.3390/ijerph13010059.

Shive, Holly. "Standing Desks—From Bright Idea to Successful Business Venture." Vital Record, Texas A&M Health, January 21, 2014. https://vitalrecord.tamhsc.edu.

Swartz, Ann M., Nathan R. Tokarek, Scott J. Strath, et al. "Attentiveness and Fidgeting While Using a Stand-Biased Desk in Elementary School Children." International Journal of Environmental Research and Public Health 17 (2020): 3976. DOI: 10.3390/ijerph17113976.

Ussery, Emily N., Geoffrey P. Whitfield, Janet E. Fulton, et al. "Trends in Self-Reported Sitting Time by Physical Activity Levels Among US Adults, NHANES 2007/2008–2017/2018." Journal of Physical Activity and Health 18 (2021): S74–S83. DOI: 10.1123/jpah.2021-0221.

Vlahos, James. "Is Sitting a Lethal Activity?" New York Times, April 14, 2011.

Wick, Katharina, Oliver Faude, Susanne Manes, et al. "I Can Stand Learning: A Controlled Pilot Intervention Study on the Effects of Increased Standing Time on Cognitive Function in Primary School Children." International Journal of Environmental Research and Public Health 15 (2018): 356. DOI: 10.3390/ijerph15020356.

Winkler, Elisabeth A. H., Sebastien Chastin, Elizabeth G. Eakin, et al. "Cardiometabolic Impact of Changing Sitting, Standing, and Stepping in the Workplace." Medicine and Science in Sports and Exercise 50, no. 3 (March 2018): 516–24. DOI: 10.1249/MSS.0000000000001453.

Zeigler, Zachary S., Sarah L. Mullane, Noe C. Crespo, et al. "Effects of Standing and Light-Intensity Activity on Ambulatory Blood Pressure." Medicine and Science in Sports and Exercise 48, no. 2 (February 2016): 175–81. DOI: 10.1249/MSS.0000000000000754.

VITAL SIGN 10: 우리의 슈퍼 파워, 잠 잘 자기

Baker, Peter. "The Mellowing of William Jefferson Clinton." New York Times Magazine, May 26, 2009.

Carey, Benedict. "Why It Hurts to Lose Sleep." New York Times, January 28, 2019.

Chattu, Vijay Kumar, Dilshad Manzar, Soosanna Kumary, et al. "The Global Problem of Insufficient Sleep and Its Serious Public Health Implications." Healthcare 7, no. 1 (2019): 1. DOI: 10.3390/healthcare7010001.

Chaput, Jean-Philippe, Jean-Pierre Després, Claude Bouchard, et al. "Short Sleep Duration Is Associated with Reduced Leptin Levels and Increased Adiposity: Results from the Québec Family Study." Obesity 15, no. 1 (2007): 253–261.

Cohen, Sheldon, William J. Doyle, Cuneyt M. Alper, et al. "Sleep Habits and Susceptibility to the Common Cold." Archives of Internal Medicine 169, no. 1 (2009): 62–67. DOI: 10.1001/archinternmed.2008.505.

Drake, Christopher, Timothy Roehrs, John Shambroom, and Thomas Roth. "Caffeine Effects on Sleep Taken 0, 3, or 6 Hours Before Going to Bed." Journal of Clinical Sleep Medicine 9, no. 11 (November 2013): 1195–1200. DOI: 10.5664/jcsm.3170.

Fenton, S., T. L. Burrows, J. A. Skinner, and M. J. Duncan. "The Influence of Sleep Health on Dietary Intake: A Systematic Review and Meta-Analysis of Intervention Studies." Journal of Human Nutrition and Dietetics 34, no. 2 (April 2021): 273–85. DOI: 10.1111/jhn.12813.

Hafner, Marco, Martin Stepanek, Jirka Taylor, et al. "Why Sleep Matters—The Economic Costs of Insufficient Sleep: A Cross-Country Comparative Analysis." Rand Health Quarterly 6, no. 4 (2017): 11.

Hanlon, Erin C., Esra Tasali, Rachel Leproult, et al. "Sleep Restriction Enhances the Daily Rhythm of Circulating Levels of Endocannabinoid 2-Arachidonoylglycerol." Sleep 39, no. 3 (March 2016): 653–64. DOI: 10.5665/sleep.5546.

Huang, Baozhen, Yanlin Niu, Weiguo Zhao, et al. "Reduced Sleep in the Week Prior to Diagnosis of COVID-19 Is Associated with the Severity of COVID-19." Nature and Science of Sleep 12 (2020): 999–1007. DOI: 10.2147/NSS.S263488.

Krause, Adam J., Aric A. Prather, Tor D. Wager, et al. "The Pain of Sleep Loss:

A Brain Characterization in Humans." Journal of Neuroscience 39, no. 12 (March 2019): 2291–2300. DOI: 10.1523/JNEUROSCI.2408-18.2018.

Leary, Eileen B., Kathleen T. Watson, Sonia Ancoli-Israel, et al. "Association of Rapid Eye Movement Sleep with Mortality in Middle-Aged and Older Adults." JAMA Neurology 77, no. 10 (2020): 1241–51. DOI: 10.1001/jamaneurol.2020.2108.

Pacheco, Danielle. "Sleep and Blood Glucose Levels." Sleep Foundation, April 21, 2022. www.sleepfoundation.org/physical-health/sleep-and-blood-glucose-levels.

Prather, Aric A., Denise Janicki-Deverts, Martica H. Hall, and Sheldon Cohen. "Behaviorally Assessed Sleep and Susceptibility to the Common Cold." Sleep 38, no. 9 (September 2015): 1353–59. DOI: 10.5665/sleep.4968.

Spaeth, Andrea M., David F. Dinges, and Namni Goel. "Effects of Experimental Sleep Restriction on Weight Gain, Caloric Intake, and Meal Timing in Healthy Adults." Sleep 36, no. 7 (July 2013): 981–90. DOI: 10.5665/sleep.2792.

St. Hilaire, Melissa A., Melanie Rüger, Federico Fratelli, et al. "Modeling Neurocognitive Decline and Recovery During Repeated Cycles of Extended Sleep and Chronic Sleep Deficiency." Sleep 40, no. 1 (January 2017). DOI: 10.1093/sleep/zsw009.

Suni, Eric. "How Sleep Deprivation Affects Your Heart." Sleep Foundation, April 1, 2022. www.sleepfoundation.org/sleep-deprivation/how-sleep-deprivation-affects-your-heart.

Suni, Eric. "Melatonin and Sleep." Sleep Foundation, April 8, 2022. www.sleepfoundation.org/melatonin.

Suni, Eric. "Sleep Statistics." Sleep Foundation, May 13, 2022. www.sleepfoundation.org/how-sleep-works/sleep-facts-statistics.

Van Deusen, Mark. "Physiological Effects of Alcohol Through the Lens of WHOOP." WHOOP, October 16, 2020. www.whoop.com/thelocker/alcohol-affects-body-hrv-sleep.

AFTERWORD: 더 나은 삶을 향해 계속 움직이라

American Physiological Society (APS). "Hate Exercise? It May Be in Your Genes." ScienceDaily, November 4, 2016. www.sciencedaily.com.

U.S. Department of Health and Human Services. Physical Activity Guidelines for Americans. 2nd ed. Washington, D.C.: U.S. Department of Health and Human Services, 2018, p. 8. https://health.gov/sites/default/files/2019-09/Physical_Activity_Guidelines_2nd_edition.pdf

"Walking: Why Walk? Why Not!" Physical Activity Initiatives, Centers for Disease Control and Prevention. www.cdc.gov/physicalactivity/walking.

움직임 습관의 힘
BUILT TO MOVE

1판 1쇄 2024년 3월 25일 발행

지은이 · 켈리 스타렛, 줄리엣 스타렛
펴낸이 · 김정주
펴낸곳 · ㈜대성 Korea.com
본부장 · 김은경
기획편집 · 이향숙, 김현경
외주편집 · 양지애
디자인 · 문 용
영업마케팅 · 조남웅
경영지원 · 공유정, 임유진

등록 · 제300-2003-82호
주소 · 서울시 용산구 후암로 57길 57 (동자동) ㈜대성
대표전화 · (02) 6959-3140 | **팩스** · (02) 6959-3144
홈페이지 · www.daesungbook.com | **전자우편** · daesungbooks@korea.com

ISBN 979-11-90488-51-8 (13510)
이 책의 가격은 뒤표지에 있습니다.

Korea.com은 ㈜대성에서 펴내는 종합출판브랜드입니다.
잘못 만들어진 책은 구입하신 곳에서 바꾸어 드립니다.